なに？ これ！
胸部X線写真

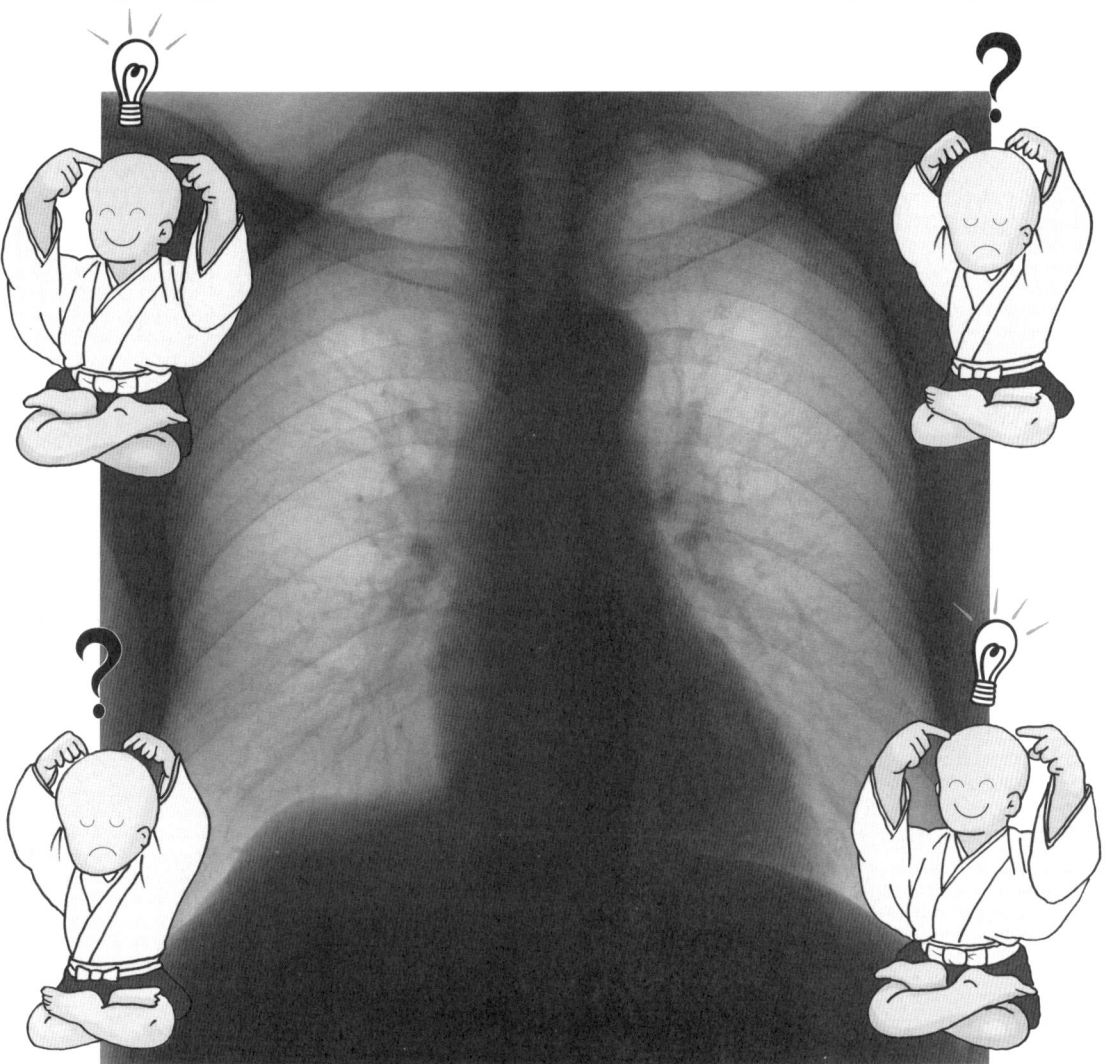

池田貞雄・畠中陸郎

金芳堂

お喋りな著者たち

B：いよいよ校正もこれで終わりだね．人生最後の出版だと思うと感無量．

A：後期高齢者になっても出版して貰えるとは有難いこっちゃ．本当に市井輝和社長に感謝しなきゃいけないね．

B：オヤ最初から謝辞ですか？先生がこの本を書きたいという気になった動機をまず喋って下さいヨ．

A：動機といわれてもナ．そんな崇高なモチーフが……マア，いうたら若い先生方に我々が経験した症例の写真を少しでも見せたくて．面白いナと思った症例を集めていた中からピックアップして……．

B：カッコええな．症例を集めているというたら，僕なんか1,000例近くも集めていますヨ．先生も僕も若い先生方にチューターとして面白い症例の写真を見せたかったンじゃないかナ．マアいうたら歳を取ると若い人に教えたくなるという例の年寄り病ですョ．

A：どんな本にするか色々と考えたンだけどな．我々の臨床経験の集大成でございますと，一見学問風にしようかナとも考えたんだ．

B：読んでチットも面白くもないことをダラダラと第1章第1節と構えて，ソモソモなどと書き出してあるのをよく見るよネ．Highbrowというか，それは学問的に価値が高いと著者は自慢なのかも知れないけど，分担執筆が多いから自己満足というか客観的な視点が欠けていて，買ってまでは読もうという気がしないよな．

　けど，本屋さんには初心者本というかガイド本というか，不思議なことに心電図本と読影本が平積みになっているよね．ということは，この手の本は何冊読んでも良く判らンということかもしれないナ．読影のシステムというか，陰影の解析方法とその重みづけを考え直さないといけないと思うんだが．年寄の経験がすべてというのもナア！スパコンがチェスでも将棋でも人間に勝ったけど，人間の読影というのはスパコンみたいに理詰めじゃないンダ．いつも曖昧な表現で「……のようにみえる」とか「……こともある」などという逃げ言葉で終わっているのは不本意だね．

　ところで先生は検診の写真を読影して何十年にもなるでしょう？いつもホホイのホイとお気楽にやってる？

A：イヤイヤ，とんでもない！読影の初めは見落としをしないように注意して，肺尖部から始めて横隔膜のレベルまで時間を掛けて慎重に観察しているンだが．次第に眼がなれてくると，斜め読みで「異常なし，OK」というようになるンだ．両側の肺門部と心陰影に重なるところ，横隔膜ドームの下，もう一つは右下肺野の縦隔側は，チョンボして辛い思いをしたことがあるから一応注意している．ケド1時間もすると，自分でも注意力が落ちてくるのが判るね．

　一次読影の先生が見落した心陰影に重なる塊状陰影なんぞを見つけるとハッとするね．チョットばかり読影名人になったような気がする．ほんと後医は名医と云われる訳だ．

　話はかわるけど，昭和30年代の臨床検討会では，レントゲンを見せられたら「肺が曇っています」といったら一発でOKだったけど．今どきはこんなことをいう先生はいないだろう．ケド，あまりクドいとどうかなあ．くだけ過ぎても下品になるし，なにしろ俺たちのlast editionナンだから多少は品格というものが欲しいよナ．

B：けどお高くとまってみても読んでもらえなければ仕様がないよ．円いとか塊とかは形を表現しているから判り易いけど，我々がよく使う浸潤陰影ネ．あれは皆さんに判らンのじゃないかナ．浸潤という言葉は，本来は病理学の細胞浸潤が起っていることを示す言葉ですよ．肺結核で炎症が拡がっているようなとこを浸潤陰影と呼んだのが，そもそもの始まりですよ．

A：言葉の問題は常につきまとうんですよね．

B：そうそう，医学用語もそうだけど俺たちの関西弁は広島人や山口人が使うニセモンだから，社長のような生粋の京都人には奇妙に聞こえるみたい．それに関東から北の方ではネチッコクて嫌味に聞こえるようだよ．でも「です，ます」よりは良いか？

A：マア気楽という点ではね．

B：ところで，我々の人生最後の本のウリというか特徴を挙げてください．

A：一言でいうと「われらの読影の実際」ということになるかな．外来診療で診断が確定した症例のほかに，検診の読影で遭遇した「何？これ！」という症例を選びました．検診の写真というのは，思わず「ワアーオ！」というような所見でも，主訴も病歴もないし時には性別も年齢も隠してある場合もあります．勿論CTもないし一言でいうと正解がないんだ．

これを日頃我々が言っているような読影術で所見として取り上げ、「さらに検査を行う」とか、「経過観察だけで良い」と指摘しておくか、判断する訳です。B先生と二人で独立して読影所見と推定される診断までを書いて、校正の段階でも推定診断を変えないという約束で、二人でコンペをしました。あとから胸部CTが見つかった症例では、全くの誤診で恥をかいた症例もあります。

　何十年読影してても、こんな程度かと読者は失笑されるかもしれません。偉そうなことを書いても、実はこの程度の実力なのです。今までの自分の経験から離れることがどんなに難しいかを痛感しています。B先生はこれ以外に追加することはありませんか？

B：ウーン！検診では俺はプロの読影職人だと自負しているンだけど、「陳旧性病変－経過観察」と判定した症例が翌年に手術されているのをみると、自分の誤診を無言のうちに指摘されているような気がしてギクリとするね。やっぱり読影の神様にはなれないナ。

　今までの経験に頼るのではなく、「本当にそうだろうか？」「視点を変えてみるとどうだろうか」と、読影の初診に帰るべきだと痛感しています。

A：金芳堂の社長への謝辞は最初にいったけど、症例の使用許可をいただいた施設への謝辞は？

B：症例を使用するにあたって快諾を頂きました財団法人 京都工場保健会の皆様、洛和会音羽病院の皆様、同じく丸太町病院の皆様に心から感謝いたします。

A：改めて私は畠中先生にも本当に感謝致します。呼吸器外科手術書から始まって胸部CTの立体解剖まで、我々の思いを形にするために本当に御尽力を頂きました。京都桂病院呼吸器センター時代からの数多くの仲間の先生方にも心から感謝いたします。

　最後に畠中先生の一句を頂きましょう。

送り火の消ゆ残像に寡黙かな

2013年8月

著者一同

目 次

読影に必要な基礎知識 2

症 例

1. 右中肺野にみられる鏡面像 コンペ 44
2. これはエライこっちゃ 47
3. 同時進行？ 50
4. 貴重な教訓？ 53
5. 歳だから痛い……と片づけないで 57
6. 真ん丸の陰影が 59
7. 上縦隔の気管の異常な透亮像 コンペ 63
8. エッ！ どこがオカシイの？ 65
9. CT はすごい！ 68
10. 両側の上肺野の気腫性病変 71
11. 3D CT は天才だ 74
12. ワァー！ なにこれ！ 78
13. 両側の全肺野に散布する粒状陰影 コンペ 81
14. 異常？それとも正常？ 84
15. 右上に空洞陰影がある 88
16. 左の肺野がチョット！ 90
17. 左胸部の違和感があった 92
18. 両側の全肺野に散布する多発結節陰影 コンペ 95

19	これは裏返した写真ダョ！	99
20	肺門陰影がオカシイ	102
21	虚栄心とはいうものの！	104
22	こんな陰影はどう呼びますか？	108
23	多発肺癌なんてあるのかナ？	110
24	左肺門部の円形陰影 コンペ	114
25	両側に微細網目状陰影がある	116
26	嚢胞陰影はドコに消えた？	121
27	どこから血痰がでるのだろう？	123
28	右の肺紋理がおかしい．中葉切除後か下葉切除後か	126
29	ワァ！ 胸郭変形ダ！	127
30	右第1，2肋骨切除 コンペ	129
31	血痰が4～5年も前から出ていた	131
32	左下はどうなっているノ？	134
33	ビッグバンか？	135
34	ワッ！ 肝は何処に行った？	140
35	右上肺野に熱気球のような塊状陰影	141
36	BHLが翌年には肺野の微細粒状陰影となった コンペ	144
37	肺野が明るいよヨネ	147
38	肺野に細かな網目状の陰影が	149
39	左中肺野の円形陰影カナ？	151
40	オヤ！ 大動脈弓がみえない	155
41	高度の自然気胸と心嚢気腫	156
42	左上縦隔が拡大し辺縁が直線状である コンペ	158
43	惑星の誕生の瞬間が見えたのかな？	161

44 コンナン異常があるの？ 164
45 アッ！　左肺が真白ダ！ 166
46 ワァ！　左右の縦隔腫瘍ダ 171
47 両側の上縦隔と肺門の拡大陰影 コンペ 173
48 左肺尖部の結節陰影 175
49 左右の下肺野のリング状の陰影は？ 178
50 右肺尖部の結節陰影 179
51 両側の上肺野の粒状陰影と肺門の石灰化陰影 181
52 右上の浸潤陰影は肺炎カナ？ 182
53 両側の肺野に撒布する斑点状陰影 コンペ 185
54 右下肺野の結節陰影 188
55 正常でないことは判るンですが！ 191
56 左心横隔膜角の鈍化はヨクあるヨネ 193
57 毎年心陰影異常で良いのかナ？ 195
58 左下肺野の所見は横隔膜挙上なのか？ 196
59 右下肺野に逆三角形の陰影が！ コンペ 199
60 気管陰影が細すぎないか？ 202
61 左肺門がオカシイのだケド 204
62 右下肺野の心陰影に重なる円形陰影はなにか？ 205
63 左肺尖部の陳旧性病変と片付けますか？ 207
64 両側の上肺野に多発する結節陰影，両下肺野には結節〜蜂窩状陰影 コンペ 209
65 右肺尖部がオカシクないか？ 211
66 全肺野に微細粒状陰影が広がっている 213
67 この写真のどこがオカシイの？ 214
68 ペースメーカーかICDか？ 216

69	ボクダレクヘルニアか，モルガニヘルニアか？	219
70	左下肺野に塊状陰影が	221
71	オカシイのは左肺門？　それとも右下？	224
72	ワイワイ，ガヤガヤ読影は楽しく	225
73	右中肺野に三角形の不透明肺陰影が コンペ	228
74	ヨクアル右肺尖部の胸膜肥厚だネ	232
75	右手術をうけたのはなぜだろう？	234
76	アリャ！　左上では肋骨がどうなってる？	236
77	ありふれた陳旧性病変だよネ！	238
78	肺癌で手術を受けたというけど	241
79	こんナン良くある乳頭じゃないの？	242
80	肩甲骨の高さがヘン！	246
81	よく見ると右肺門部に	247
82	縦隔内のリング状陰影は？	249
83	自然気胸カナ？ コンペ	250

読影に必要な基礎知識

読影に必要な基礎知識

abscess 膿瘍

急性もしくは慢性の炎症が原因と考えられる肺内の塊状陰影．肺内の限局性の腫瘤で内部に空気が見られる場合には，気管支との交通が推測される．

（肺膿瘍）

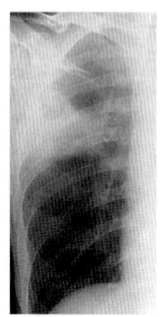 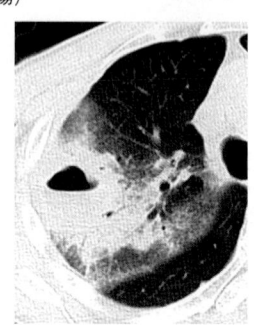

---

acinar pattern 細葉性陰影

円形〜楕円形．4〜8 mm の辺縁不鮮明な陰影．単独に出現することは少なく，多くは多数の陰影が互いに融合して不均等な所見となる．alveolar pattern.

（マイコプラズマ肺炎）

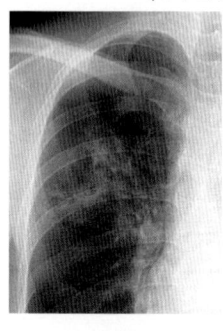 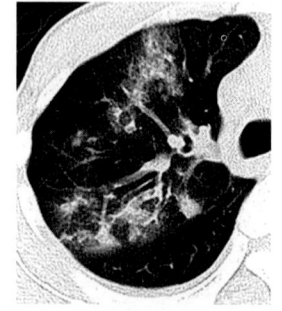

---

air alveologram 肺胞透亮像

不透過性陰影の中にみられる 1〜5 mm 大の小円形の X 線透過性の高い像．含気のない病変の中に取り残された形でみられる含気のある終末気道の像で，肺胞性陰影の所見の一つ．

| air bronchogram | 気管支透亮像 | 肺の末梢から中枢に至る気管支内の空気が，周囲の空気のない病変（空気が吸収されたり空気が細胞や滲出液で置換された状態）のために，明瞭な直線状ないし樹枝状に観察できる所見． |

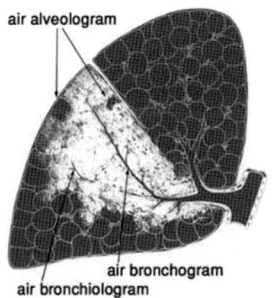 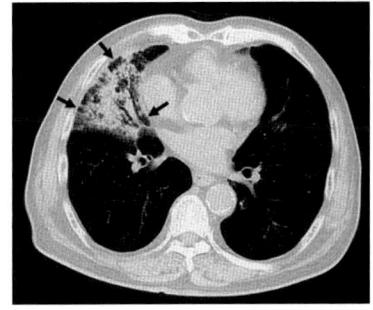

← は air alveologram

（肺炎）

| air fluid level | 鏡面像 | 限局された空間，例えば嚢胞，胸膜腔などに気体と液体があり，両者の境界が水平線として観察できる所見．ニボー（Fr. niveau） |

（血気胸）

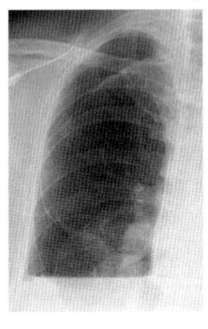 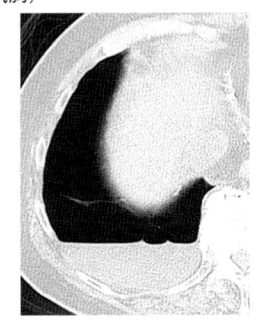

| air space | 気腔 | 細葉を含む肺実質．間質および下気道（導管）を除く．単独には用いられず，air space consolidation, acinar consolidation, alveolar consolidation などと用いる． |

| air way | 気道 | 肺内の空気の導管（喉頭から呼吸細気管支まで）．conducting air way, tracheobronchial tree. |

4 読影に必要な基礎知識

apical cap　　　肺尖帽

1）肺尖部に被った不規則な帯状陰影．境界明瞭で肋骨随伴陰影より透過度は低い．肺尖部の臓側胸膜とこれに接する肺の一部の線維化による．結核病変ではない．

（肺尖部の線維化）

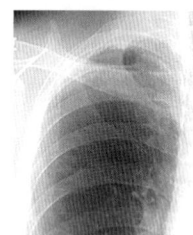
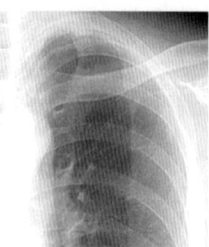
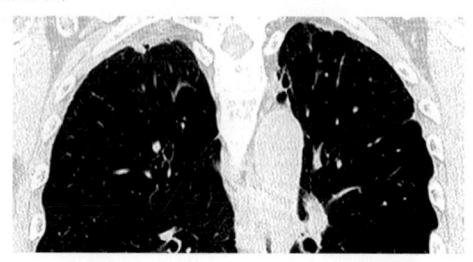

2）仰臥位 X 線写真で，肺尖部に被った半月状の陰影．相当量の胸水があると，仰臥位では胸水は肺尖まで到達し，胸腔頂と肺尖の間に侵入するために生ずる胸水陰影．

（癌性胸膜炎）

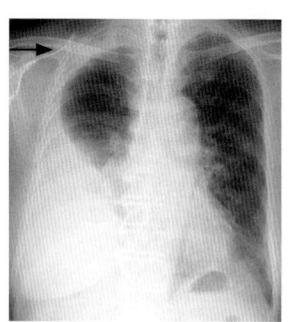
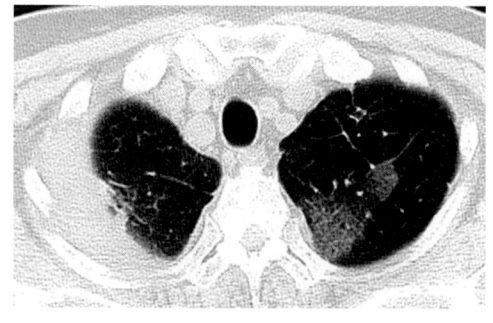

atelectasis　　　無気肺

肺容量の減少により正常より低下した肺の膨張の状況．collapse と同義ではない．軽度，中等度，高度と分類できる．

（右 B^3 を閉塞する扁平上皮癌）

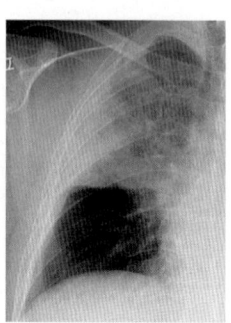
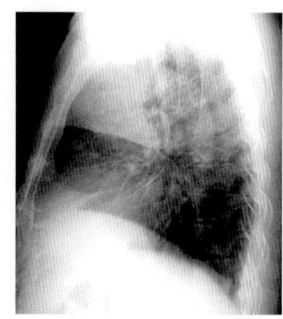
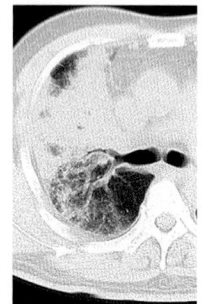

(右上葉口を閉塞する腺癌)

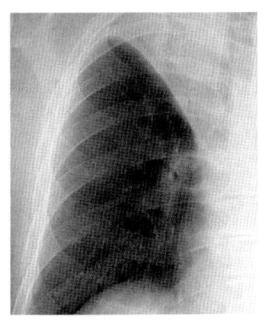
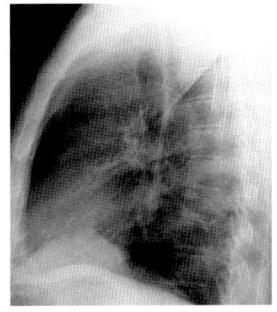
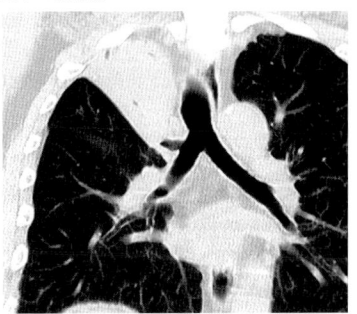

(気管支結核, 左主気管支～左上葉枝)

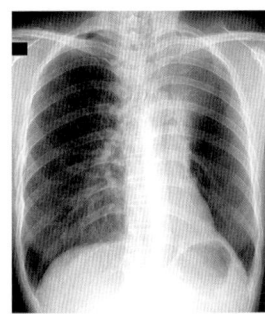
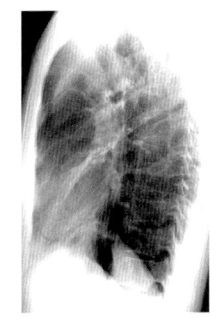
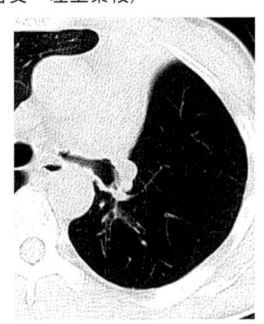

---

bat's wing distribution　こうもり翼状陰影　胸部背腹写真で飛翔中のこうもりに似た形状の陰影, butterfly distribution (蝶形陰影). 心不全による肺水腫が代表例.

(うっ血性心不全による肺水腫)

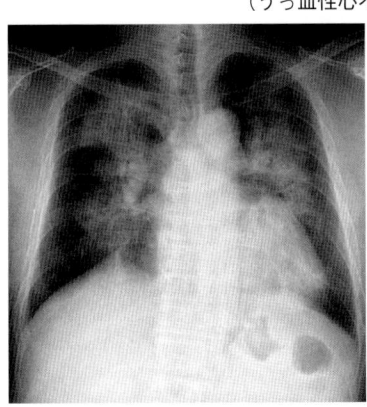
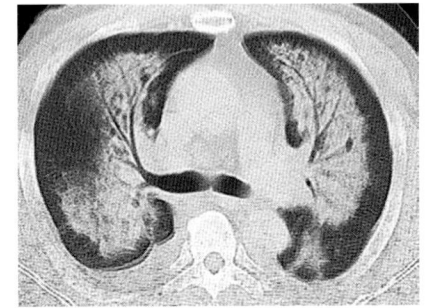

6　読影に必要な基礎知識

bleb　　　　　　　ブレブ，肺胸膜嚢胞　　肺尖によくみられる．胸膜に近接した限局した薄壁の透過性の高い病変．

bulla　　　　　　　ブラ，気腫性嚢胞　　　肺内の血管陰影がない透過性の高い部分．周辺の肺と明瞭に区画された病変．直径は1cm以上．その壁厚は1mm以下．

1. Bulla と Bleb

　肺表面にみられる異常な気嚢のうち，内壁が肺胞で構成されているものを気腫性嚢胞という．Miller はこれを Bulla と Bleb に分類したが臨床的には両者の区別は困難である．

　Bulla は肺の表層に生じた気嚢が拡大して肺表面に突出しているが肺胸膜の最内層である内弾性板は破壊されていないものをいう．

　Bleb は内弾性板（境界膜）が破綻して気嚢が結合織層に進展し，更に外弾性板を伸延，断裂させながら肺表面に突出して行くものをいう．

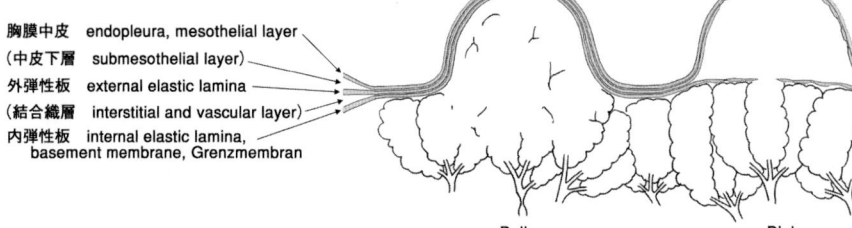

2. Reid の分類（形態上の分類）

Type 1	Type 2	Type 3
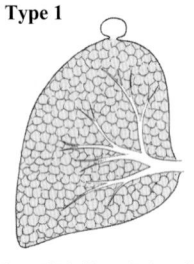	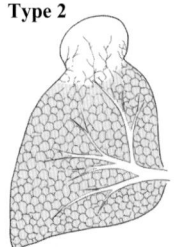	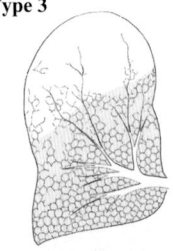
細い茎を持つ嚢胞で内容は空気	基底部の広い嚢胞で，内容は高度に気腫化した肺組織	1区域以上が限局性に気腫化し，健常部との境界が不明瞭

3. 大畑の分類（形態上の分類）

I型	II型	III型
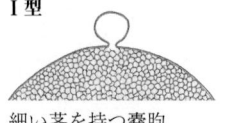	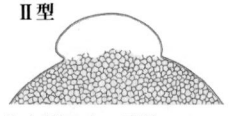	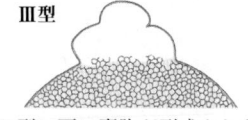
細い茎を持つ嚢胞．Reid Type 1 と同じ	基底部の広い嚢胞．Reid Type 2 と同じ	II型に更に嚢胞が形成されたもの

IV型	V型	VI型
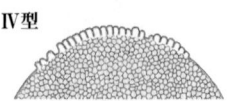	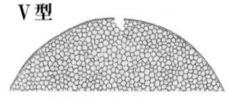	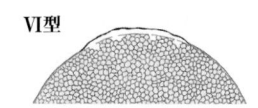
肺胸膜が欠損して小孔だけみられるもの	肺の辺縁に多発する米粒大の嚢胞群	肺胸膜が境界膜から広範囲にはがれて嚢胞状に突出したもの

bronchial cuffing	気管支カフス陰影	peribronchial cuffing 参照.
bronchial cast shadow	気管支キャスト(鋳型)	拡張した気管支内に粘液が充満して紡錘型の陰影を呈する.

(肺結核治癒後)

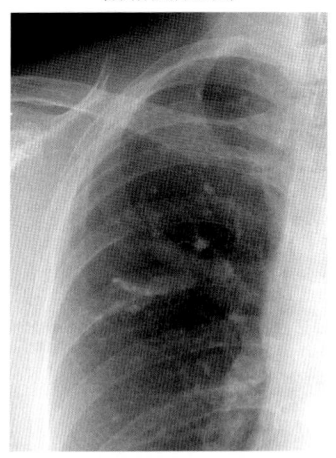

(気管支拡張症)　　　　　(7年前のCT)

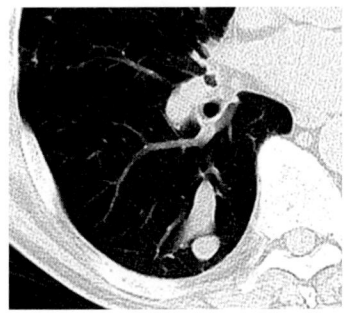 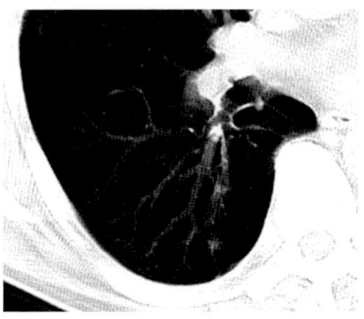

bronchovascular bundle	気管支肺動脈束	気管支と肺動脈は肺内で併走していて，両者は共通の結合織で包まれている．肺紋理の主な構成分. interstitium 参照.
butterfly distribution	蝶形陰影	bat's wing disteibution 参照.

8 読影に必要な基礎知識

calcification 石灰化（沈着）

カルシウム塩の沈着によるX線透過度の低い病変．

（アスベスト曝露による胸膜プラーク）

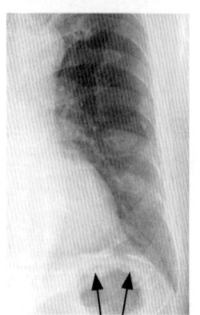
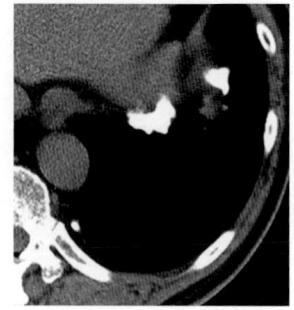

（肺結核治療後）

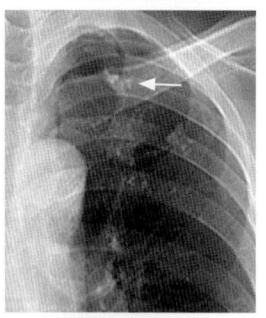

（軟骨性過誤腫）

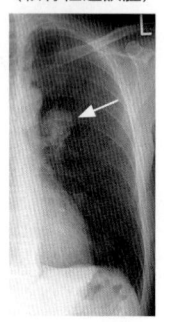
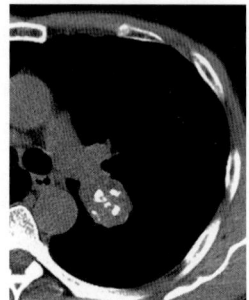

| cavity | 空洞 | 肺内の壁厚 1 mm 以上の空気を含む中空の病変で形は不整脈のことも類円形のこともある． |

GPA（granulomatosis and polyangitis）
（Wegener's granulomatosis を改称）

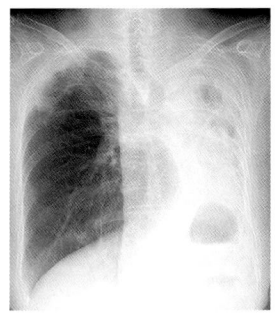
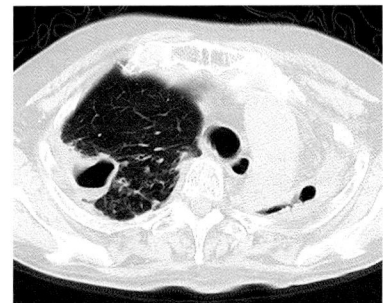

（扁平上皮癌）

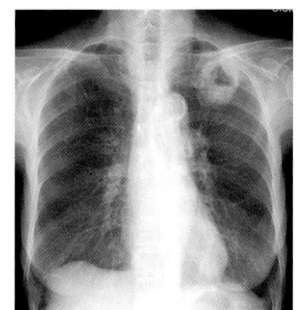
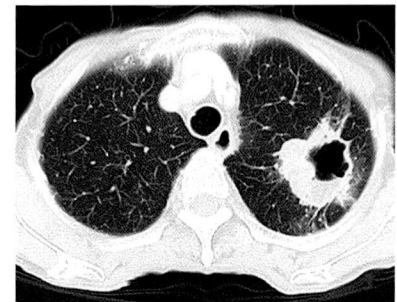

（肺結核）

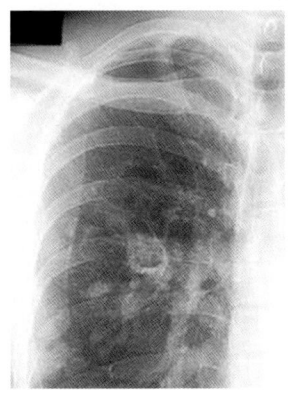
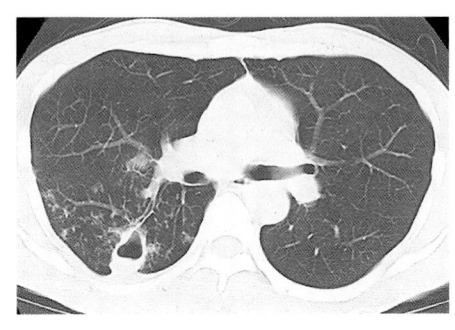

| coalescent | 合体した | confluent. 反対語 = discrete |

10　読影に必要な基礎知識

coin lesion　　　　　**円形陰影，銭型陰影**　　辺縁の明瞭な類円形の肺内の陰影．
pulmonary nodule, pulmonary mass.

（肺腺癌）　　　　　　　　　　　　　　（アスペルギルス菌球）

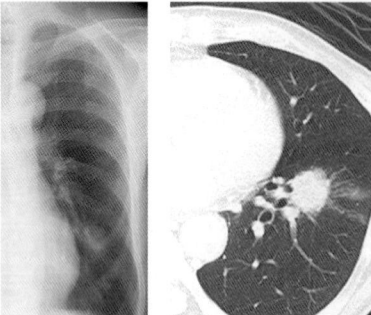
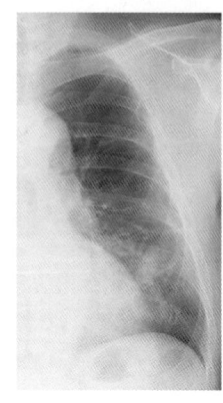
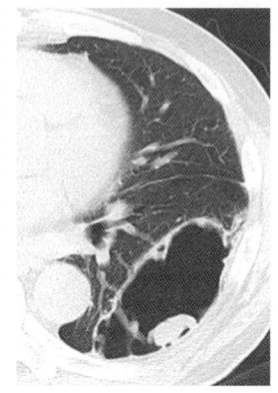

collapse　　　　　　**虚脱**　　　　　完全に肺内の空気が消失して，肺の容積が最も縮小した状況．現在，日本では肺容量が減少した状況に使われていて，肺の含気が全くなくなった場合は atelctasis 無気肺を使うことが多い．

（耳鼻科術後の左下葉無気肺）

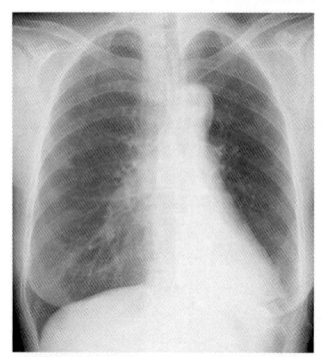
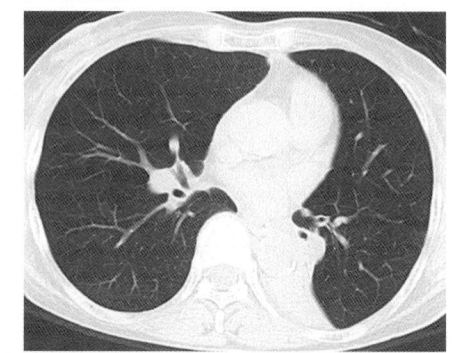

（気胸）

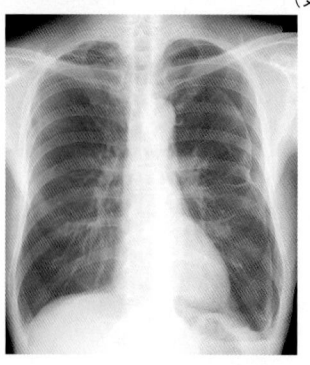
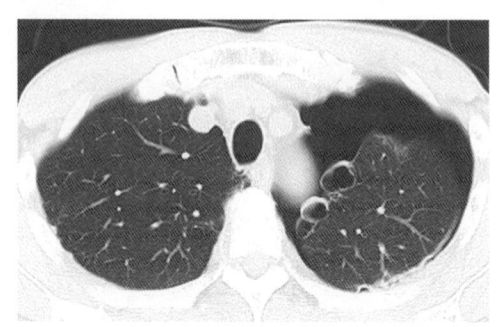

confluent　　　　　**融合した**　　　　coalescent. 反対語 = discrete

consolidation	融合像（radiolog.），硬化像（patholog.）	肺胞内の含気が失われた肺内の均一の陰影で本来の肺容積は減少していない．陰影内の血管は見えないが，気管支含気像が時に見られる．浸潤陰影，肺胞性陰影とほぼ同義語．

（肺水腫）

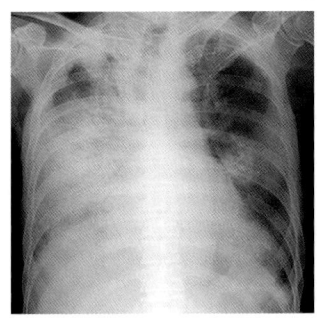 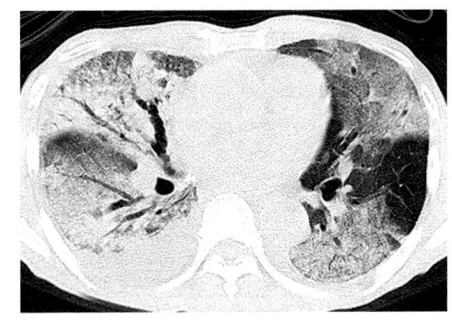

corona radiata	放射冠	単発結節陰影の辺縁から外へ向かって伸びる細い約 5 mm までの直線状の陰影．悪性腫瘍によくみられる．spicula 参照．
cortex	皮質	肺胸膜から 2 〜 3 cm の深さまでの範囲．肺門－髄質－皮質の三層の一つ．hilum 参照
crescent sign	三日月様陰影	空洞壁と空洞内容物との間に介在する三日月状の空気層．肺アスペルギルス症の空洞やエキノコックス嚢胞などで見られる．

（肺アスペルギルス症）

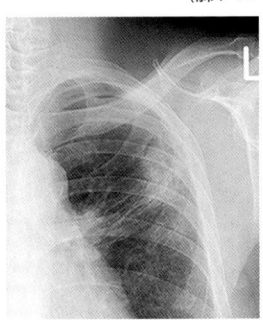 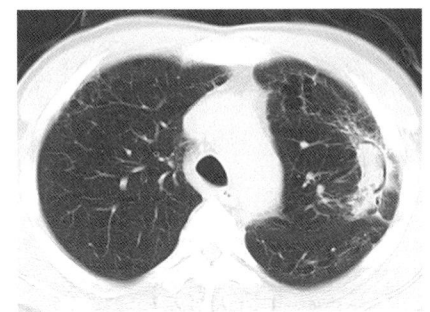

12　読影に必要な基礎知識

cyst	嚢胞	気体ないし液性成分の含まれた 1 mm 以上の壁厚を持つ病変．通常は円形．参照：ブレブ，ブラ．

気管支嚢胞
心膜嚢胞　の疑い
神経腸管嚢胞

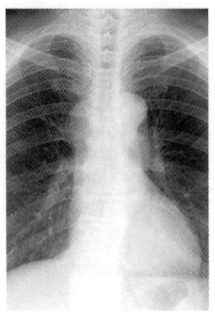 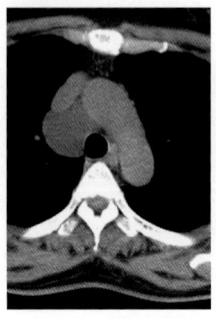 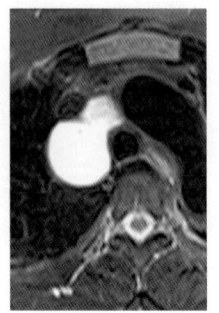

巨大肺嚢胞

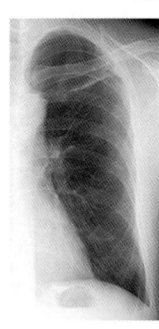 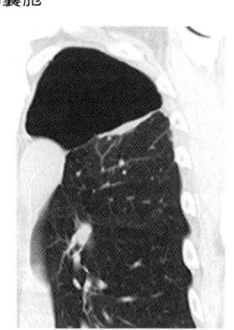

define	明示する	well defined 境界明瞭な，ill defined 境界不明瞭な．
density	密度	X線が通過する部位によって吸収度が異なるので，その程度を示す．使い方は water density, fat density など．
deviation	偏移，偏位	臓器が正常の位置から逸脱，移動する過程，もしくはその完結した状況．shift と同義．cf. variation
diffuse	びまん性の	広汎で各々が連続している状況．generalized, systemic, wide spread.
discoid atelectasis	板状無気肺	platelike atelectasis と同じ．
discrete	分離した，独立した	反対語＝ confluent, coalescent.

disseminated	播種性	広汎に，ばらまかれた互いに連続していない所見．diffuse, generalized, systemic.

（左上葉腺癌と肺内転移）

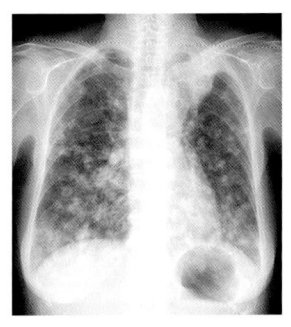
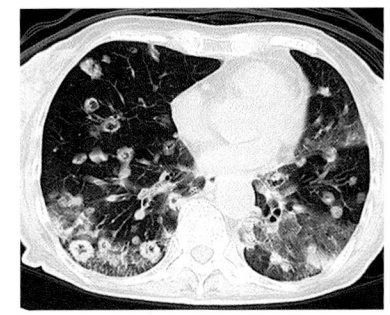

drop heart	滴状心	肺気腫で横隔膜が低位になると心陰影は縦に長く伸びて水滴状の形状を呈する．通常は，心・胸郭比（CTR）が35％以下．

（肺気腫）

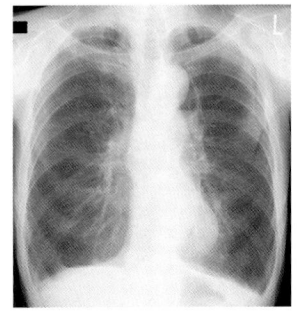

Ellis-Damoiseau curve		死語（その論拠が誤りであることが証明された）．

emphysema	肺気腫	両側もしくは一側の肺全部もしくはその一部の過膨張．乏血は必須条件ではない．

　肺気腫は終末細気管支より末梢の気腔の異常な拡大とそれに伴う肺胞壁の破壊のみられる病態で，慢性気管支炎と共にCOPD（chronic obstructive pulmonary disease，慢性閉塞性肺疾患）に属する．
　細葉内の気腫性病変の分布は3型に分類される．画像上，小葉は識別できるが，細葉は観察できないので，ここでは「小葉」を用いる．

1) 小葉中心型 centrilobular (acinar) emphysema

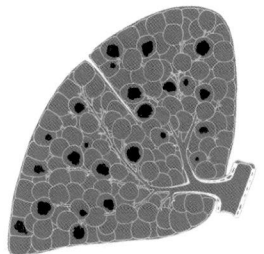
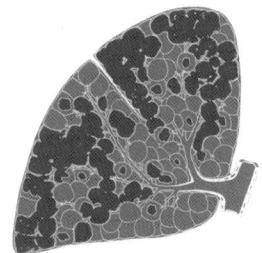
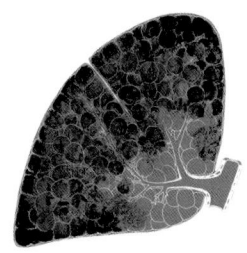

　　　　軽　症　　　　　　　　　　中等症　　　　　　　　　　重　症

14　読影に必要な基礎知識

2）汎小葉型
panlobular (acinar) emphysema

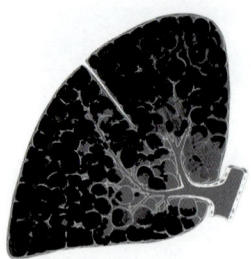

3）遠位小葉型 distal lobular (acinar)
あるいは傍隔壁型 paraseptal emphysema

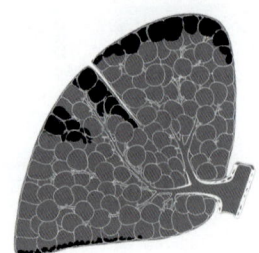

	頻　度	小葉内病変の部位	好発部位	成　因	症　状 （呼吸困難，咳など）
小葉中心型 肺気腫	多　い	小葉の中心の呼吸 細気管支周辺	上肺野	喫煙が関与	軽〜中等度
汎小葉型 肺気腫	少ない	小葉全体に均一に 肺胞壁の過伸展と 肺胞の過膨張	下肺野	a_1-AT 欠損 症など関与	高　度
遠位小葉型 肺気腫（傍 隔壁型）	多　い	肺胞道，肺胞嚢の 気腫性変化が中心． 限局性もしくは小 葉間隔壁に沿って 発生	肺尖部に 多い傾向	瘢痕性病変 の周囲に発 生，ブラ， ブレブと関 連	ほとんどなし． 気胸合併

extrapulmonary sign　　肺外徴候

側胸部にみられる半円形の陰影で，肺との境界は鮮明であるが，頭側および尾側は側胸部へなだらかに移行している所見．これは肺外 extrapulmonary あるいは胸膜外 extrapleural の胸壁の病変を意味する．

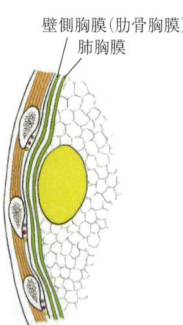

【肺内病変】
胸壁との境界は鋭角

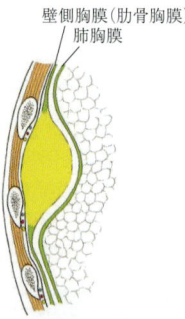

【胸膜腫瘍】
extrapulmonary であるが extrapleural ではない．腫瘍は幅広い基部を持ち，なだらかに胸壁へ移行している．

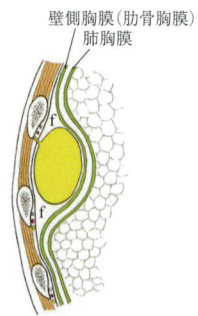

【胸壁腫瘍】
壁側胸膜より外側の組織から発生した腫瘍で，extrapleural である．腫瘍を被う壁側胸膜は腫瘍の基部でなだらかに胸壁に移行している．胸膜と筋層の間の f には脂肪組織がみられる．

(形質細胞腫)

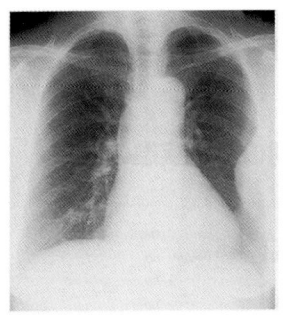
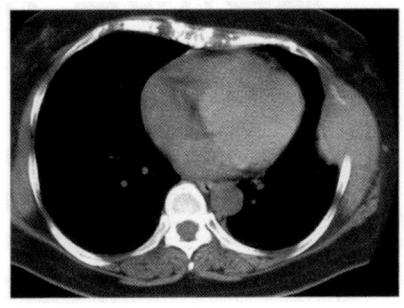

| fibrosis | 線維症，線維増生 | 線維性あるいは膠原線維性組織を示唆する陰影で線状〜結節状〜放射状．その領域の容量減少や周辺構造の変形が見られる．陰影は数ヵ月以上不変． |

(UIP/IPF)

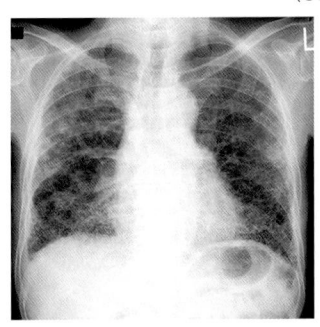
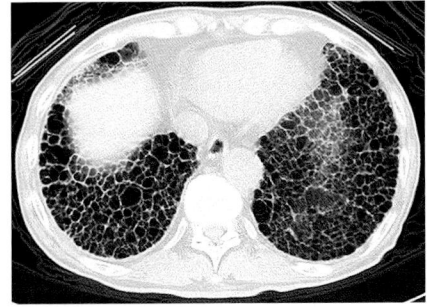

(小細胞癌－放射線治療後の放射線肺炎)

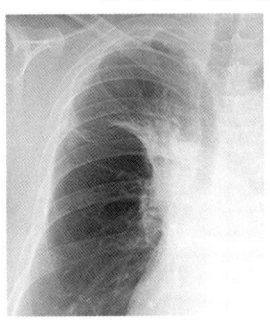
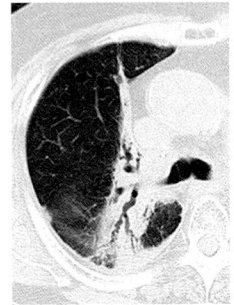

16 読影に必要な基礎知識

fissure　　　　　　　　葉裂(溝)，葉間　　　　肺葉の葉間に一致する幅が 1 mm あるいは
　　　　　　　　　　　　　　　　　　　　　　　それ以下の線状陰影．

（肺線維症）

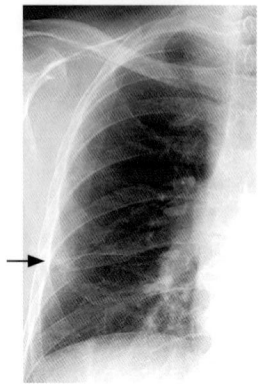

肺線維症のため，下葉が萎縮して，
上中葉間が低位となっている．

Fleischner's line　　　フライシュナー線　　　下肺野に水平にみられる線状陰影．多方
　　　　　　　　　　　　　　　　　　　　　　向でも観察できる．病因不明で platelike,
　　　　　　　　　　　　　　　　　　　　　　discoid atelectasis と同義ではないとする意
　　　　　　　　　　　　　　　　　　　　　　見もある．

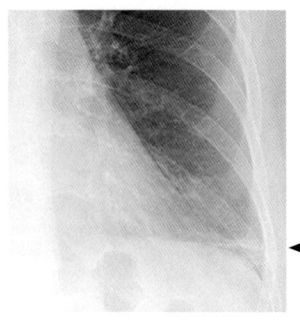 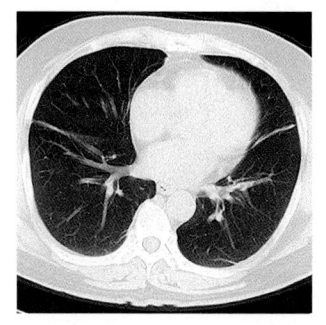

GGO　　　　　　　　　すりガラス様陰影　　　微細な顆粒状パターンが拡がって見られ
(ground glass opacity)　　　　　　　　　　　　る状態．陰影内では正常構造がやや不明
　　　　　　　　　　　　　　　　　　　　　　瞭．ground glass opacity; GGO (radiologic),
　　　　　　　　　　　　　　　　　　　　　　ground glass attenuation; GGA (CT)

（肺腺癌）

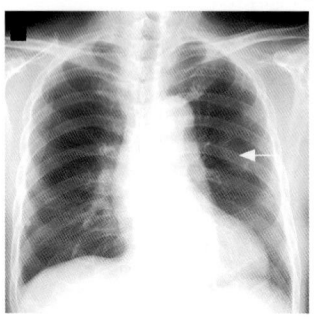 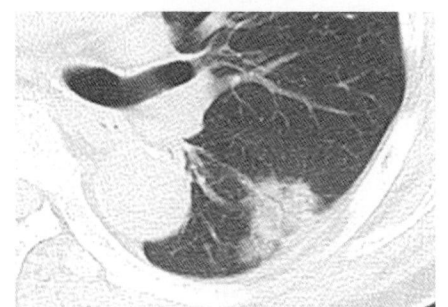

（肺腺癌）

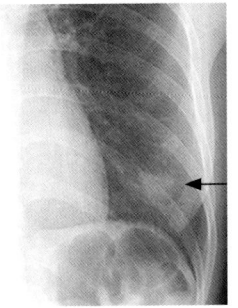
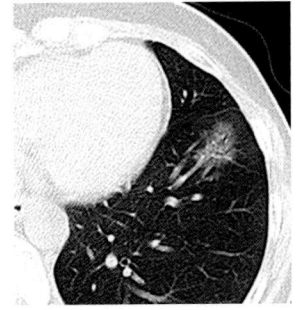

（出血の吸い込み．肺癌）

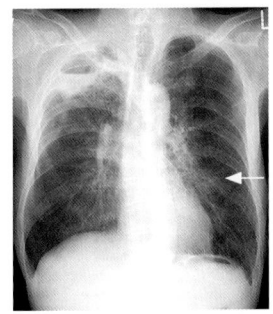
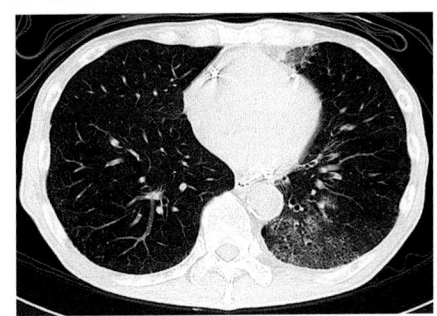

（ニューモシスチス肺炎（AIDS））

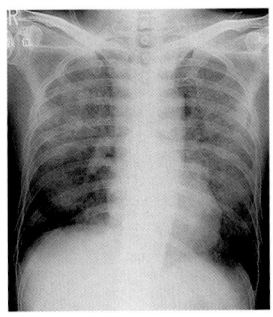
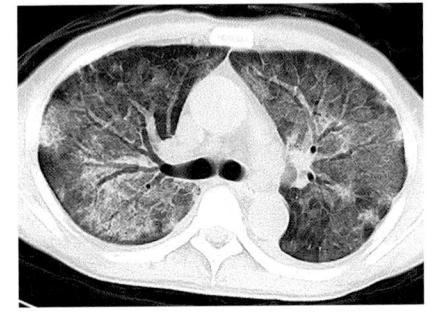

Golden-S sign　　　ゴールデン S サイン　　　右上葉中枢の肺癌に伴う右上葉無気肺で出現する逆 S 型の陰影．

（腺癌）

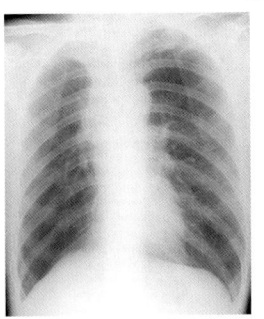
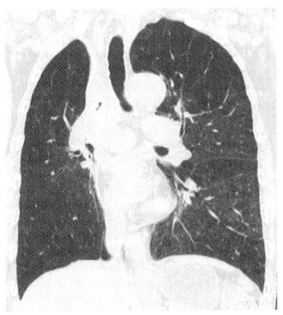

halo sign　　　　　　ハローサイン

結節陰影の周囲を取り囲むような輪状のすりガラス陰影．細気管支肺胞上皮癌（BAC）などに見られる．現在，bronchiolo-alveolar cell carcinoma は lepidic predominant invasive adenocarcinoma（置換性増殖優位型浸潤がん）に改められた．

（肺癌）

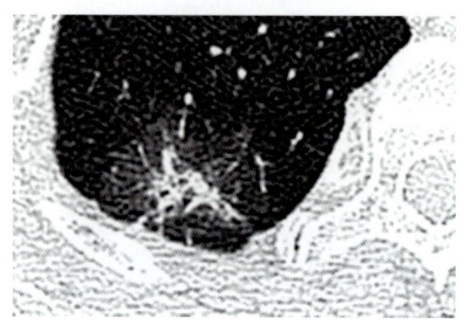
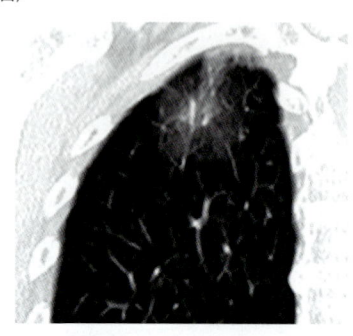

hilum　　　　　　肺門（部）

肺の根部の複合陰影．気管支，肺動脈，肺静脈，リンパ節，神経，気管支動脈により構成されている．

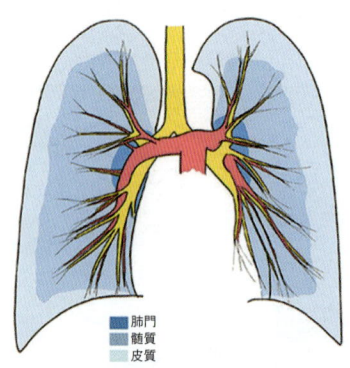

homogeneous　　　　均質な，均等な

均一，均質な陰影．
反対語＝ inhomogeneous, non-homogeneous.

| honeycomb pattern | 蜂窩肺，蜂巣肺 | 5〜10 mm 径で壁厚が 2〜3 mm の円形の嚢胞陰影が集合したもの．honeycomb に似る．病変の end stage である．粗い網目状陰影 coarse reticular opacities |

（肺線維症）

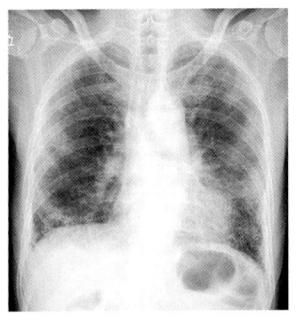
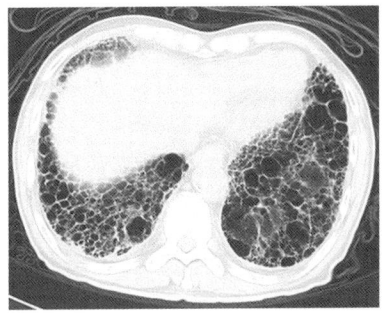

（気管支拡張症）

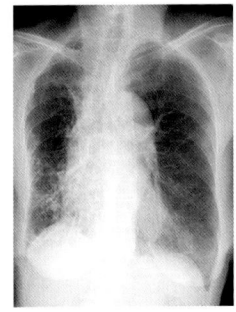
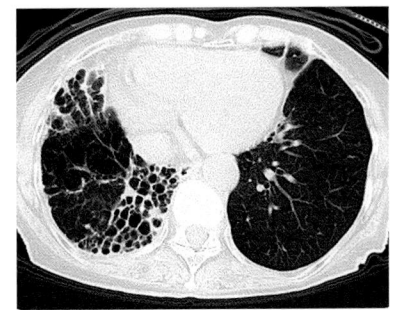

| hyperlucent | 透過性亢進 | X 線透過性の亢進した状況．肺気腫．気胸など．反対語 = hypolucent． |
| incomplete sign | 不完全辺縁徴候 | 胸壁もしくは体表の病変で，突出している部分は X 線束と正接して明瞭な輪郭を呈し，なだらかに生体へ移行する対側の部分は辺縁が不明瞭となる． |

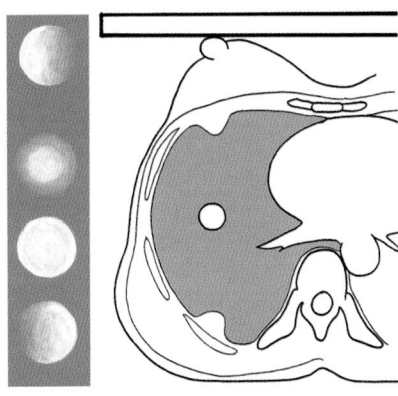

（転移性肋骨腫瘍）

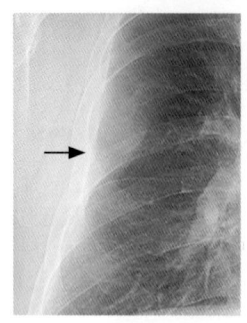
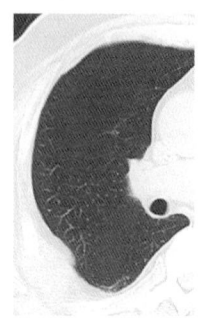

| infiltration | 浸潤 | 細葉大の多数の不透明陰影が融合し重なりあってできる辺縁が不明瞭な陰影．本来の肺の構造や形態の変化はみられない．opacityが適切であるとする意見もある． |

（COP: cryptogenic organizing pneumonia）

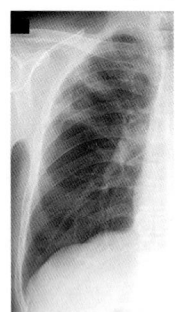
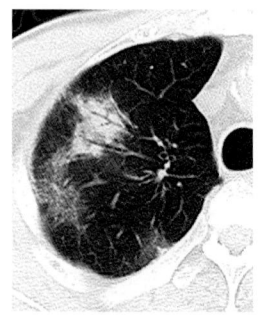

（遷延性好酸球性肺炎）

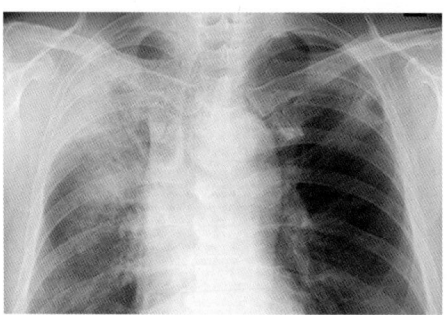
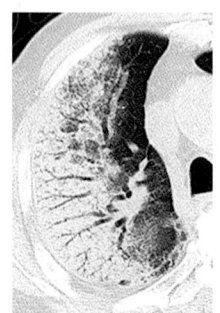

interlobular septum　　　小葉間中隔，小葉間隔壁　　小葉間の結合織性隔壁．肺静脈とリンパ管を含む．正常でも時に短い線状陰影として認められる．

（肺気腫）

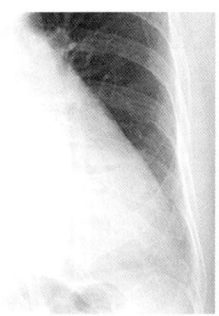 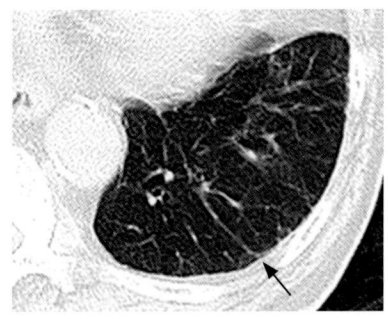 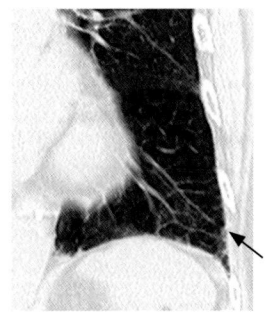

eosinophilic granulomatosis and polyangitis（Churg-Strauss syndrome を改称）

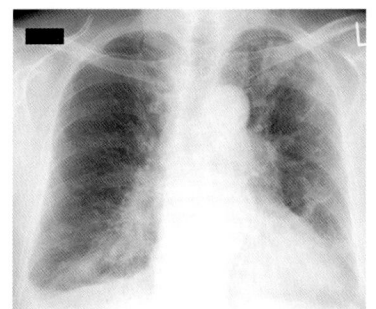 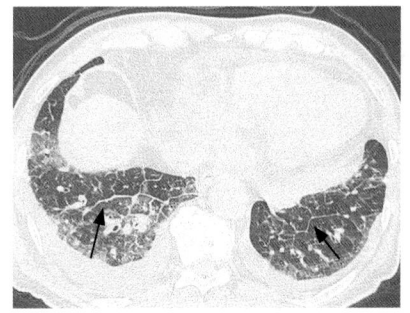

（心不全）

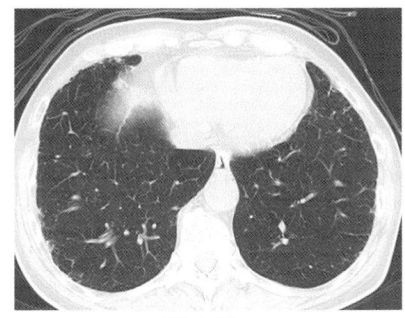 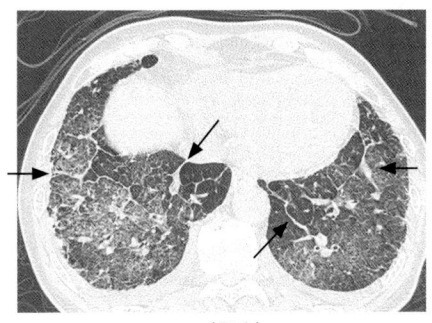

（発症前）　　　　　　　　　　　（発症）

interface　　　　　　　界面　　　　　　　二つの異なった陰影の境界．edge, border.

interstitium 　　　　　**間質**　　　　　a) 気管支・肺動脈鞘．b) 肺胞と毛細血管の間の基底膜．c) 胸膜下組織とこれに続く肺静脈周囲結合組織の三つの総称．X線学的には正常では観察できない．

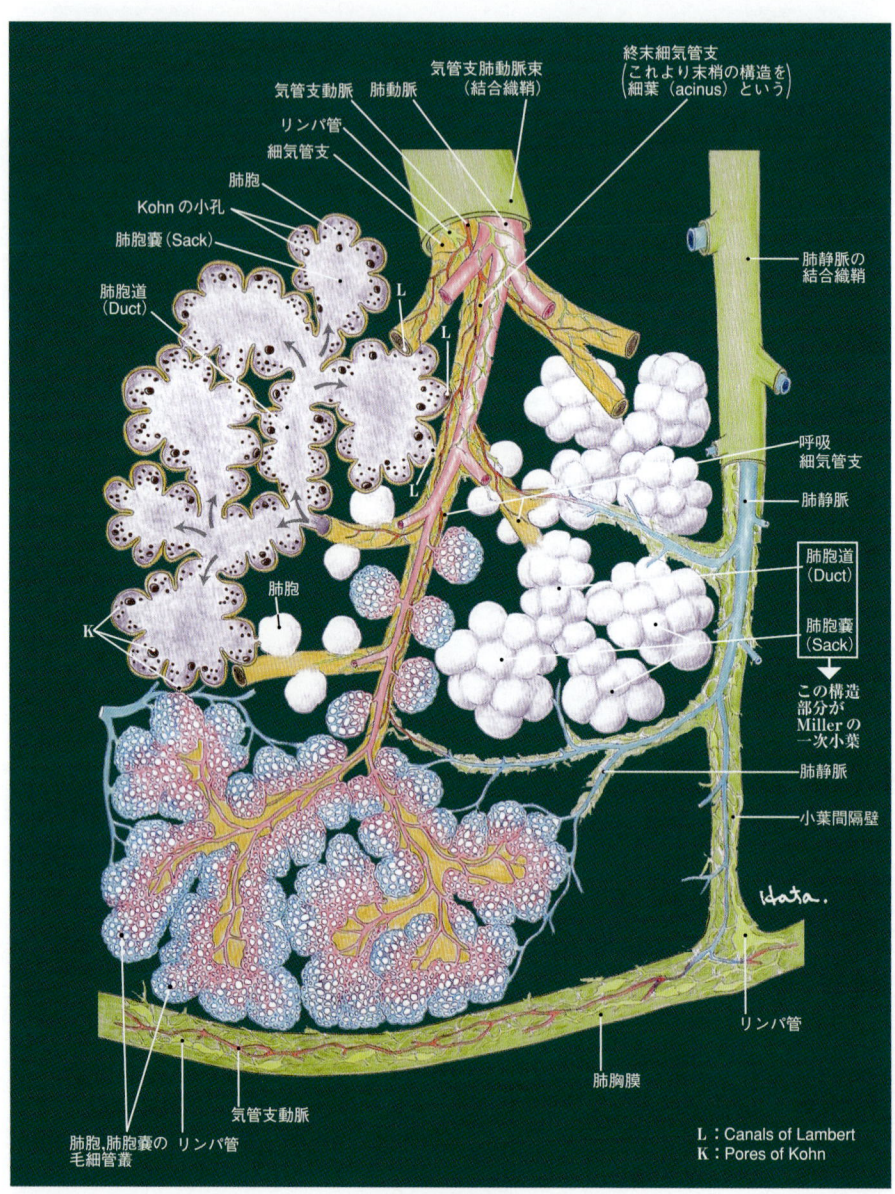

細葉の微細構造

Kerley line	カーリー線	心不全による肺水腫は,間質水腫が先行する.この時,気管支-肺動脈鞘の水腫が起こり,下記のような線状陰影が出現する.**A line**: 1～3 mm の幅で 2～6 cm 長の線状陰影.上肺野で肺門から肺野の末梢に直線状に伸びているが胸膜までは達していない.**B line**: 1～2 mm 幅で 1.5～2 cm の長さの短い線状陰影.肺底部に見られ側胸部から直角に肺内に向かう.**C line**: 細かな網目状陰影を呈する線状,樹枝状の陰影の一群.septal line.

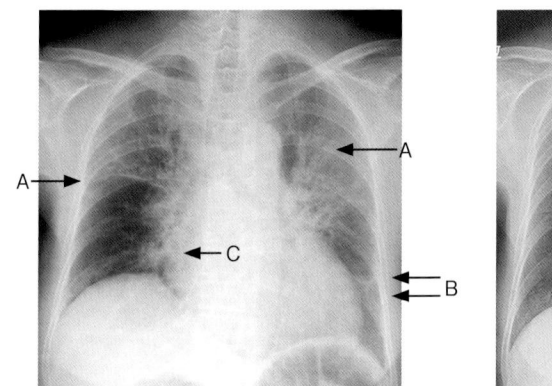
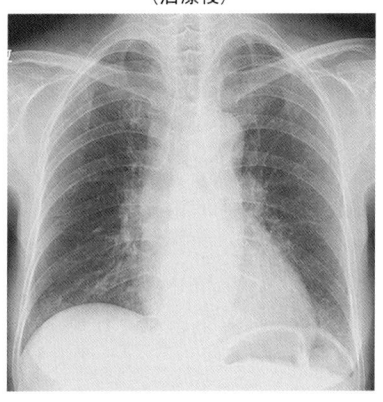

（うっ血性心不全）　（治療後）

lobulation	分葉,ノッチ(notch)	腫瘍の辺縁が凹凸を呈する所見.腫瘍各部の発育の速度が一様でないために生じる.

（大細胞癌）

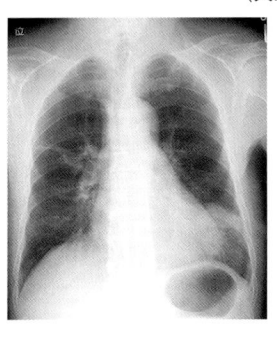
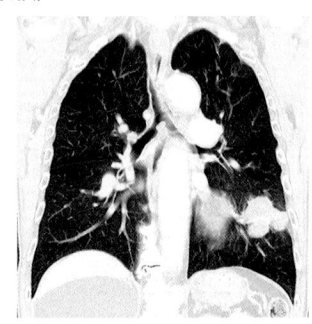

lucency	(放射線)透過性	「放射線透過性のある」の意.通常ブラなどのように周囲の肺組織よりも減衰の少ない病変に用いる.従って黒く撮影される.radiolucency, translucency.

24　読影に必要な基礎知識

Luftsichel（ドイツ語）　　　三日月様空気　　左上葉が高度無気肺になると肺尖部まで下葉が過膨張となり上縦隔と無気肺になった上葉の間隙に入りこみ，X線写真上は三日月様の明るい部分が生じる．air crescent.

（気管支結核による左上葉無気肺）

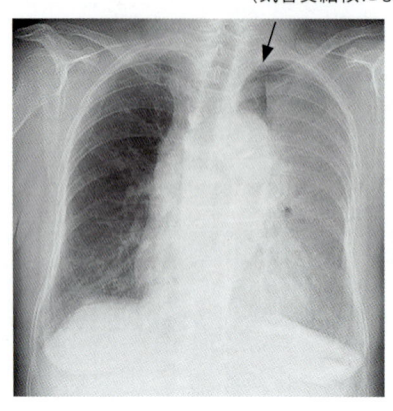
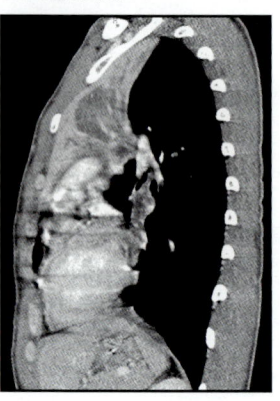

lobule　　　　　　　小葉　　　a) Millerの二次小葉，b) Reidの二次小葉．正常のX線写真では観察できない肺の単位．

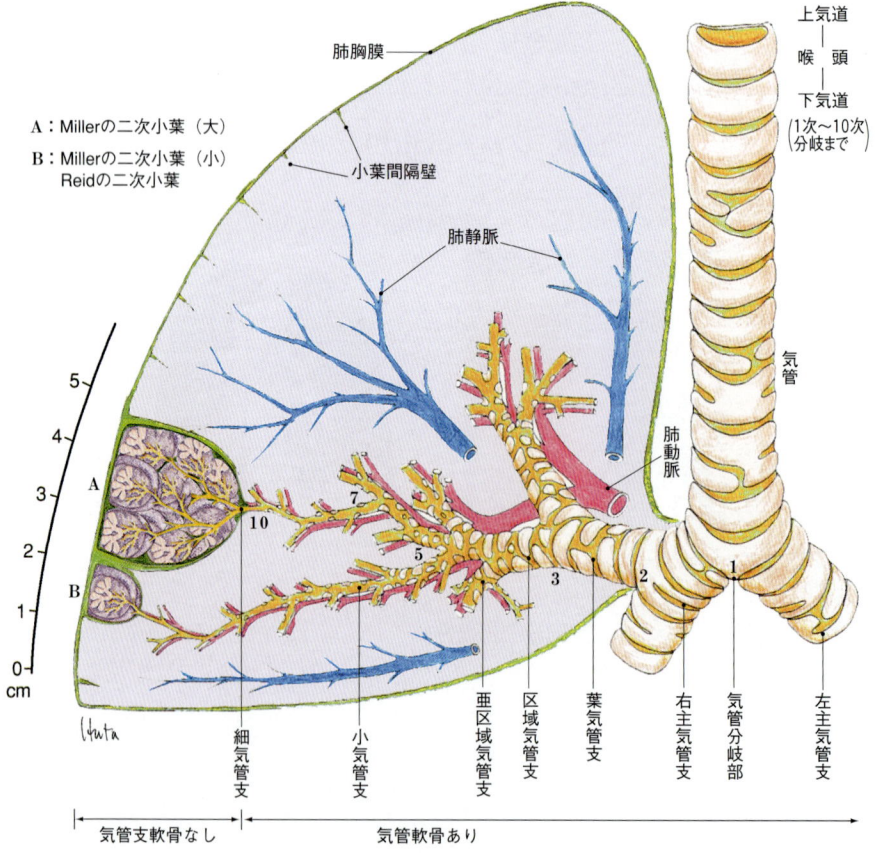

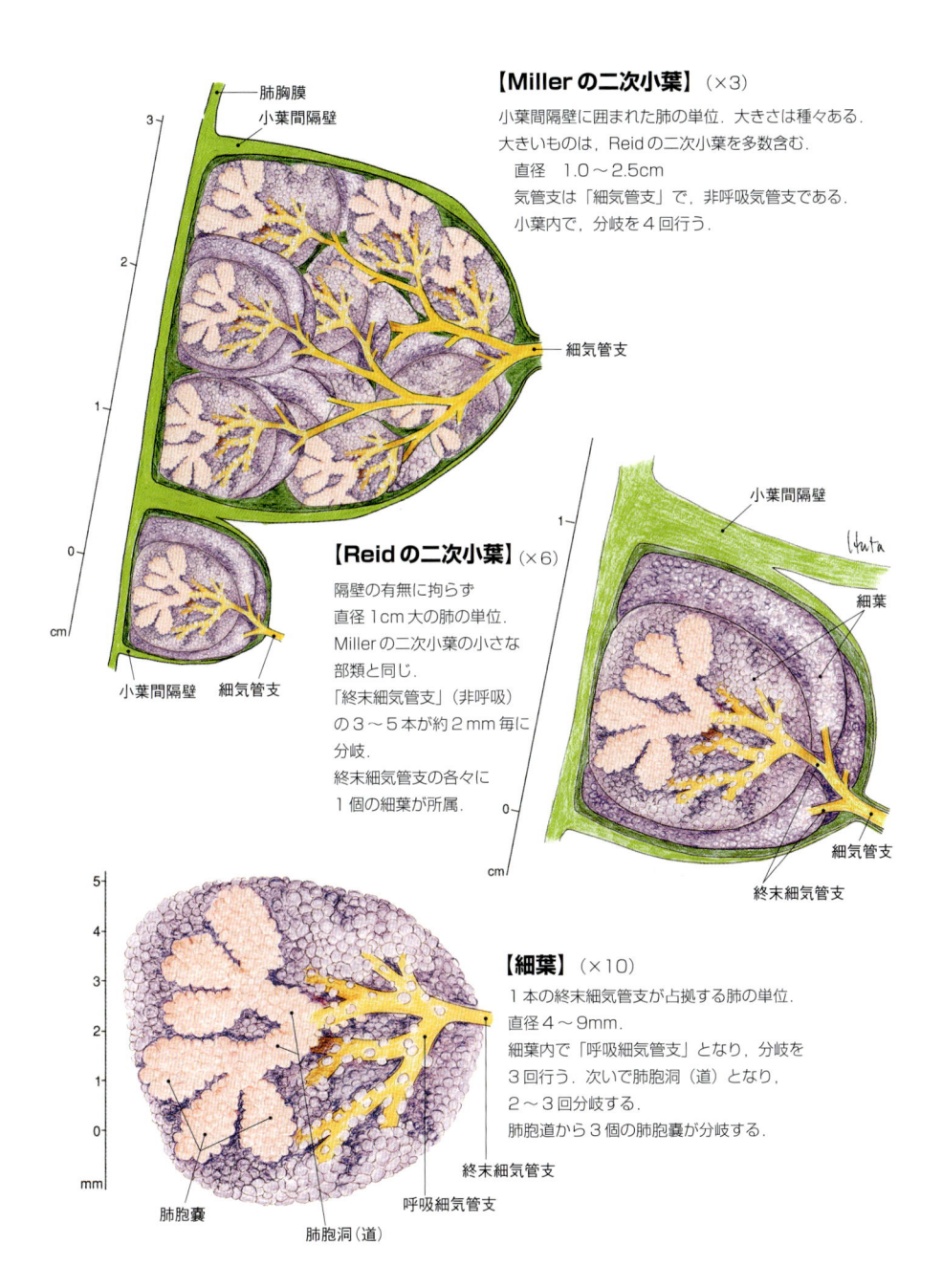

【Miller の二次小葉】(×3)

小葉間隔壁に囲まれた肺の単位．大きさは種々ある．
大きいものは，Reid の二次小葉を多数含む．
  直径　1.0～2.5cm
  気管支は「細気管支」で，非呼吸気管支である．
  小葉内で，分岐を 4 回行う．

【Reid の二次小葉】(×6)

隔壁の有無に拘らず
直径 1cm 大の肺の単位．
Miller の二次小葉の小さな
部類と同じ．
「終末細気管支」(非呼吸)
の 3～5 本が約 2mm 毎に
分岐．
終末細気管支の各々に
1 個の細葉が所属．

【細葉】(×10)

1本の終末細気管支が占拠する肺の単位．
直径 4～9mm．
細葉内で「呼吸細気管支」となり，分岐を
3 回行う．次いで肺胞洞（道）となり，
2～3 回分岐する．
肺胞道から 3 個の肺胞嚢が分岐する．

26　読影に必要な基礎知識

line opacity　　　　　**線状陰影**　　　幅 2 mm 以下の線状の陰影.
　　　　　　　　　　　　　　　　　　　　line, line shadow, linear shadow.

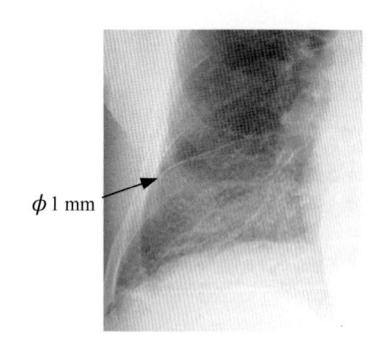

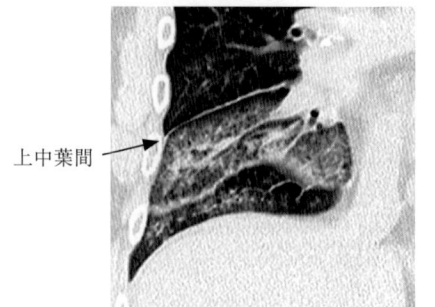

（肺炎）

φ1 mm　　　　　　　　　　上中葉間

---

mach band　　　**edge enhancing**　　明るさの異なる二つの領域が相接する境界
　　　　　　　　　　　　phenomen　　領域では，明るい領域により明るくみえる
　　　　　　　　　　　　　　　　　　　　縦の帯が，暗い領域には，より暗くみえる
　　　　　　　　　　　　　　　　　　　　縦の帯が存在していると人は認識する．物
　　　　　　　　　　　　　　　　　　　　理的には，このような帯はないにも拘わら
　　　　　　　　　　　　　　　　　　　　ず認識してしまうのは，ものの輪郭や境界
　　　　　　　　　　　　　　　　　　　　をよりはっきり見えるように視神経細胞が
　　　　　　　　　　　　　　　　　　　　光刺戟をうけた細胞の傍の細胞の活動を抑
　　　　　　　　　　　　　　　　　　　　制するメカニズム（側抑制）をもってい
　　　　　　　　　　　　　　　　　　　　るからである．これを mach effect といい，
　　　　　　　　　　　　　　　　　　　　このようにして見られる帯を mach band と
　　　　　　　　　　　　　　　　　　　　いう．

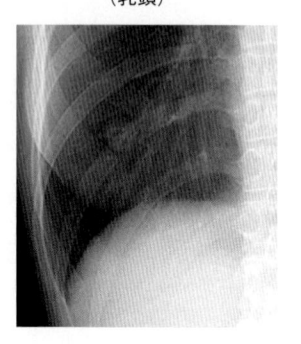

（乳頭）　　　　　　　（傍脊椎線，大動脈，心陰影）

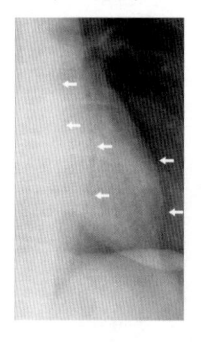

marking　　　　　**（肺）紋理**　　　正常肺組織（血管，気管支など）によっ
　　　　　　　　　　　　　　　　　　　　てみられる陰影. lung marking, pulmonary
　　　　　　　　　　　　　　　　　　　　marking.

mass (opacity)	塊状陰影	肺内あるいは胸膜の病変．境界鮮明で3cm以上の直径の陰影．tumor.

(気管支嚢腫)

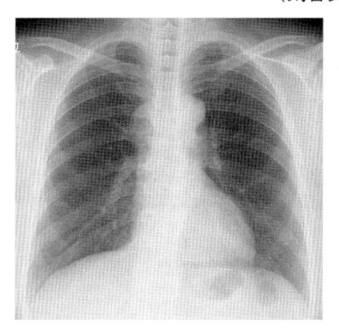

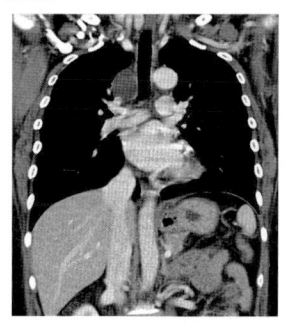

(多形癌)

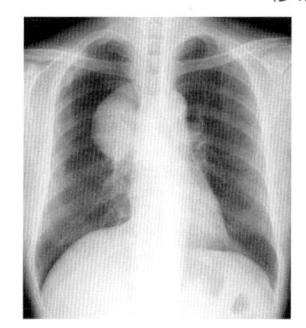

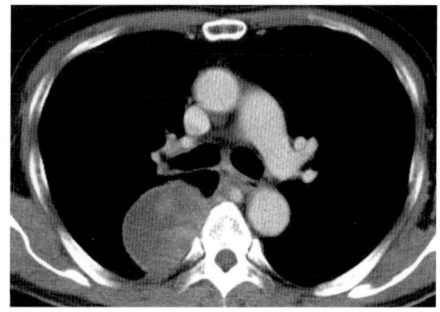

medulla	髄質	皮質 cortex と肺門 hilum の中間の肺の部分．hilum 参照
meniscus	半月，三日月形	1）胸水貯留のため下肺野で外側に向かうにつれて弧状に上昇する半月状の不透明陰影．この所見から「Ellis-Damoiseau curve」という誤った言葉が流布された．

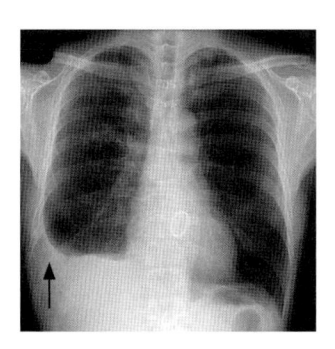

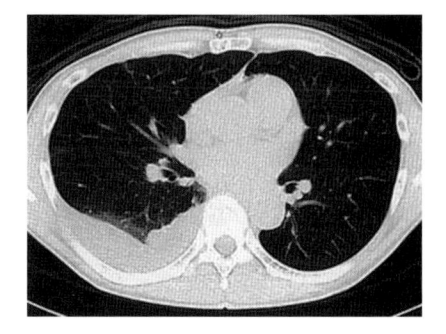

2）空洞内に菌球が存在するため空洞壁との隙間に空気層が三日月状にみられる所見．

（肺アスペルギルス症）

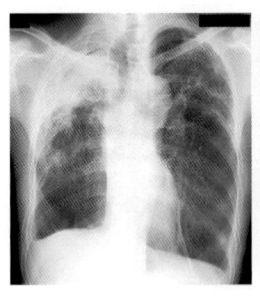

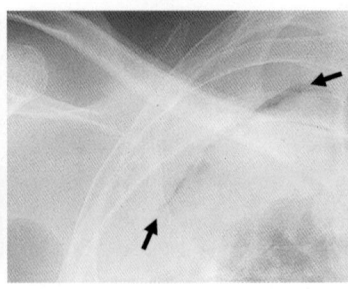

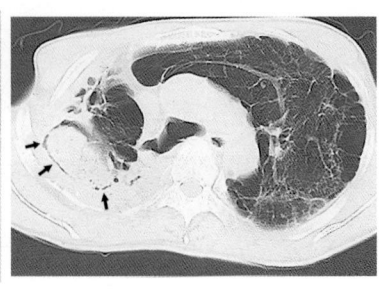

miliary pattern　　　粟粒状陰影　　　直径 2 mm 以下の，小さなしかしはっきりした陰影の集団．大きさはほぼ同一で，広汎な分布を示す．

（粟粒結核）

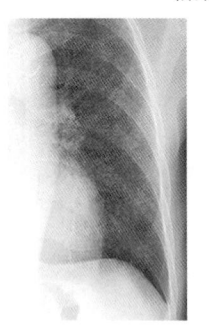

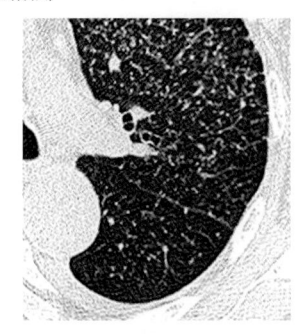

---

mucoid impaction　　　粘液栓嵌頓（入）　　　ABPA（アレルギー性気管支肺アスペルギルス症）によくみられる中心性気管支拡張症．

（ABPA）

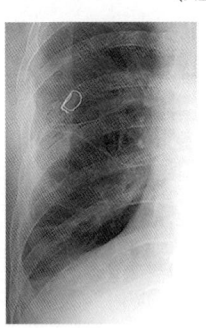

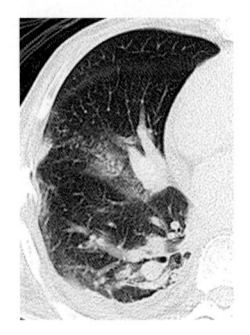

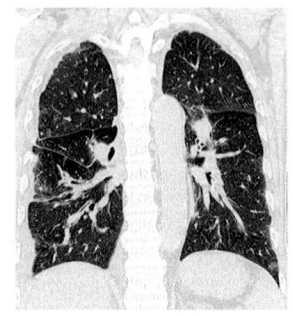

nodular pattern (opacity)	結節性陰影，粒状陰影	直径 2 ～ 10 mm の境界明瞭な小結節が多数散布している状況．

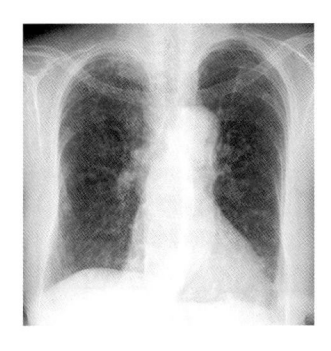

右上葉腺扁平癌からの肺内転移

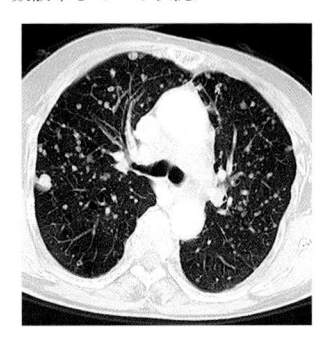

nodule	結節	2 ～ 30 mm 径の円形の陰影．辺縁は明瞭．coin lesion．

（軟骨性過誤腫）

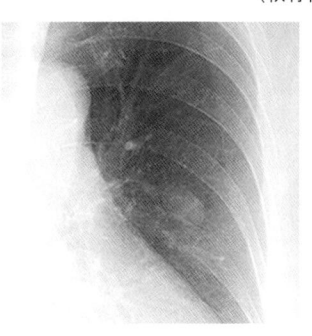

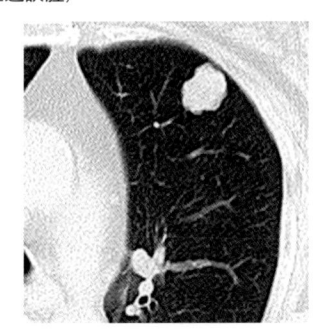

（腺癌）

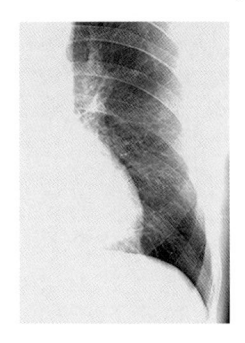

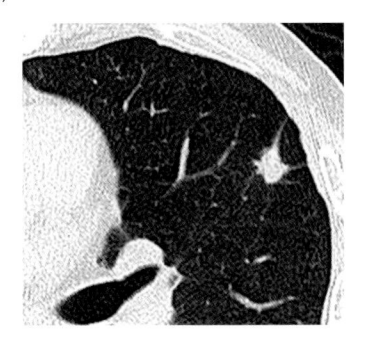

notch	凹凸	lobulation を参照．
obsolete	陳旧性の	病変の治癒した痕跡，あるいは萎縮して変化のない状況．
oligemia	乏血，血流過少	肺血管の太さが肺野全体あるいは一部で減少している状況．肺血流の減少を示唆している．

opacity	不透明：混濁，濃度，陰影	X線の透過を減衰させる部分の陰影．従ってX線写真では周辺より白く撮影される．radiopacity.
opaque	不透明な	X線を透過させない．radiopaque.
ossification	骨化，化骨	軟骨または靱帯が骨あるいは骨様組織に置換されて，X線透過性の低い陰影を呈する．参照：calcification.

（掌蹠膿疱症でみられる胸鎖関節，第一肋骨の化骨形成）

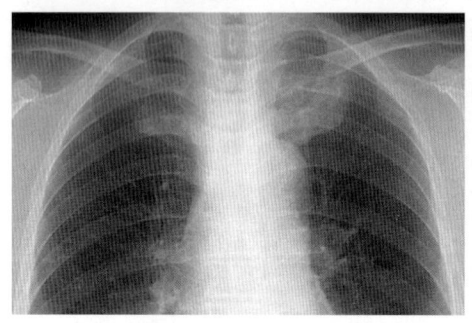

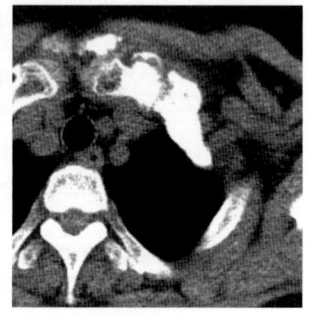

osteophyte	骨棘	骨の増殖による骨性突出または隆起．
parenchyma	実質	観察できる肺血管と気道を除いた部分の肺．

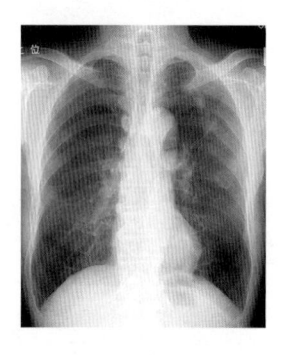

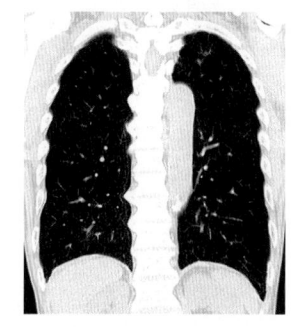

peribronchial cuffing　　気管支周囲カフス陰影

気管支血管鞘の浮腫が生じると，肺門近くの気管支正接像は，気管支壁の肥厚と辺縁不明瞭の所見を呈する．

（うっ血性心不全）

発症前　　　　　　　　　　　　発症後

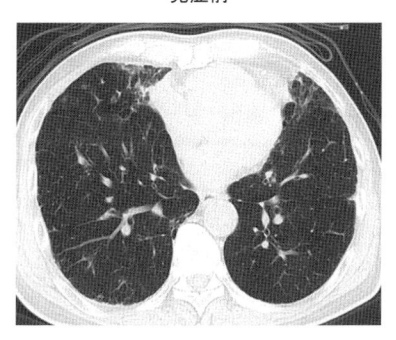

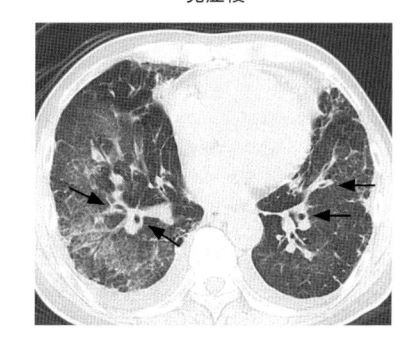

phantom tumor　　幻想腫瘍，仮性腫瘤，ファントム腫瘍

葉間（多くは副葉裂）に貯留した液体によってできる陰影．ある方向では楕円形に見えるが他方向からは円形にみえる．腫瘍に似た陰影であるが，心不全によるものが大多数で強心利尿により消失する．

（うっ血性心不全）

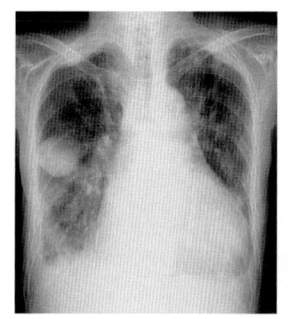

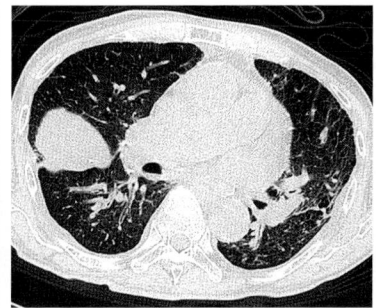

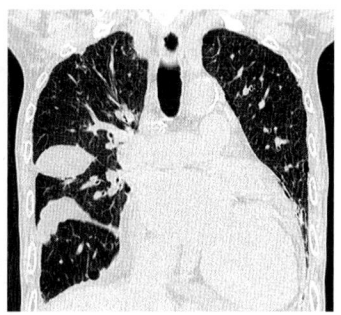

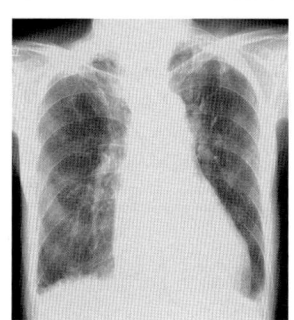

（治療後）

photographic negative pattern

逆肺水腫型陰影

bat's wing disteibution が肺の髄質に分布するのに対してこれは皮質に好発する肺胞性陰影.

（慢性好酸球性肺炎）

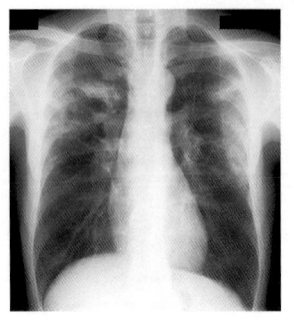

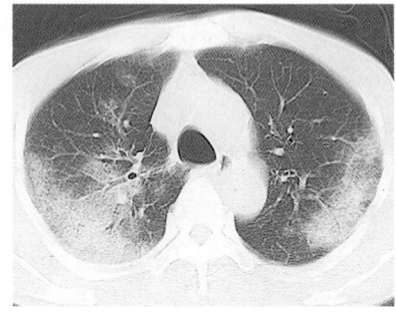

---

pit-fall sign　　おとし穴サイン

末梢肺癌が早期に肺胸膜を越えて播種した後に，癌周囲の肺の過膨張により「胸膜嵌入を伴う肺癌」像を呈したもの．いかにも切除可能な T1, T2 と考えてしまうことでこの名称がついた．

（肺腺癌）

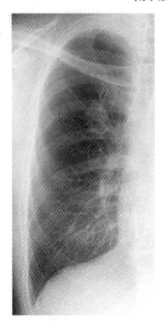

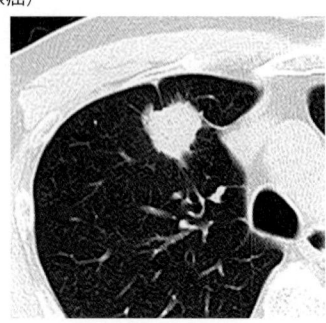

手術から
3ヵ月後 →

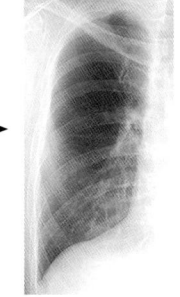

（癌性胸水）

（腺癌）

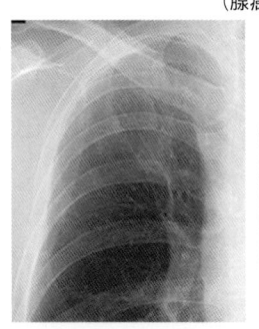

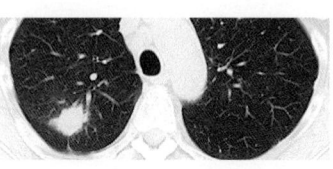

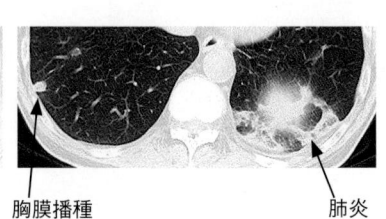

胸膜播種　　　　肺炎

platelike atelectasis　　　板状無気肺

下肺野に見られる線状あるいは帯状の陰影で、その部分の容量減少がみられる。肥満などによる肺底区の換気不良によると考えられる。linear atelectasis, discoid atelectasis.

(S³b 板状無気肺)

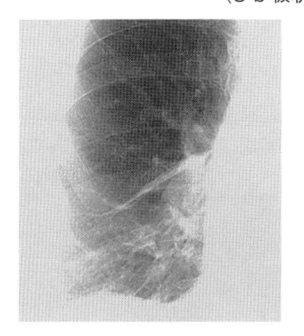

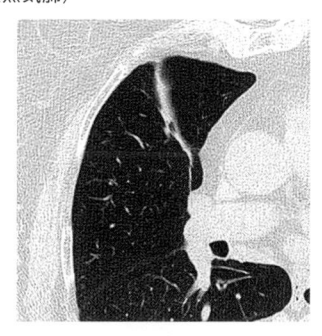

(肺扁平上皮癌)

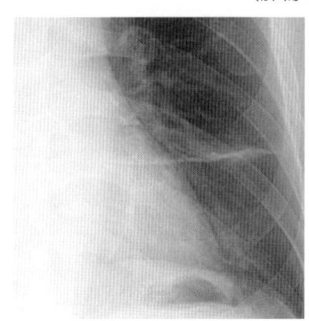

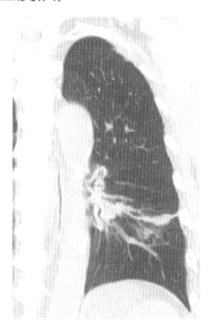

pleural coif

胸膜外病変の表面を覆う2枚の胸膜（壁側および肺胸膜）が重なって1本の細い線となり、病変の辺縁から1～2 mm離れて平行に走る所見。尼僧の頭巾という意味。

(線維性骨異形成)

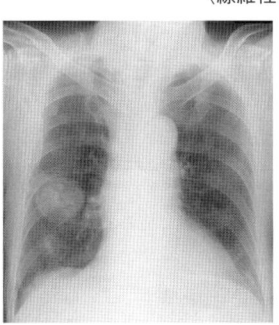

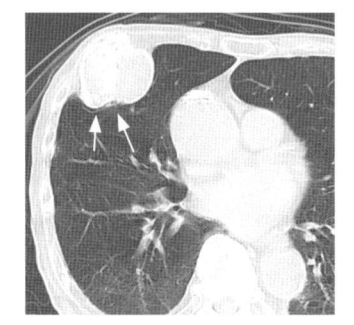

| pleural indentation | 胸膜嵌入像 | pleural tail sign. |
| pleural tail sign | 胸膜テイルサイン | 結節陰影や塊状陰影と胸膜との間に見られる線状，帯状の陰影，もしくは三角形の陰影．周囲の肺を巻き込みながら進展する肺癌や，主病変の末梢に生じる無気肺や炎症の像として認められる．必ずしも悪性腫瘍だけにみられる所見ではない．pleural tag. |

（肺腺癌）

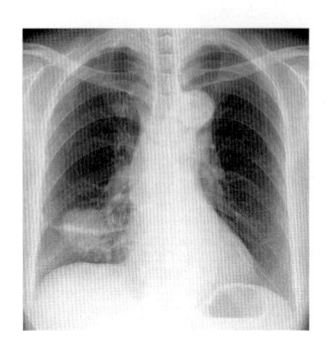

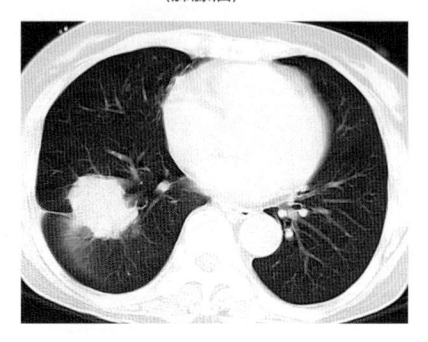

（肺腺癌）

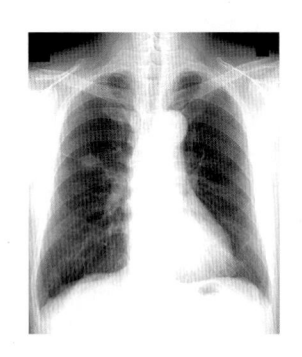

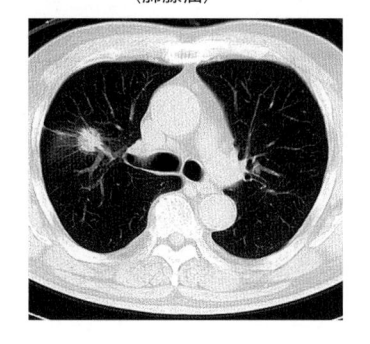

| pneumomediastinum | 気縦隔（症） | ①食道，気管，気管支，心囊に接する縦隔の結合組織内に気体が拡散した状況．mediastinal emphysema. ②CTのなかった時代に行われた縦隔病変の検査法．胸骨上窩から縦隔に空気を注入して，縦隔臓器周囲の疎結合織に空気を浸透させて，断層写真を撮った． |

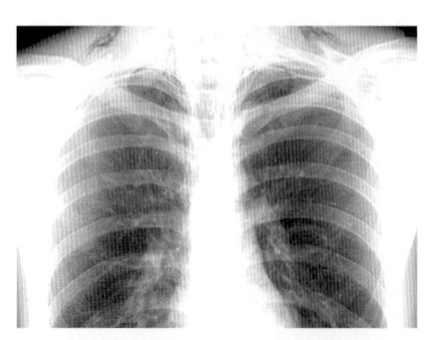

咳が原因の気縦隔

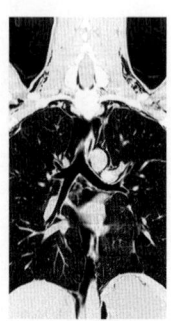

primary complex	初期変化群	結核菌の感染により生じた肺野病変と，これに関連する肺門や縦隔のリンパ節病変の両者のこと．
pulmonary edema	肺水腫	間質の浮腫，あるいは肺胞内に水などが充満した状況．通常，両側性，対称的に出現する陰影．wet lung, moist lung. bat's wing distribution 参照．
reticular pattern	網目状陰影	小さな無数の線状陰影が集まって網目状の陰影を呈する状況．small irregular opacity（塵肺症に限る）．

（肺炎）

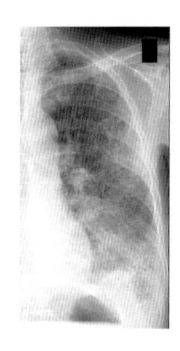

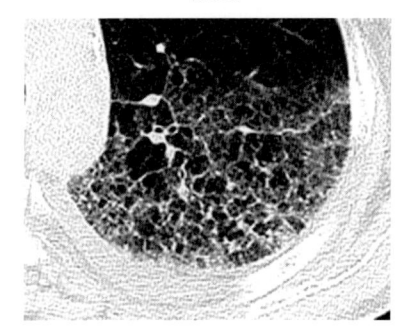

reticulonodular pattern	網目粒状陰影	無数の小さな線状陰影（網目状）と粒状陰影が作りだす両者の混在する陰影．

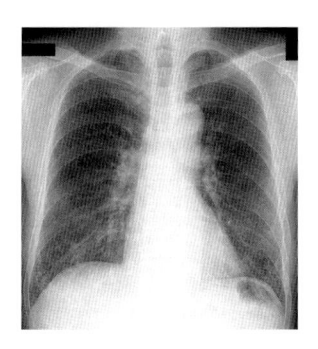

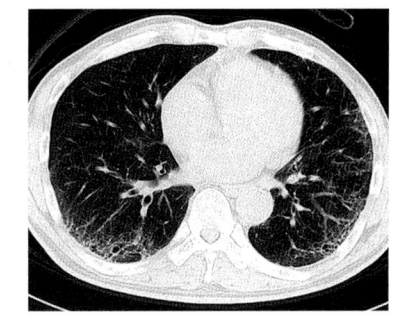

round atelectasis　　　円形無気肺

胸膜病変に合併する無気肺の一種で，円形を呈する．

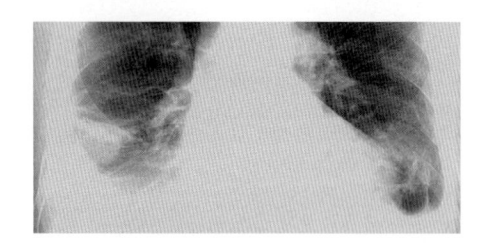

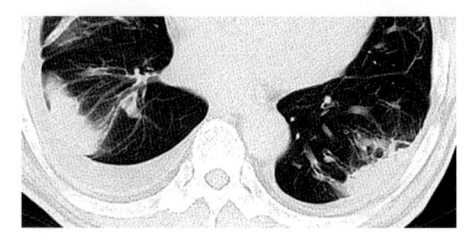

円形無気肺の特徴は
1. 肺野末梢の円形陰影であるが，その周囲の全てを肺で囲まれてはいない．
2. 陰影の末梢が最も density が高い．
3. 胸膜との角度は鋭角．
4. 胸膜肥厚．
5. 肺内の血管・気管支は陰影に向かってカーブしている（comet tail）．
6. 陰影の中枢側は境界不鮮明．
7. air bronchogram がみられる．

円形無気肺の成因については二つ挙げられる．
A. Folding theory
　　折り畳み説．普遍的な理論で，発生の順序は，図 1-1, 1-2, 1-3, 1-4 のように，
1. 大量の胸水貯留のため肺末梢の無気肺が進行．
2. この部が折り畳まれる（folding）．
3. 畳まれた部分に癒着が起こり器質化する．
4. 胸水の消失と共に，無気肺部分の圧縮と，その周囲の健常肺の過膨張が起こる．これにより病変部に属する気管支・血管系が弯曲する（comet tail）．

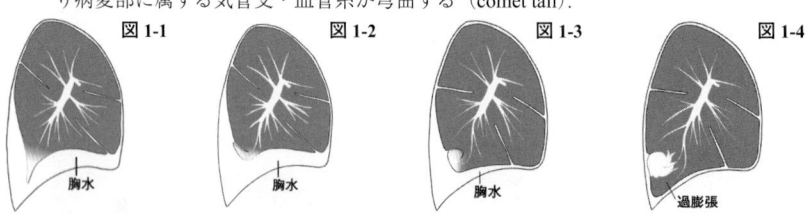

また，肺の末梢で縦方向に折り畳まれて溝が生じ，ここに無気肺が生じると，円形無気肺に進展することもある（図 2-1, 2-2, 2-3）．

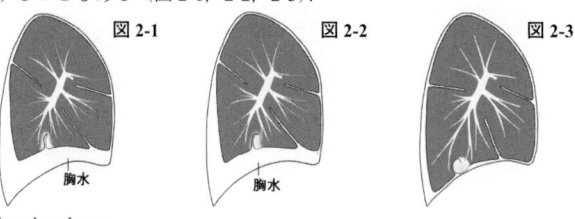

B. Fibrosing theory
　　線維化説．アスベスト吸入が原因の一つと考えられ，最近はこの理論を推す人も多い．この機序は図 3-1, 3-2, 3-3 のように，
1. 胸膜の傷害（アスベストが考えられる）による炎症反応で始まる．胸水貯留がないこともある．
2. 炎症は線維化へと進行し，収縮傾向がみられるようになる．これに伴い線維化収縮する胸膜は，アコーデオンのように折り畳まれ，同時に近接する肺も折り畳まれる．
3. 肺実質の無気肺が招来され円形無気肺が完成する．

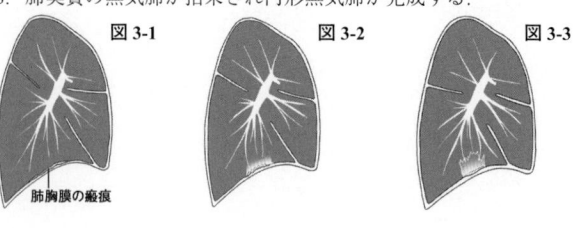

satellite lesion	随伴病巣	主病変（末梢の結節陰影，塊状陰影が代表的）に近接してみられるより小さな粒状ないし結節陰影で，複数のことが多い．感染症，特に結核病変で認められる．

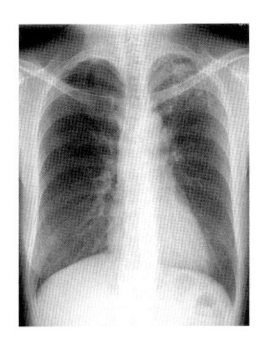

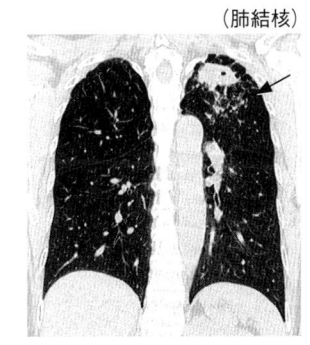

（肺結核）

septal line	小葉間隔壁陰影	小葉間結合組織の病変によって生じる線状陰影． Kerley line. 参照：interlobular septum.
shadow	陰影	X線透過度の差によってフィルム上にみられる所見．opacity のこともあるし lucency のこともある．
shift	偏移，偏位	deviation と同義．

silhouette sign　　　シルエットサイン

水濃度の陰影である心臓，大血管，横隔膜と，水濃度の胸腔内病変が相接して存在すると，両者の境界が不鮮明になる．これをシルエットサイン陽性という．

図のように，シルエットサインは，
1. 中葉の病変：右第Ⅱ弓が陽性
2. 舌区の病変：左第Ⅳ弓が陽性
3. 右下葉の病変：右第Ⅱ弓が陰性
4. 左下葉の病変：左第Ⅳ弓が陰性
5. 右上縦隔前部の病変：右第Ⅰ弓が陽性
6. 左上縦隔前部の病変：左第Ⅰ弓が陽性
7. 右後胸壁や後縦隔の病変：右第Ⅰ弓が陰性
8. 左後胸壁や後縦隔の病変：左第Ⅰ弓が陰性
9. 下葉の S^7 や S^8 の病変：横隔膜が陽性
10. 下葉の S^{10} の病変：横隔膜が陰性
11. 下葉の S^{10} の病変：下行大動脈が陽性

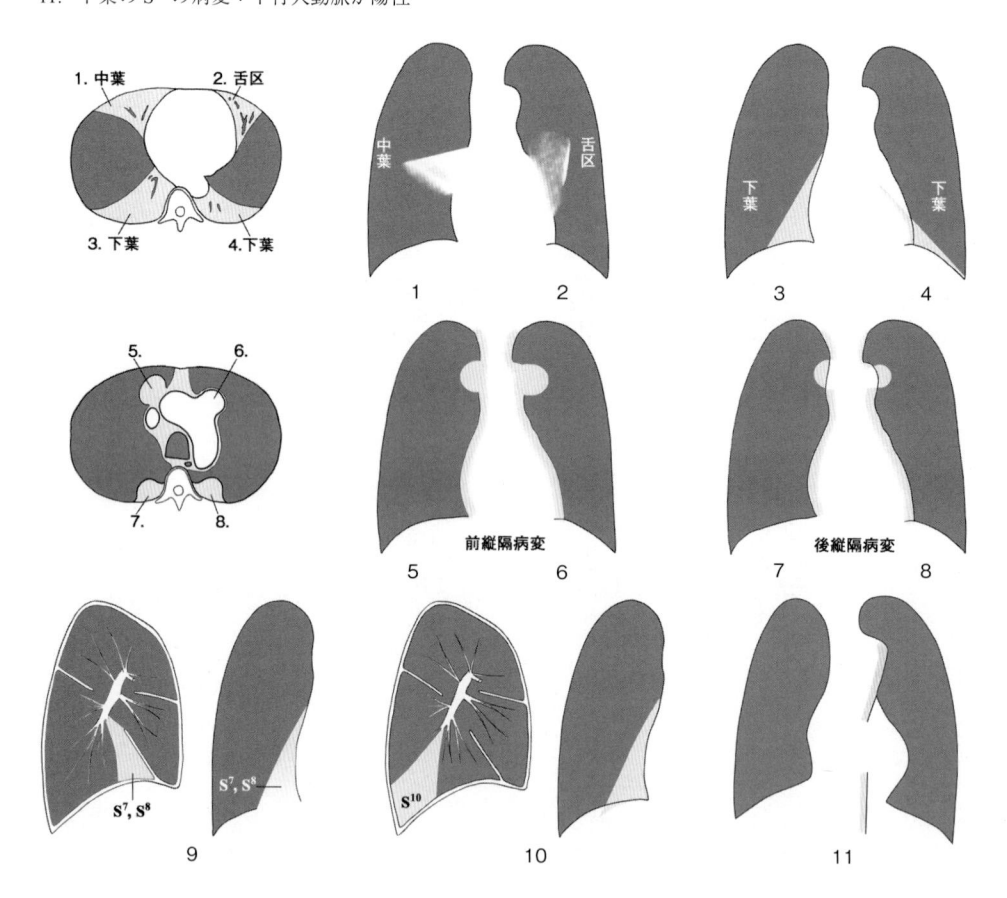

small irregular opacities　　塵肺診断時の用語

無数の小さな線状陰影の集合で網目状陰影に似る．主に塵肺で用いられる用語．
reticular pattern.

small round opacities　　塵肺診断時の用語

無数の 10 mm までの結節陰影が広汎に散布している状況．nodular pattern.

| spicula | 小棘，棘状突起 | 結節陰影や塊状陰影の辺縁から周囲へ伸びる細い 1〜5 mm 程の長さの陰影．単純 X 線写真よりも CT で，より数多く，また長さも 20 mm を越えるものがみられる．四方へ多数の spicula がみられて，腫瘤の辺縁が不鮮明になっているものを corona radiata という．良性疾患でも認められる． |

（腺癌）

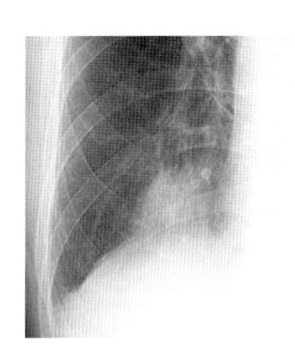

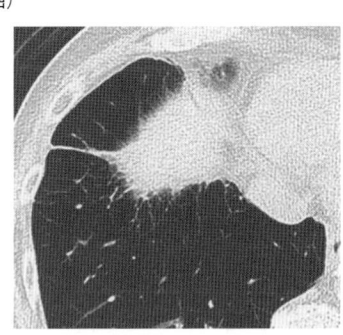

| stripe | 帯状陰影 | 幅 2〜5 mm の帯状の陰影． |

（腺癌→癌性胸膜炎）

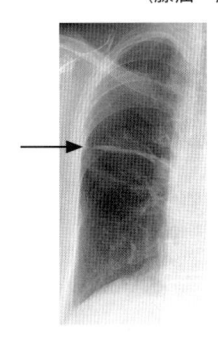

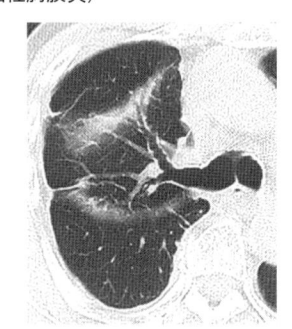

（中葉症候群）

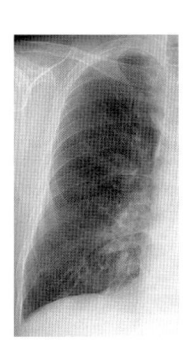

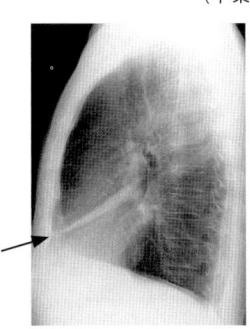

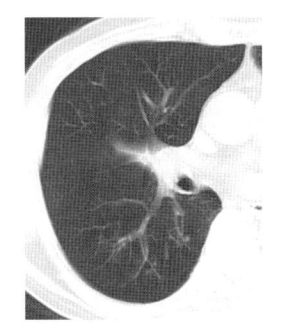

subpulmonic effusion　肺下胸水

subpulmonary effusion．肋骨横隔膜角の鈍化（meniscus）はみられないが肺底区と横隔膜の間に胸水が貯留している状況．一見，正常にみえるが横隔膜挙上が認められる．

（腎不全）

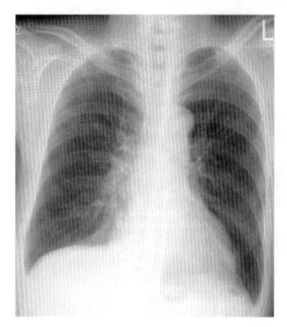

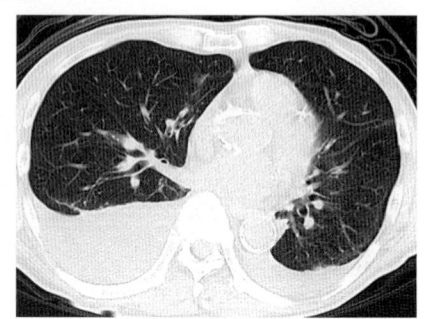

---

tension pneumothorax　緊張性気胸

気胸腔内の圧の上昇により病側肺の虚脱，横隔膜の低下，縦隔の対側への偏位，肋間の拡大を起こした状態．

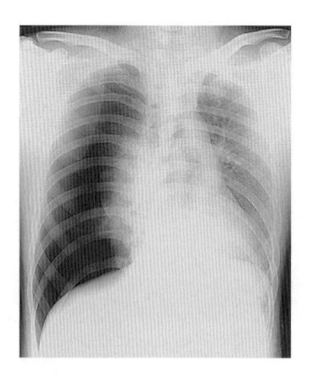

---

tram line shadow　トラムライン

平行な2本の線状陰影で，肥厚した気管支を示唆しているが，病的か否かは胸部X線写真では明らかにできないことが多い．tubular shadow．

（気管支拡張症，NTM感染）

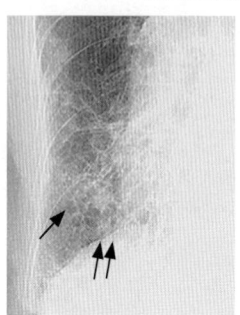

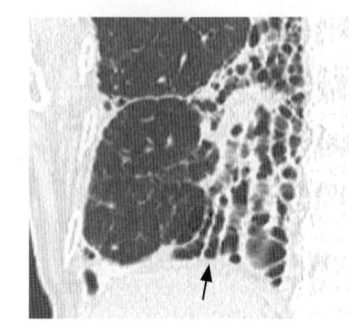

（ABPA：アレルギー性気管支肺アスペルギルス症）

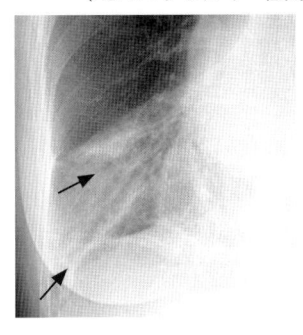

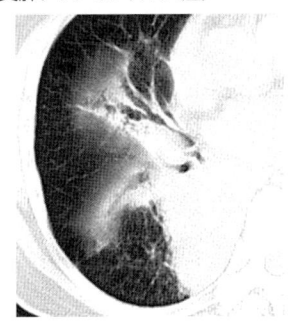

---

tree in buds appearance 　トゥリーインバッド　　経気道感染症で認められる．細気管支内腔に粘液や膿が貯留して気管支が拡張して分枝状の形態を示す．さらに，周囲の炎症による多数の結節を伴うと，木の枝に出芽を伴うような所見を呈する．

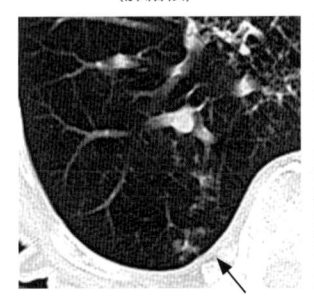

（肺結核）　　　　　（DPB：びまん性汎細気管支炎）　　　　（非結核性抗酸菌症）

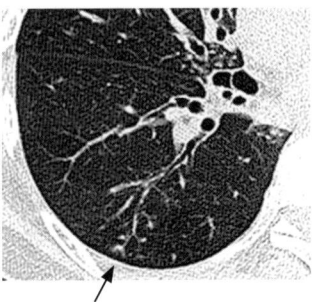

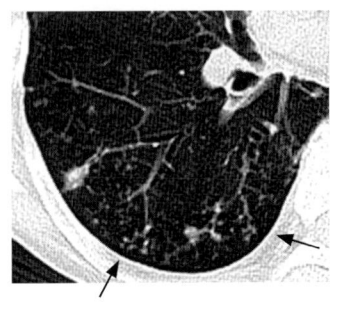

---

tubular shadow　　　　管状陰影　　a) 一対の平行な線状陰影で，管状構造物（通常は気管支）の縦割りした像を意味する．tram line shadow を参照．b) 管状構造（気管支など）の切断面がみせる環状の陰影（end-on）．

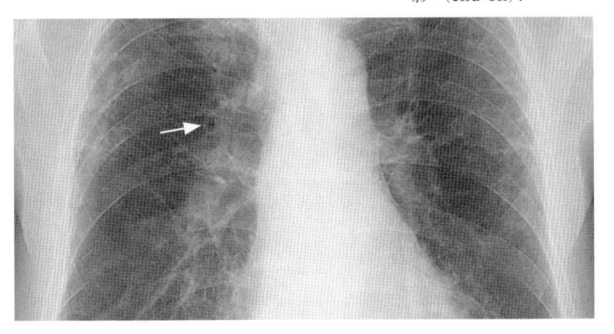

（end-on）

tumor　　　　　　　　腫瘍，腫瘤　　mass, neoplasm と同義に使われている．

variation　　　　　　　変異，変位　　構造や形状が個体により標準型より少しずつ異なっている先天異常．基本的な機能異状は伴わない．cf. deviation

症　例

コンペ

　呼吸器科の外来の診療では，背腹写真を1枚だけ撮影したとしても，年齢・性別・主訴・視診・触診さらには聴診，その上，胸部CTの所見や血液検査の結果も参照して診断に苦しむことは少ない．初診日に推定の診断ができなくても，再度受診してもらって経過を観察することもできる．

　しかし職場検診や住民検診では，X線フィルムが1枚あるだけで主訴が判らないのは当然としても，年齢や性別も判らないことがある．比較読影が大切であることは嫌というほど骨身に沁みて承知しているが，検診の読影の現場では比較読影のためのフィルムを探し出すのが煩雑でもあり億劫でもある．その点，最近のデジタル撮影では one click で昨年，一昨年の写真を同時にCRTに表示し，関心領域を拡大して比較読影することが可能である．

　しかし比較読影が容易になったところで，一次読影医と二次読影医の判断が一致するとは限らない．読影経験が長いと正診率が高くなるのか？そんなことはあるまい．では検診の読影経験が20年以上にもなる著者二人が，最後まで互いに相手の読影結果を知らずにコンペをしたらどうなるか？

　症例の見出しの右肩に「コンペ」と表示して，A医師とB医師とがそれぞれ独立して読影し推定診断を行うと，どのくらいの喰い違いがでるのか読影コンペを行ったのである．対象が検診の受診者なので，もとより確定診断は判らないし予後も不明である．

　そのため読影しても結論が出せずに悩んだ挙句に，次に行うべき検査を挙げることしかできなかった症例もあるし，推定の診断に自信を持ってイラストを描いて説明した症例もある．なかには受診者が再検査で胸部CTを撮影していたことが後日に判明した症例もあり，尤もらしい読影所見が全くの誤診イヤ過剰診断だった症例もある．勿論，賢明な読者はそれぞれに異なる読影所見と推定診断をされるだろうが，著者二人が読影コンペをした結果を，恥を怖れずにここに記載した．

1　右中肺野にみられる鏡面像　　　コンペ

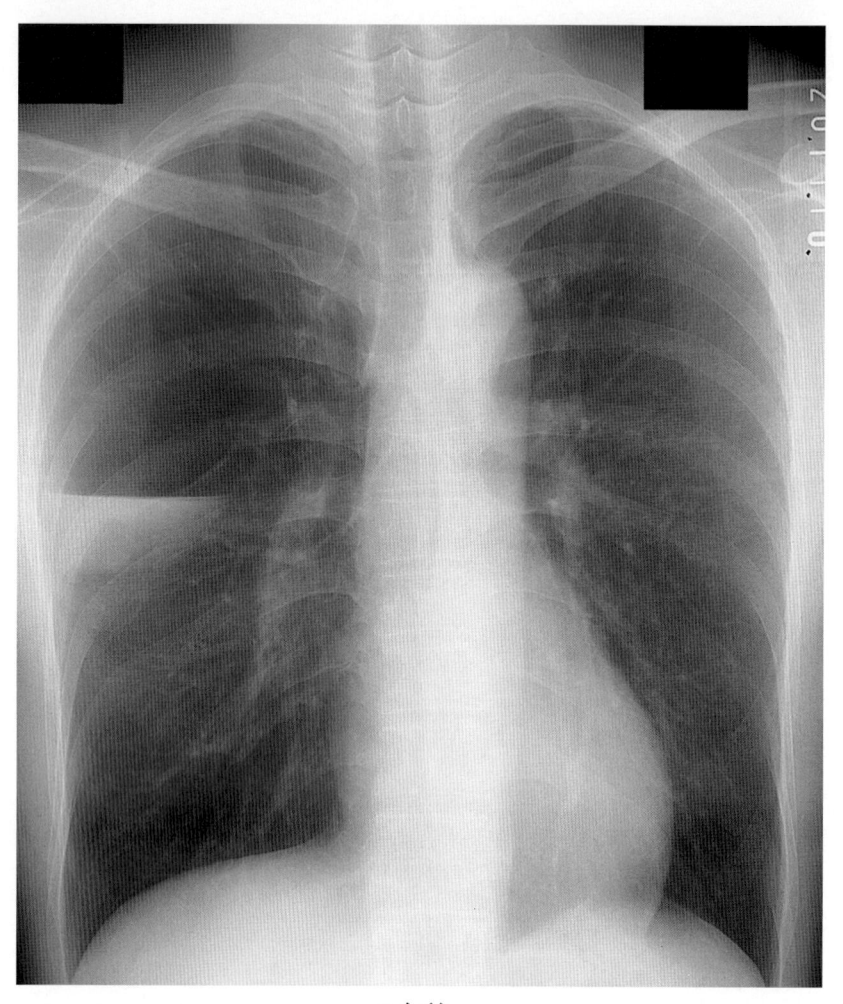

1 年前

A 医師

　右の中肺野に肺野の 2/3 ほどの長さの鏡面像がみられる．このことは胸郭の中に空間があることを意味しているが，その空間は前胸壁に接しているのか，背部の胸壁に接してあるのか？　勿論，側面写真や胸部 CT を撮影すれば一目瞭然であるが，一枚の立位での背腹写真で病因を考えて見ようというのが，このコンペの目的である．

　このような大きな鏡面像が見られる場合は二つしかない．つまり肺瘻を伴う胸水

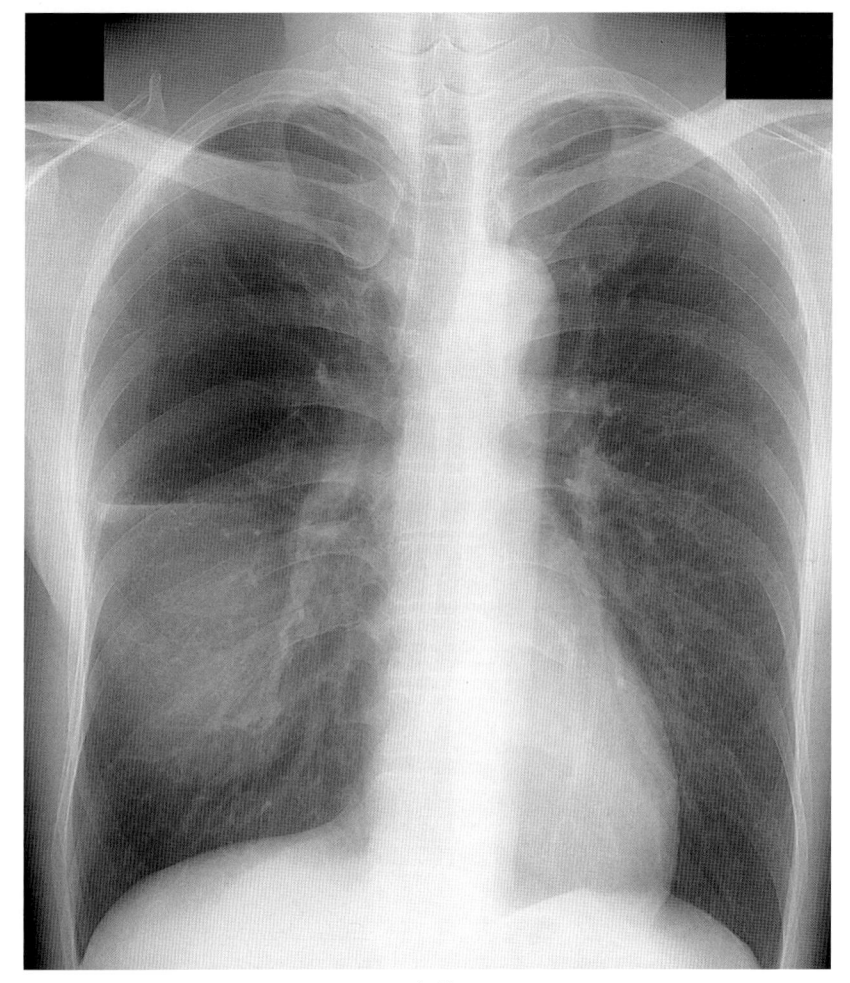

1 年後

貯留と感染性肺囊胞である.

　胸水貯留があり何らかの原因で肺瘻ができると，鏡面像が見られる．多くの場合に胸水は胸郭の下部から溜まりはじめるので，肋骨横隔膜角が鈍化してくる．肺の虚脱の程度は肺瘻の大きさにより異なるが，肺野の部位による肺紋理の偏りはない．また細菌感染の有無によっても胸膜肥厚の程度や臨床症状は異なるが，この症例では胸膜肥厚は観察されない．

　最初の写真では，鏡面像は約 3 cm と浅く胸水の不透明度は高い．このことは前後径が長く浅い皿のような空間に液体が貯留していると考えられる．

　次の写真は 1 年後のもので，鏡面像の位置は約 1 cm ほど下がっている．不透明度は減少して淡くなっているが範囲が下方に約 10 cm と深くなっている．このこと

は胸水が貯留する空間の前後径が狭まり，深くなったことを意味している．

最初の写真では，鏡面像の肺門側に索状の陰影が見られる．1年後には，この右中肺野の肺紋理はほぼ正常に回復している．また下肺野の肺紋理は前年に較べてむしろ増加している．

さて，診断はどう考えたら良いだろうか？先ずフリースペースの胸郭背部から胸水貯留が始まった可能性は，肋骨横隔膜角が正常であることから否定される．では中肺野とくに右上葉のS³の肺嚢胞に感染が起こったのだろうか．この場合には中肺野の肺紋理が減少しているのは説明できる．しかし，1年後にこの嚢胞は前下方に拡大して，しかも嚢胞は前後に薄くなったのだろうか？嚢胞が拡大しながら前後径が狭くなる可能性はほとんど考えられない．前後の所見から，右上肺野の肺嚢胞の大きさはほぼ同じと思われる．

1年後の写真で鏡面像の下方の不透明陰影は，右斜裂にほぼ一致していないか？右S³に肺嚢胞があり，慢性の感染症のために鏡面像が発生した．S³の嚢胞は経過とともに増大することはなかったが，葉間胸膜腔に胸水貯留が拡がったと考えるのが，最も合理的かもしれない．

右斜裂の葉間胸膜炎は側面撮影ではレンズ状の陰影として観察されるので，側面撮影を加えることで容易に診断を確定できる．

B 医師

1年前は右中肺野にair fluid levelを伴う三ヶ月状の陰影がみられる．この陰影の直上と縦隔側に嚢胞がみられることからinfectious bullaが考えられる．

1年後，air fluid levelの高さは変わらないものの透過性の低下している部分（液体）は著明に増大し横隔膜にまで達そうとしている．下肺野の血管陰影の分布は1年前と変わりがないことを考えると背側に巨大肺嚢胞に感染がつづいていると思われる．1年前の嚢胞が貯留した液体の重みで徐々に増大したのか，あるいは隣接するもう一つの巨大嚢胞に交通が生じたものかは判断できない．それにしてもこれだけの大量の液体が貯留すると心陰影が左へ偏位するのであろうか？

2　これはエライこっちゃ

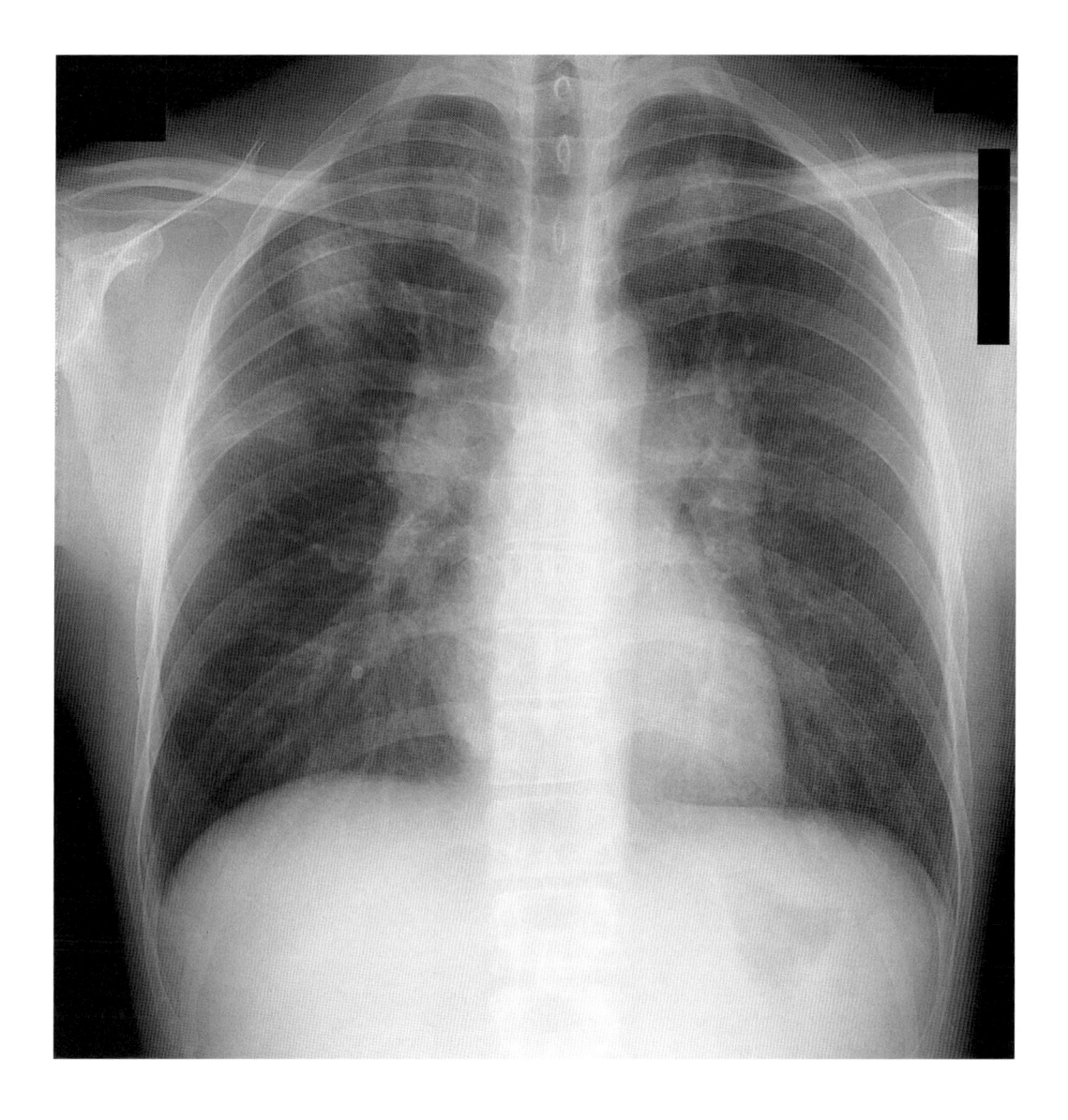

C 「なに？これ！これはエライこっちゃ」
A 「こんな写真をみるとハッと一瞬胸をつかれますネ．両側の肺門に塊状陰影がみられます．サルコイドーシスの場合には，bilateral hilar lymphadenopathy（BHL）つまり両側の肺門部リンパ節が被膜を保ったまま一塊になることなく，それぞれが腫大すると頭から覚えこんでいますが，この症例では BHL のほかに左肺尖部と右の上肺野と中肺野にも直径 20 mm 位の辺縁の不鮮明な円形陰影が，それぞれ 1 個ずつ見られます．そのほかにも注意すれば左の中肺野と下肺野にも微細粒状陰影がみられます」
B 「99％の確率でサルコイドーシスだと思いますヨ．それ以外に可能性があるのは悪性リンパ腫ぐらいかナ．鎖骨上窩の濃度は正常だから，ここのリンパ節が腫大しているとは考えられない．ヒョットすると悪性リンパ腫の可能性は少ないかもしれない」
A 「サルコイドーシスの症例で，肺野に微細粒状陰影や微細網目状陰影がみられるようになる時期は，病期分類ではⅣ期で随分と肺の線維化が進み，肺の両側に微細網目状陰影が見られるはずですが，この症例ではどうですか？．左下肺野には微細粒状陰影がみられますが．C 先生はどう診断をしますか」
C 「患者さんを診察しないと判らないけど，僕は B 先生と違って悪性リンパ腫の可能性を考えたいナ」
A 「胸水陰影はありませんヨ」
C 「悪性リンパ腫の胸水は病期にもよるンじゃないかナ」

A 「マア次の写真を見てください．これはちょうど1年後に再び職場検診で撮影されたものです」

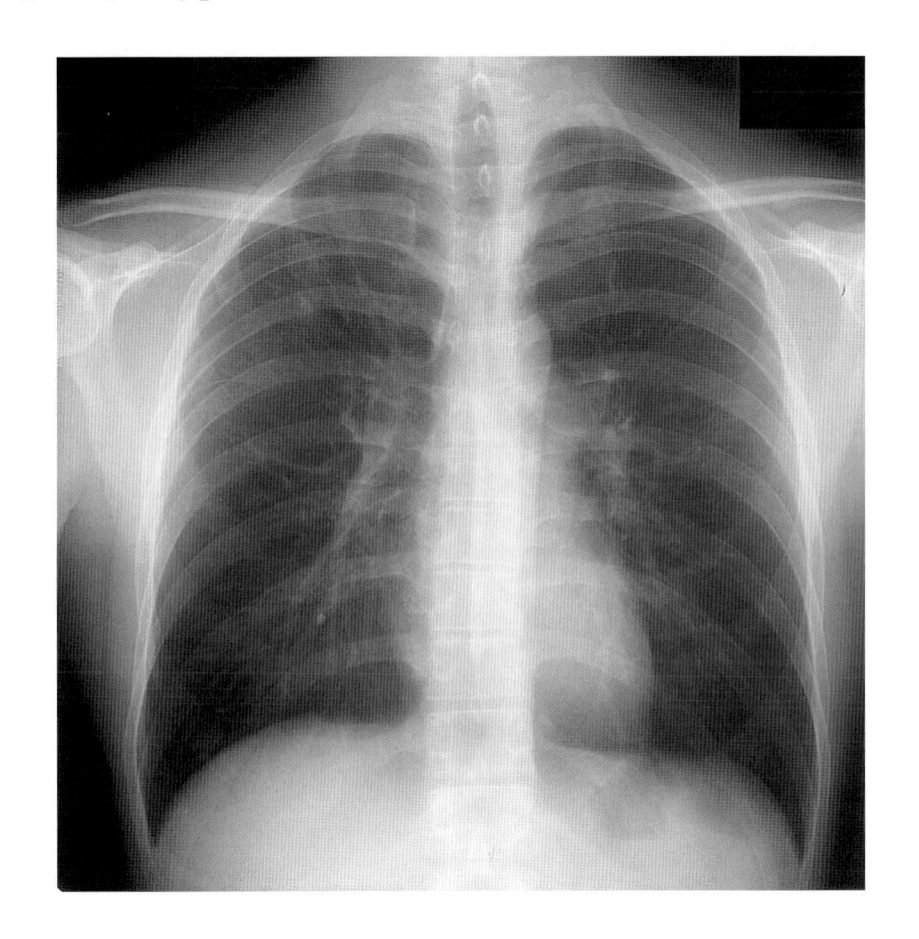

B 「すごい名医に診てもらったのかナ．すっかり良くなっているじゃない！まあ，右の上肺野には索状の陰影と斑点状の陰影が少し残っているから，完全に正常とはいえないけど．ドカドカとステロイドでも使ったのかナ．悪性リンパ腫でも化学療法でこんなにキレイに治った症例を知ってるけど，右上肺野にみられるような索状陰影が残ったり，間質の線維化の傾向がみられることは少ないナ．けど，びっくりしたな」

A 「という訳で，組織学的な確証はないものの，診断は一応サルコイドーシスとしておきます」

B 「検診の写真だけでデーターがないから難しいけど，眼科を受診してブドウ膜炎の所見はなかったのかナ」

3　同時進行？

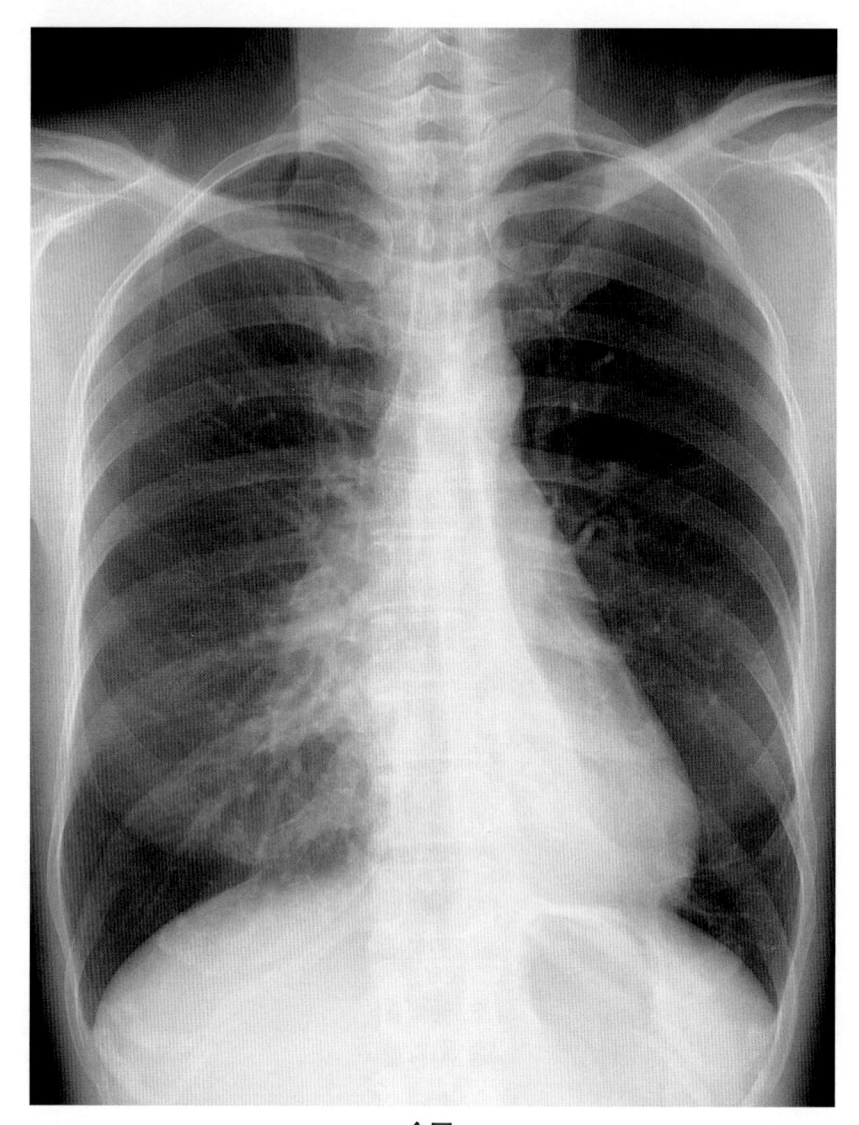

今回

　左下葉の bronchovascular bundle と思われる所見が皆無で，右肺と比べて左の肺紋理が著明に減少．
　心陰影の中により透過性の低い部分がみられる．
　左下葉の無気肺と考えられる．

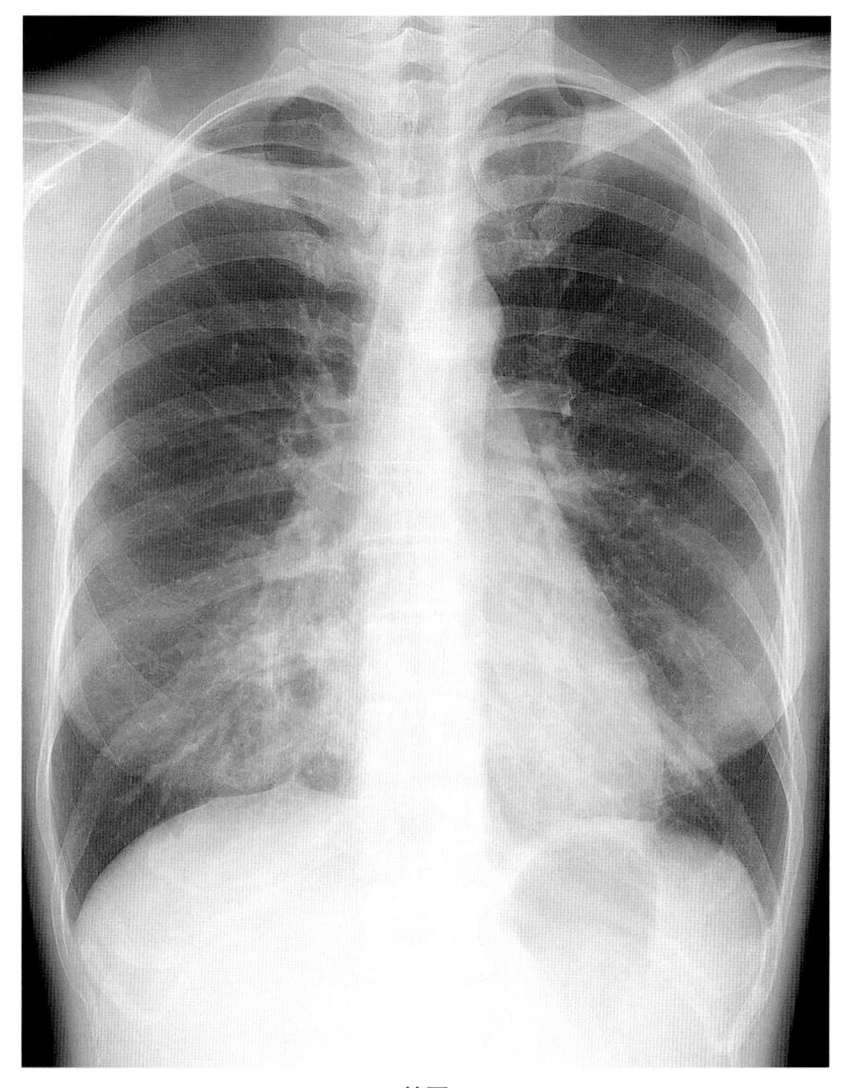

前回

　前回の写真をみると心陰影の中に棍棒状の陰影が存在するようである．気管支拡張症の存在が疑われるとすれば，無気肺は悪性ではないかもしれない．

また,

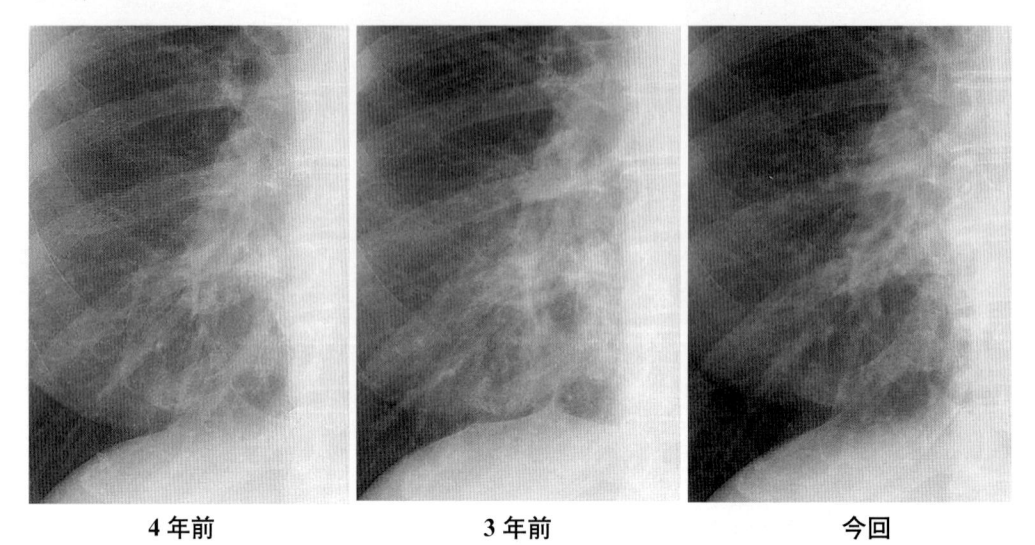

| 4年前 | 3年前 | 今回 |

　3枚の写真で，右心横隔膜角を比較すると，4年前より3年前は肺紋理が増強している．しかし，今回は，ここに肺紋理の減少傾向があると思われる．つまり，ここにも（中葉ということ）気管支拡張症が存在していたが，今回の左下葉無気肺と同時に中葉も無気肺になったと考えられる．

　中葉症候群の可能性が高い．

4 貴重な教訓？

A 「先生，この検診の写真で肺癌を疑いますか？ 1年前の写真ですけど」

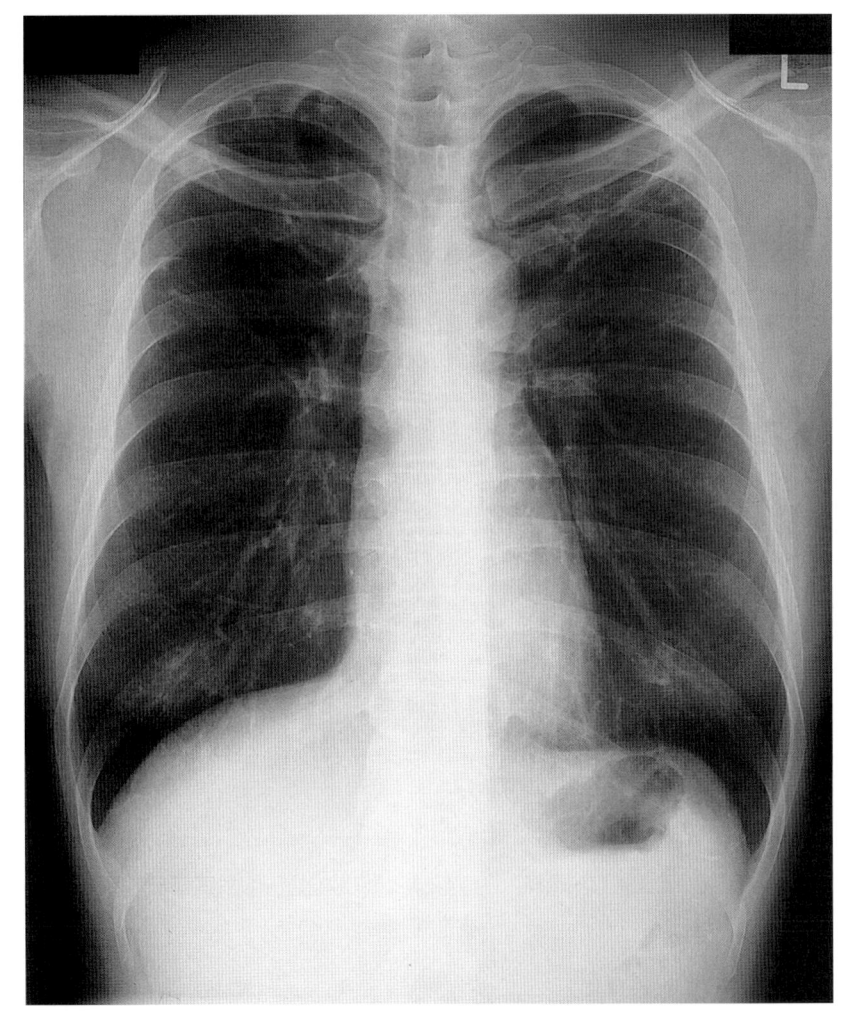

1年前

B 「いや，わからん」
A 「タクシー運転手で喫煙しています」
B 「うーん，ブラはでかいのがあるし，肺紋理も少ないみたいだから，まあ肺気腫はあると思うけど……肺癌は本当にあるの？」

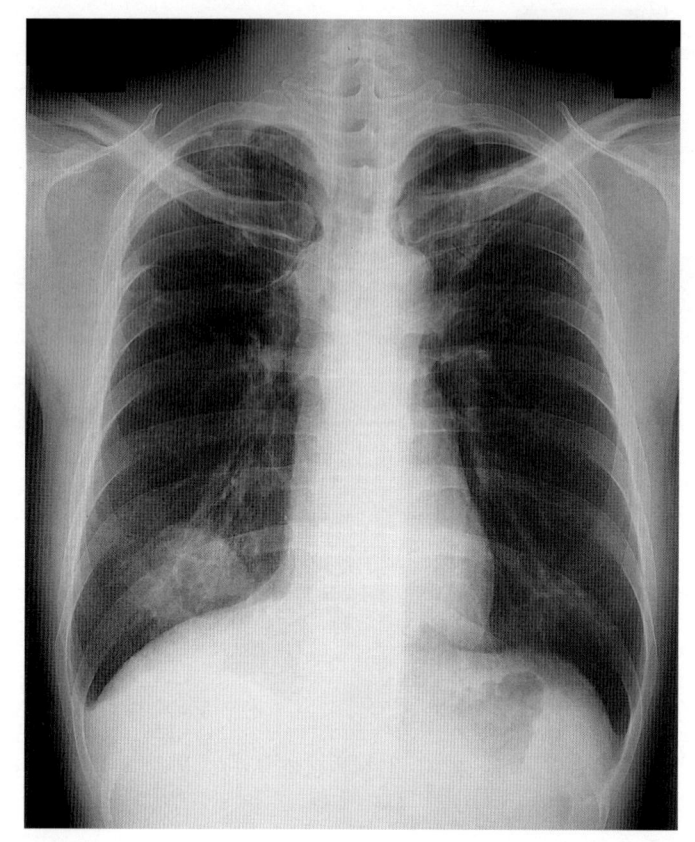

今年

A 「では，今年の写真がこれです」
B 「オヤ，マア！　フーン，ここに出るか！」
A 「でしょう？　囊胞壁に肺癌が発生することがあるので，囊胞はいつも気にして判定してしてますけど．右下肺野にも囊胞が隠れているんでしょうかね」
B 「それにしてもでかいなあ……，そして，それにしても1年前にはあるとは思えんなあ」
A 「で，ですね．右縦隔も腫大しているし，原発巣も大きいし肺機能も悪いから手術は無理だと告げたら，本人が某大学のがん治療センターで診てもらうと希望したので，紹介しました」
B 「気管支鏡は？」
A 「しました．adeno でした」
B 「chemo しかないなあ」
A 「話のつづきがあるんです．この人の弟さんが先日やって来て，兄と一緒にそのセンターへ行ったら，外来の若い医者に『毎年，検診を受けているのか』と

訊かれたそうです．患者である兄が前の年の写真を見せてもらって怪しい影はないと説明を受けたといったら，その医者が『こんな大きな癌が1年前に何ともなかったというのはおかしい．自分は，何千例も肺癌を経験しているが，こんな例はみたことがない．もしかしたら何年も前の写真をみせられたのと違うか』といわれたそうです」

B 「まあ，私も過去に肺癌の患者で毎年，検診を受けているのに『去年は，何ともなかったが，今年の写真には怪しい影が出ている』といわれて紹介されたことが時にあって，本当かなあと思うこともあったから，やっぱりこの大きな陰影をみせられたら，私でもそう思うよ．けど，何年も前の写真を出して比較してみせるという芸当は思いつかんなあ……．そういう憶測を口に出していうとはなあ……．もしかしたら，過去に自分自身がそういうことをしたことがあるんじゃないか……とまで思ってしまうなあ」

A 「紹介した私も若い医者が何千例も経験している訳でもないし，ビックマウスめ！と，その話にはさすがに，ムッとしましたが，弟さんに去年の写真をみせて，ちゃんと日付けと名前も確認してもらって納得してもらいました」

B 「でも，まあ去年は既にあったと思うけど，何で，みつけられないんだろうか？」

A 「CT撮ってあるのでみせましょうか？」

B 「CTを出し惜しみしたのは，何か理由があるんだな」

A 「は，まあ，そんな所です．これです」

B 「なるほど，なるほど！」

A 「でしょう？　やっぱり去年にもう発生してたんでしょうが．こういうタイプ

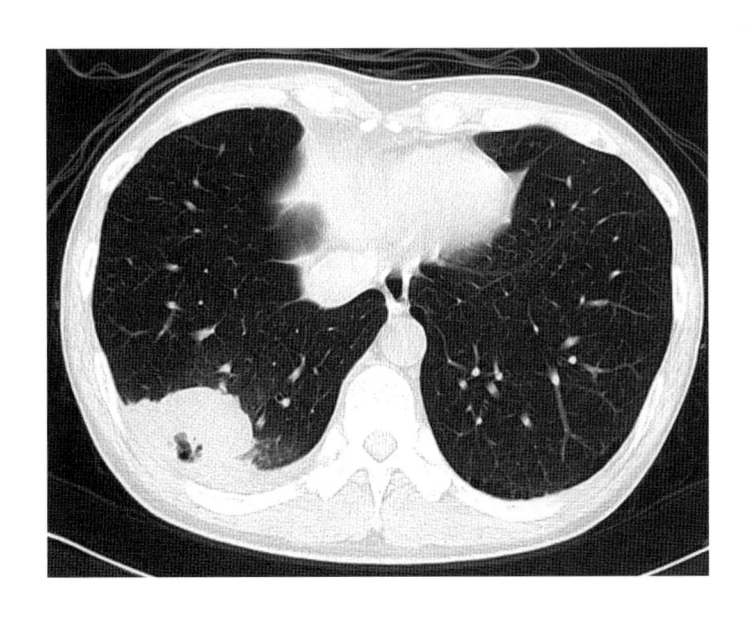

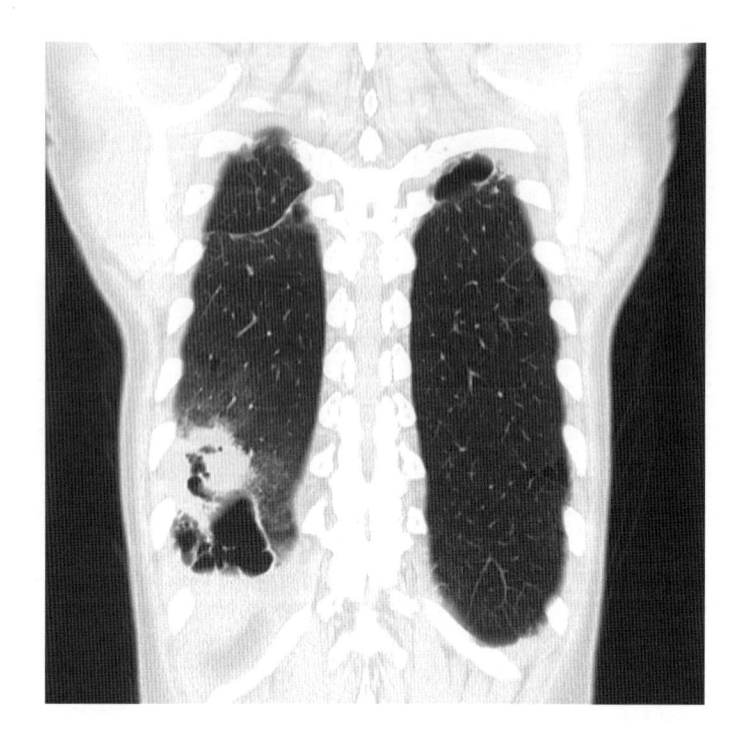

はみつけにくいですよね」
B 「今年の写真をよくみると，こんなに大きいのに透過性が低くないようだし，腫瘍の下縁の輪郭が不明瞭になっているから，CTを撮る前に『ああ，これは胸壁に密着した腫瘍だな』と判断するのが名医だな」
A 「済みません．肺癌疑いだと，すぐCTで評価をしようとする癖がついてしまって……．反省すべきですね」

〔この肺癌がみつけにくかった理由〕

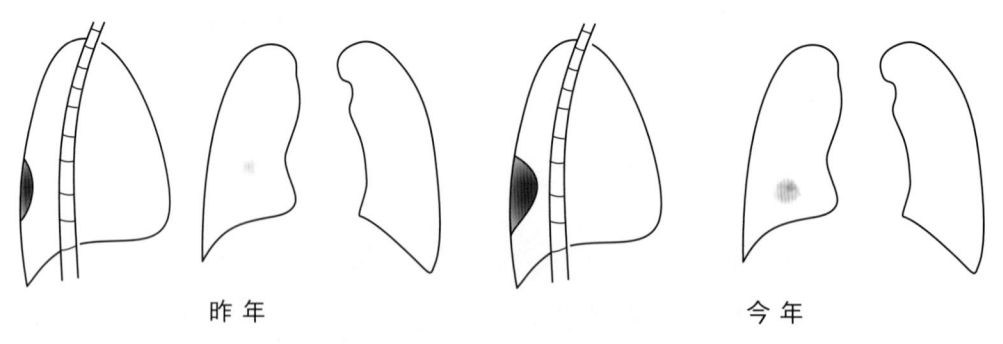

昨年　　　　　　　　　　　今年

〔教訓〕
1. 肺癌は何年もかかって大きくなるものであり，1年でドカンと大きくなることはない．
2. このようなセンターでは，若くして，何千例もの肺癌が経験できる特典がある．
3. レベルの低い医療機関では，患者に何年も前のレントゲン写真を見せて騙すことがあるので，注意しなければならない．

5 歳だから痛い……と片づけないで

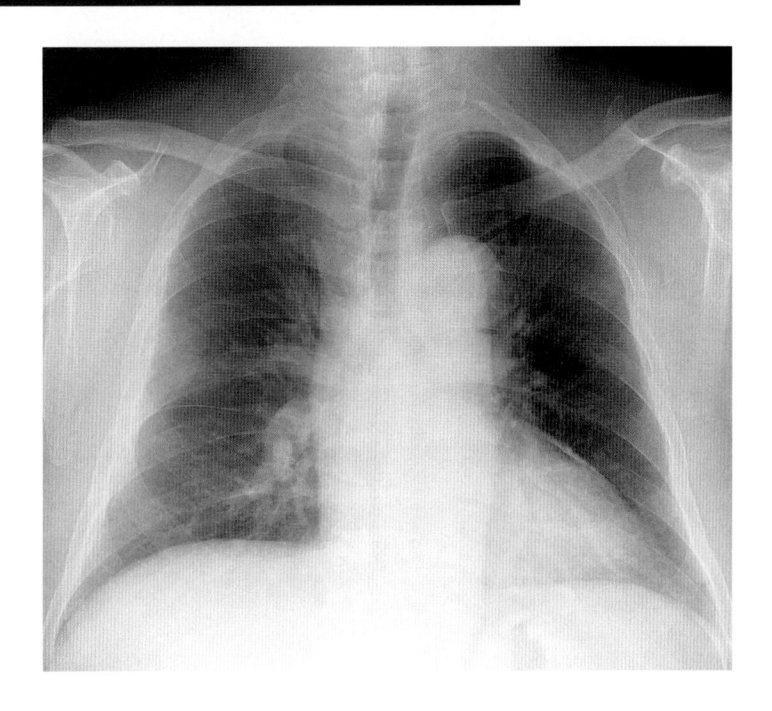

右胸痛で「異常なし」といわれた．

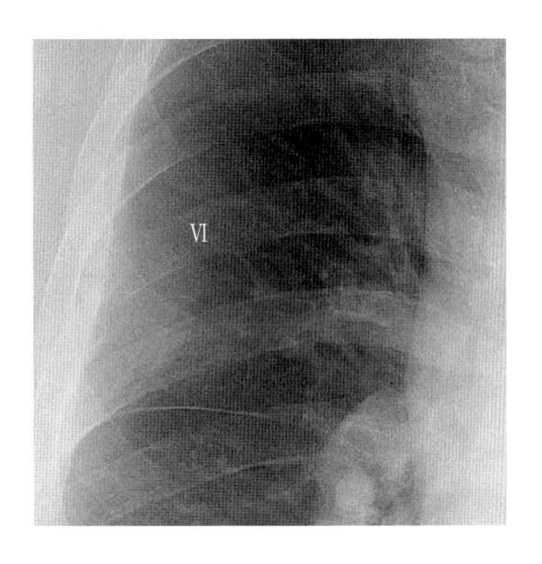

　よくみると，第6肋骨が側胸部で乖離していて，近傍に尾側縁は辺縁がはっきりしていて，頭側縁は不明確になっている陰影がみられる．
　当然，胸壁腫瘍が疑われる．

4ヵ月後は,

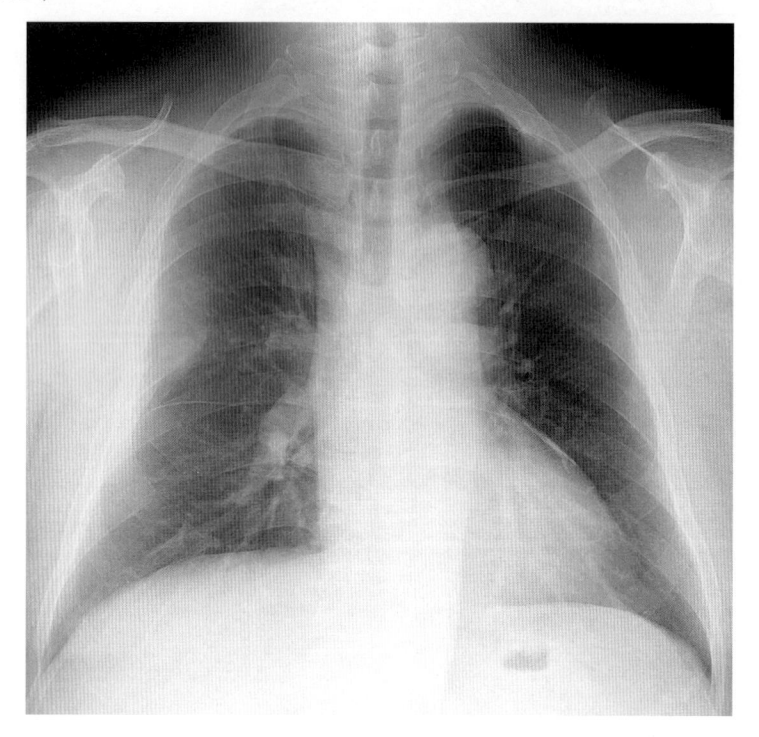

腫瘍と思われる陰影は,増大し,第6肋骨陰影が消失している所もある.
CTで,肋骨転移の悪性腫瘍が疑われる.

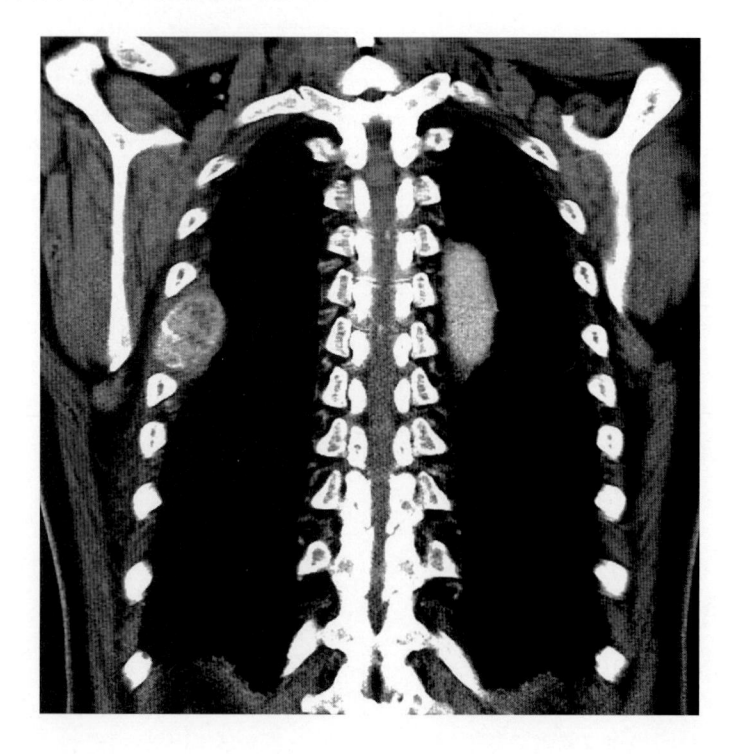

6　真ん丸の陰影が

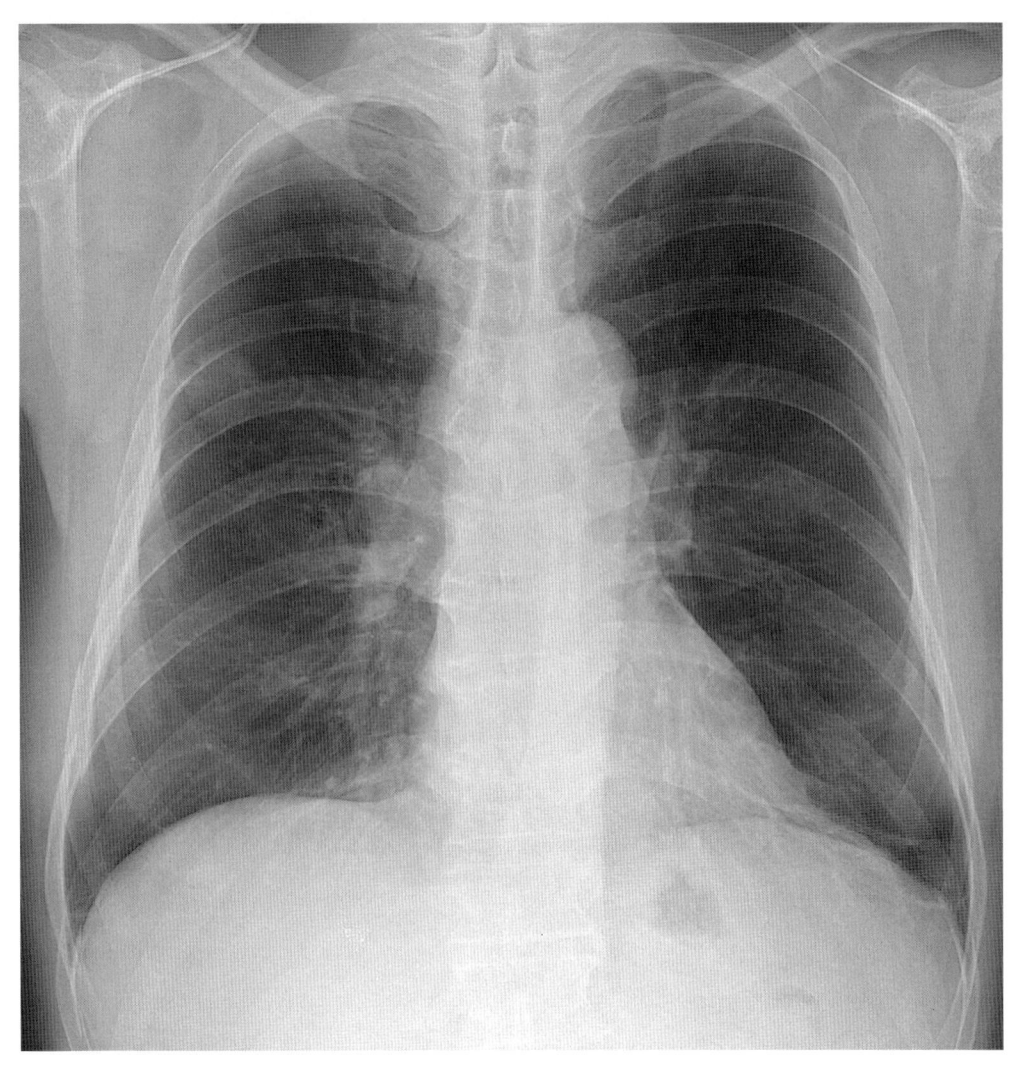

今年

C 「この写真はどうですか？ 63歳の男性です．▼誰が見ても，右の中肺野に直径25 mm ぐらいの縁が非常に鮮明な真ん丸な円形陰影が見えますネ．
　この症例の場合には，1年前の検診の写真をすぐ次にお見せしましょう．
これではどうですか？」

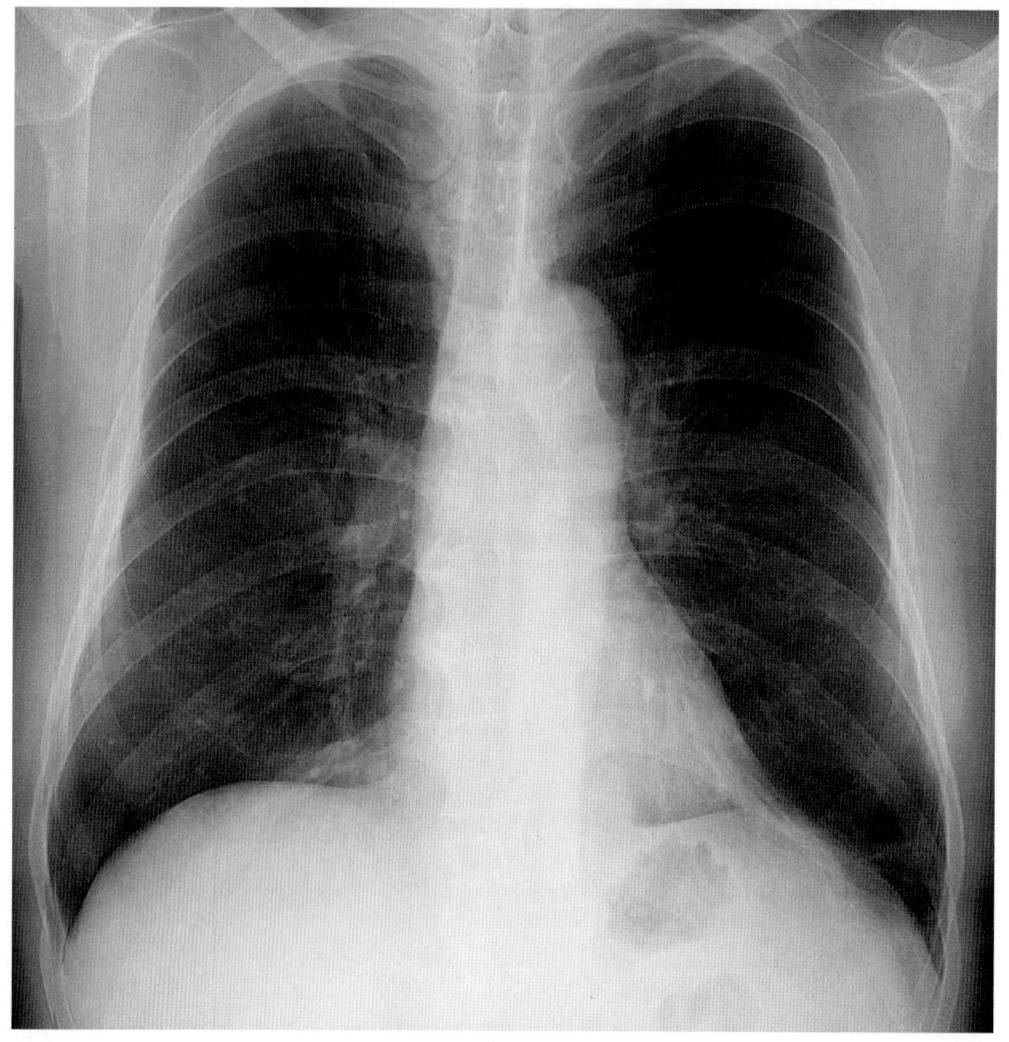

1年前

B 「初めの写真では，君がいった右の中肺野の円形陰影のほかに，右上縦隔が拡大しているし，しかも右肺門にも結節陰影があるョ」

C 「ヘエー！気が付かなんだ．けど先生は1年前の写真と比べた後で，縦隔と肺門のリンパ節転移に気が付いたンでしょう」

B 「ウン．マアそうだけど，読影のプロと自称するからには，この縦隔と肺門の腫大ぐらいは見た瞬間に気が付かないといけないヨネ」

C 「で，B先生は1年前の右中肺野（右前部第3肋間）の結節とも浸潤ともいいきれない陰影に気が付きましたカ？実は先生が二次読影で異常なしと判定しているんですョ」

B 「ウーン！全く覚えていないナ．ソウカア？けど，こんな小さな結節陰影を見つけるたびにA先生みたいにCT撮影！と叫んでいたら，CT撮影室も健診センターも大変だよ．次回の読影のときに『注意してくださいネ』という意味で，『経過観察』の判定ぐらいが適当じゃないのかナ」

C 「そうでしょう！この症例の組織型などは判りませんが，小細胞癌だったら，1年後にこのぐらいになっている可能性は充分ありますよネ」

B 「まんまるで円形陰影の内部が均一でないのが，チョット気になるナ．軟骨性過誤腫の可能性もあるかもしれない」

C 「1年でこんなに大きくなったのに？それにリンパ節転移があるのに？」

B 「検診のときに，受診者にsmokerかどうか尋ねて，smokerなら1年に2回，胸部撮影を受けるように勧めるべきかもネ．もちろん，タバコが止められないのだから費用は会社ではなく自分持ちにして貰うわけです．ケドA先生みたいにCTと指示していたら，もっと早期に肺癌が発見できたかも知れないナ」

C 「ケド，この症例がheavy smokerだったかどうかは判りませんヨ．日本CT検診学会では，肺癌のスクリーニングのために被爆線量を考えたうえで胸部CT検診の普及を勧めています．毎月，胸部撮影することもやり過ぎだし，1年に1回だと，こんなことが起こるし，費用対効果を考えると，どうしたら良いのかナ？」

B 「smokerの気持ちとしては，いざという時の覚悟はできているつもりだが，マサカ今この俺が！冗談じゃナイという気持ちだから，自分で費用を払って同僚よりも1回多く検診を受けるというのも抵抗があるよナ．もう一つの問題は，60歳で定年退職後の検診だネ．退職後は皆さん保健センターがやる市民検診までも受けなくなってしまうンだ」

C 「もう一つの問題は家庭の主婦検診ですネ．家庭の主婦も市民検診をほとんど受けませんね．まあ都市部と地方では受診率がちがいますが」

後日談

　実はこの症例では，調査した結果，2年前にA医師が背腹写真で左下肺野の浸潤陰影を指摘して，CT撮影を指示していたことが判明した．

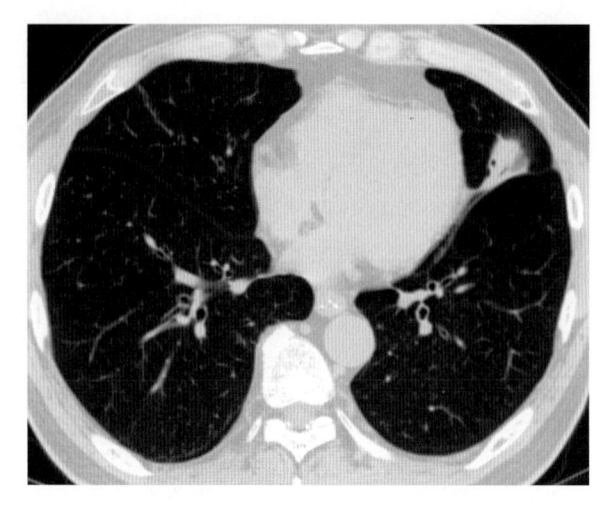

2年前のCT

そのCTでは結節陰影が左S^5にあることが判る．このCTシリーズで右中肺野を検索すると，次のスライスのように

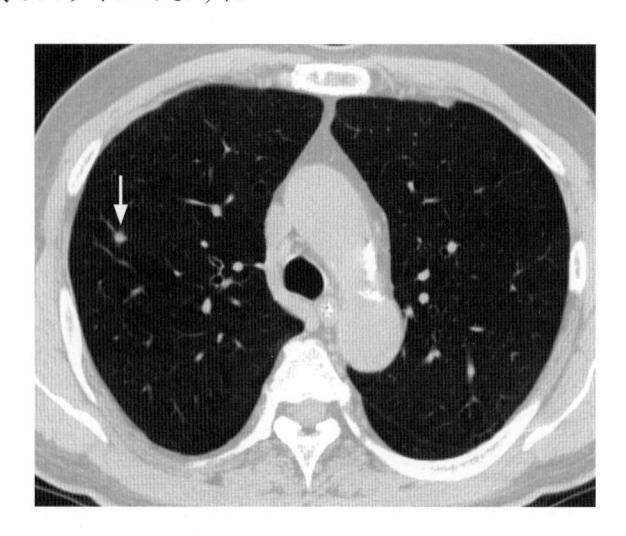

2年前のCT

右S^2の皮質に結節陰影（矢印）があるのが判る．
　振り返って1年前の背腹写真をみると，左下肺野に帯状陰影がみられる．さらに今回の背腹写真では左下肺野には明らかに浸潤陰影がみられる．
　結局，CTでの左下肺野S^5の結節陰影は慢性肺炎，いわゆる舌区症候群であったと考えられる．今回発見された右中肺野の陰影は1年間に増大したものではなく，2年前には既に発生していたと推定される．一方，舌区症候群がどのように判断されたのかは不明である．

7 上縦隔の気管の異常な透亮像　　　　コンペ

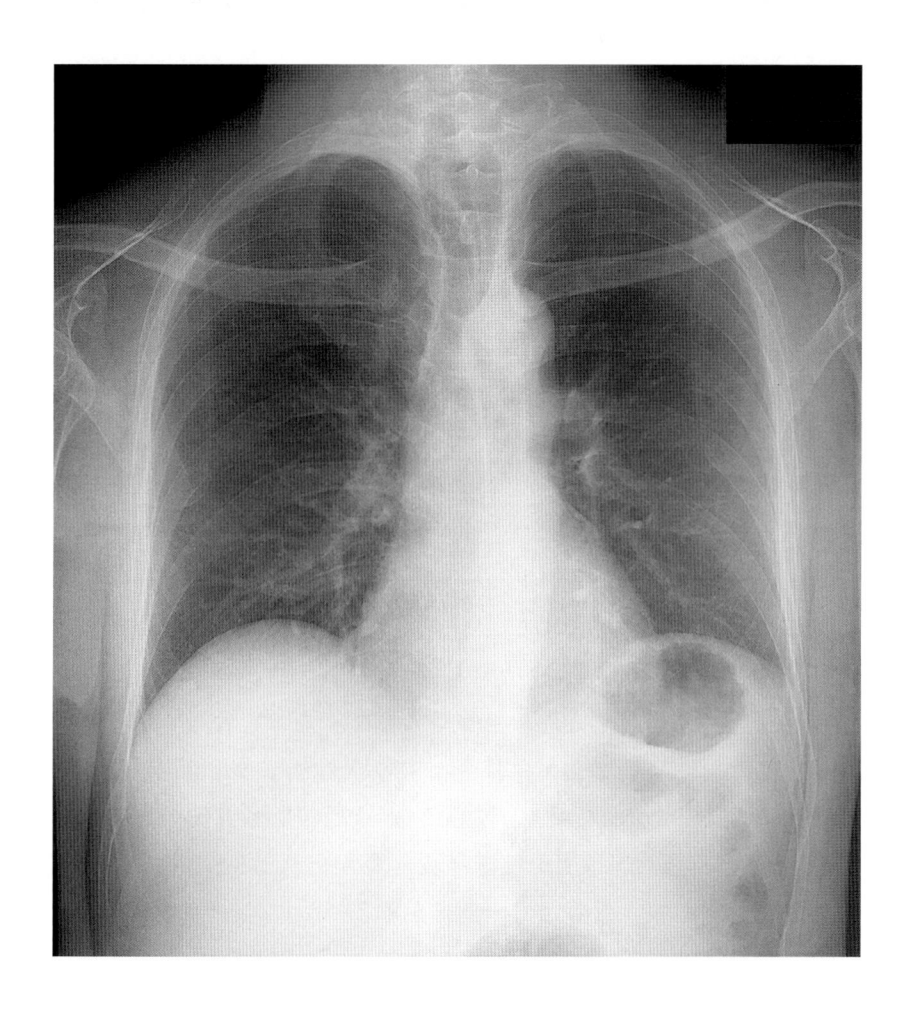

A 医師

　両側の肺野と肺門，胸郭には異常はみられないが，上縦隔の気管陰影が異常に太い．最も細い部位は大動脈弓のレベルで，約 10 mm だが，頚部の最大径は 33 mm である．この気管透亮像は第一肋骨のレベルから上方では認められない．この太くなった気管陰影の中央には右から張り出した右前縦隔の境界線が見える．

　この太い気管の透亮像はなんだろう．可能性が高い状態を順番にあげてみると

① 喉頭全摘術後の状態．
② 食道内の空気と正常の気管透亮像が重なった状態．
③ 呼吸不全のため気管切開口から長期間に亘りカフ付き気管カニューレを挿入されていて，気管が拡大した状態．

① 喉頭癌や甲状腺癌で terminal tracheostomy が行われた場合には，肉芽による狭窄を防ぐために皮膚弁が気管壁に縫合される．しかし直径が 30 mm を越えることはないだろう．気管切開口を造設された後，年数を経ると周囲の皮膚が萎縮して切開口は拡大するが，ここまでには至らないだろう．頚部気管の透亮像が見えないことは，terminal tracheostomy の可能性が高いことを示すものと考える．

切開口は胸骨上窩に造設されるが，この写真では切開口の上縁が胸骨上縁より 4 cm ほど離れている．切開口が高過ぎるような気もするが，肺尖部が通常よりも大きく撮影されていること，右鎖骨の中枢端がやや右にずれていることも考慮すると，X 線ビームの射入方向が通常よりやや左，しかも上方にずれている可能性がある．

② 確かに大動脈弓の下部で左主気管支の透亮像に重なるように air column が観察される．この陰影の下部は下行大動脈の陰影に移行している．胃泡の位置は正常である．しかし食道内の air column なら，頚部気管の透亮像がみられないのが腑に落ちない．

③ 呼吸不全の状態で挿管されて，カフ付きの気管カニューレを長期間使用された場合に，カフ圧の管理が悪いと気管が蛇が卵を飲んだように拡大することがある．しかし，この場合には呼吸不全の原因となった陰影が肺野や心陰影に見られるはずであるが，この背腹写真ではその気配すら見られない．

このように考えてくると結論として，喉頭全摘術後であると考えるのが合理的であろう．

B 医師

肺野に異常はないが，気管の air column を気管分岐部から，頭側へ辿ると胸骨上窩から気管陰影は幅広くなる．ついで，第 2 胸椎のレベルで air column は急に不明瞭になり，これより頭側では気管陰影を追跡できない．つまり，第 2 胸椎のレベルより頭側には正常の気管が存在しないと考えると，ここは喉頭全摘後が考えられる．

アカラジアによる食道内空気が疑われるが，中部や下部の食道内空気が全く認められないことから否定的．

頚部の軟部組織からみると太い首のようであり，また撮影時に両上肢をダラリと下げたままなのが異様である．胃泡内の空気は食道発声のためか……などと空想する．

8 エッ！ どこがオカシイの？

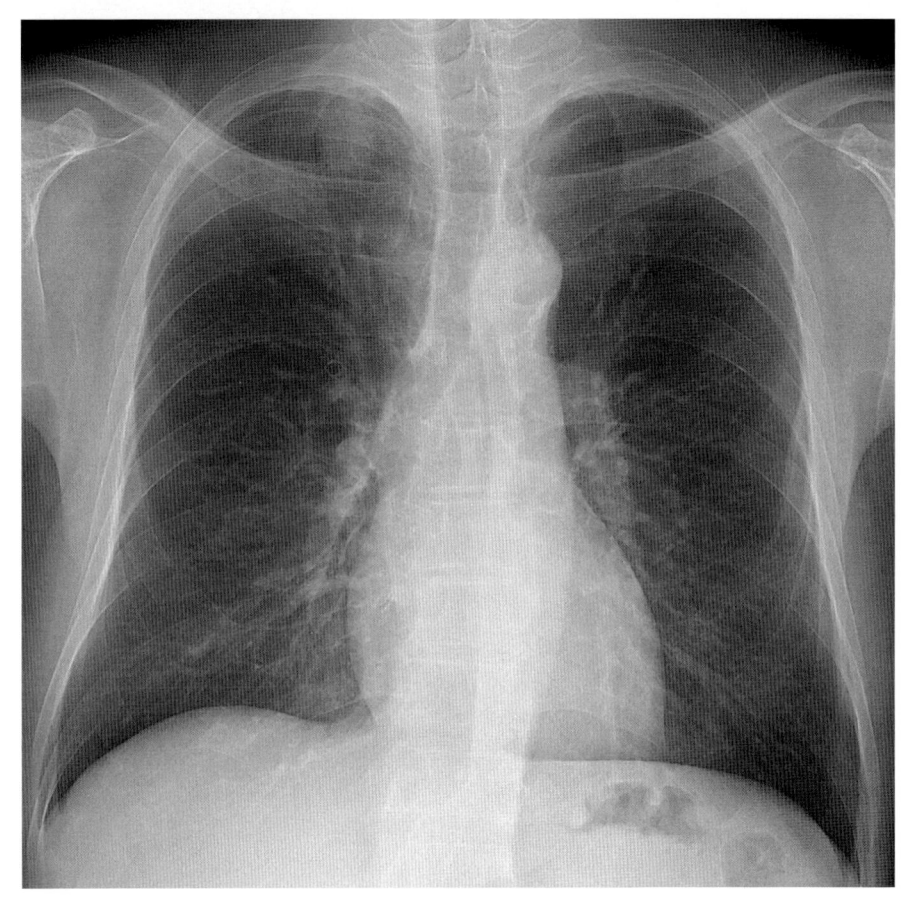

今年

C 「この写真，オカシイですよネ」

A 「エッ！どこが？」

C 「わっからんかナ？（やや呆れ気味に）右の肺尖部の縦隔よりに真ん丸な円形陰影があるじゃないですヵ！」

A 「ウーン？アアッ！これネ」

B 「この肺尖部には，どうかナ？という所見が色々あってネ．胸部CTの読影では病的かどうか，いつも問題になるンだけど．肺尖部には小さな肺嚢胞や胸膜肥厚がよく見られるンだ！ここで一寸いっておきたいンだけど，胸膜肥厚は先に肺胸膜の側に起こっているんだョ．呼吸器外科医で手術の時に，しょっちゅう見ている男でも間違えるンだから仕様がないョナ．自然気胸のときにハッキリ判るンだ．勿論，肺胸膜と壁側胸膜が癒着する場合もあるけど．肺尖部で壁側

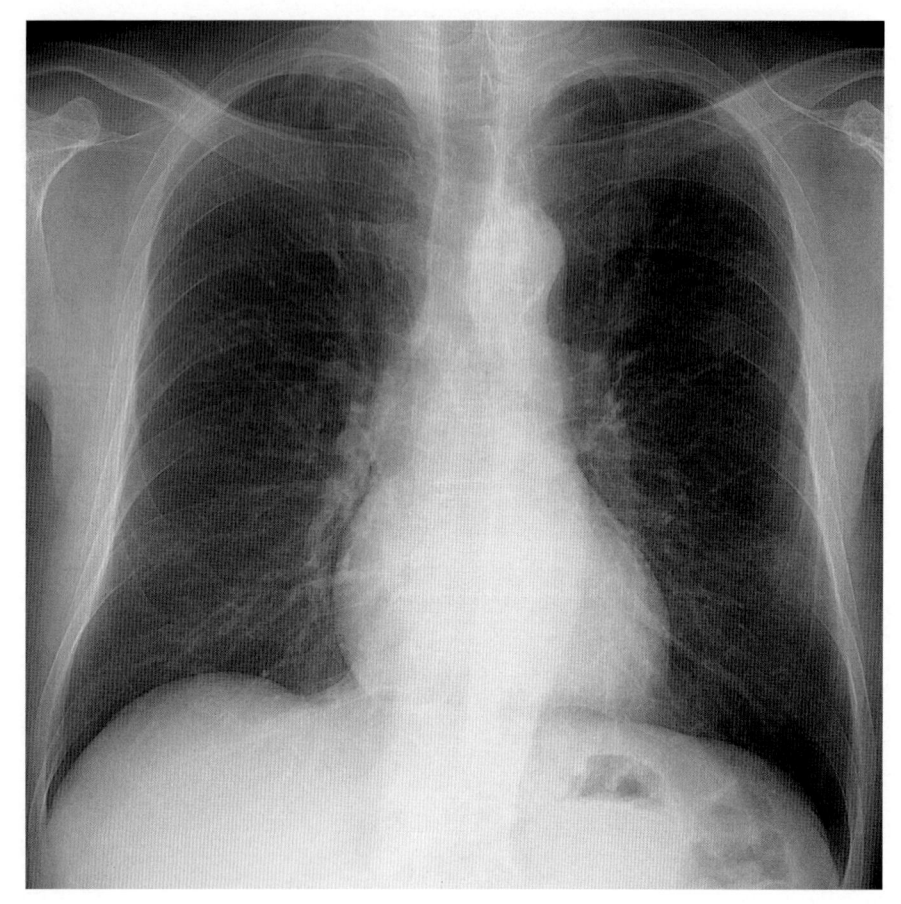

1 年前

胸膜とガチガチに癒着している症例はむしろ少ないンダ」
C 「で，B先生は何がいいたいノ？」
B 「アア！話しが逸れタ．御免ね．つまり肺尖部には余り重要ではない変化がよく見られるということがいいたかったンダ」
A 「C先生．肺尖部には女性では髪の毛が写っていたり，昔の結核性瘢痕や治癒した肺結核の胸膜肥厚が残っていたりすることが多いんだよ」
C 「それでA先生でもB先生でも，先生方の読影票をみると肺尖部陳旧性病変とか，肺尖部胸膜肥厚といった記載が多いンダ．陳旧性というのは，もっとハッキリいうと結核性病変が治ったという意味でしょう？それに年齢に関係なく陳旧性といっているでしょう！今どき若い人に肺結核がそんなに多いかナ．B先生は肺尖部の胸膜肥厚は先に肺胸膜に起こるといいましたョ．今の時代でもそんなに肺結核の病変が肺尖部に残るかナ？非結核性抗酸菌症でも同じような病変が起こるのかは知りませんけど．喀痰から抗酸菌が証明されなかったら，何

も証拠はないと思うけどナ」
A 「C君，君は先輩の経験を侮辱するつもりかネ！僕は経験による確率的な話をしているンだ．（一挙に和やかな雰囲気は冷めてしまう）それに1枚の写真を眺めてアレコレいうのはやり過ぎだヨ．異常を指摘しておくだけでよいンだ」
C 「ではA先生！この1年前の写真を見てください．これも右肺尖部の陳旧性病変ですか？肺結核か非結核性抗酸菌症か知りませンケド！」（いささか挑戦的な気配）
A 「C先生．陳旧性という意味は，もっとハッキリいうと肺小葉のレベルが炎症のために破壊されたあと，治癒して病理学的に瘢痕になった状態をいってるンだ．だから肺結核や非結核性抗酸菌症だけに限らず，若い人に起こった細菌性肺炎の治癒後の瘢痕だって，陳旧性病変といって良いと思う」
B 「あのネ．C先生．検診の写真の読影をやっていたら，こんなんショッチュウじゃない．こんなんイチイチCTの指示をしていたらキリないで．
アレッッ！けどこれよく見たら，一寸オカシイね．更にもう1年前のフィルムはないの？」
C 「ありません！B先生はいつも比較が大切だといってるじゃないですか．だから今年の写真をみて異常だと考えたら，すぐ1年前の写真と比較する．そして増大を確認したら，直ちに受診者に連絡するという流れが大切だと思いますけど．A先生みたいに右肺尖部陳旧性病変などと口癖で流していたら，来年はPancoast型肺癌の写真を眺めることになるンですョ」
B 「C先生！先輩の批判はやめたまえ．一寸いい過ぎだと思うよ．A先生だって昔はPancoast型肺癌で肺尖部切除を何例も徹底的にやっていたのだから，見落としの悔しい気持ちは君以上に充分判っているサ」
A 「B先生もう良いよ．検診の写真がデジタル化されて左が今年，右が去年の写真と同時に表示されると，比較するのが便利だよネ．その分だけ情報量が増えるから読影に時間が掛かるのが問題だけど」
C 「問題は速く読影することじゃないでしょう．正確に読影することじゃないかナ．正確で速ければ一番だけど」
B 「彗星探しのコメットハンターは，天体望遠鏡でデジカメの写真を撮っておいて，画面上で次回の写真と重ねて，変化のないものをsubtractionして，動きのあるものだけをtargetにして観察をつづけるというョ．胸部X線写真の解析でも，もうそんなソフトができていると思うナ．そうなったら我々は失業だな」

9 CTはすごい！

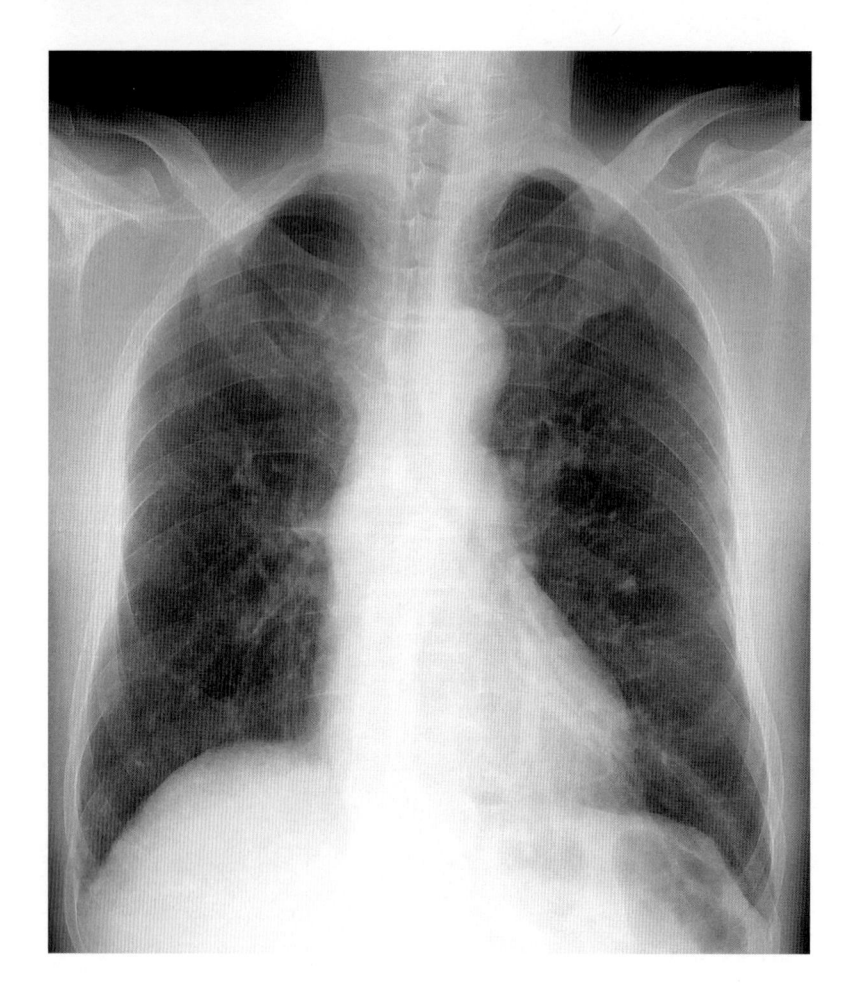

68歳．

気管の air column が大動脈弓のレベルから，気管分岐部までが狭くなっている．

気管分岐部もかなり低位である．右主気管支が不明瞭であるが，右上葉気管支と思われる分岐がみえる．

右肺門が低位である．右上葉へ分布する A^{1+3} などの bronchovascular bundle が認められない．

以上から，右上葉切除後が疑われるが，手術の痕跡がない．

右第一肋骨の異常があるので，あるいは先天性の異常が隠れているかもしれないので CT．

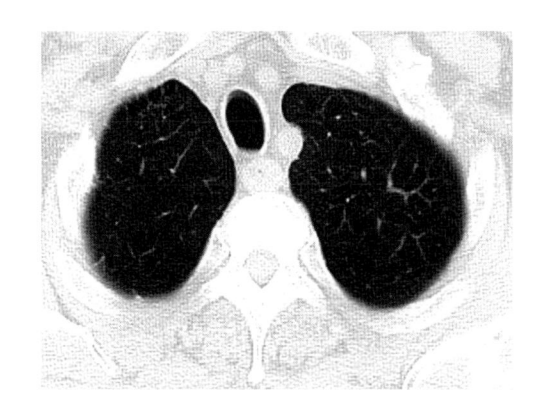

上部の気管は正常．

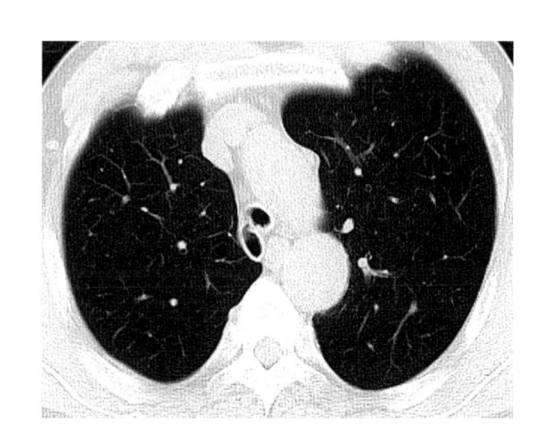

大動脈弓の直下で，気管が2つに分かれているみたいだが．

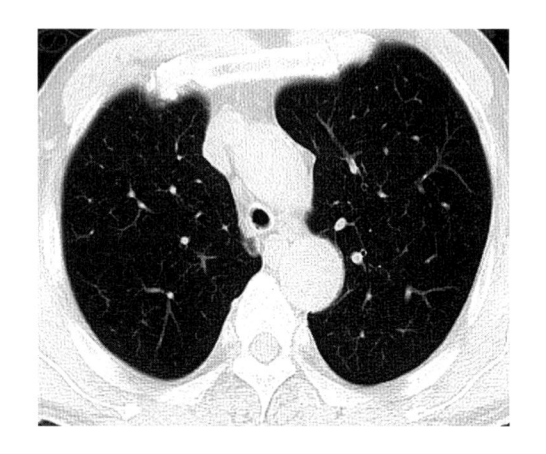

その1cm下では，細い気管が残るだけになっている．

気管の3D画像をみると気管憩室がみられるが，通常よりもかなり大きい．

さらに気管支の分岐をCTを基にして作成すると右上葉気管支がみつからない（図1）．

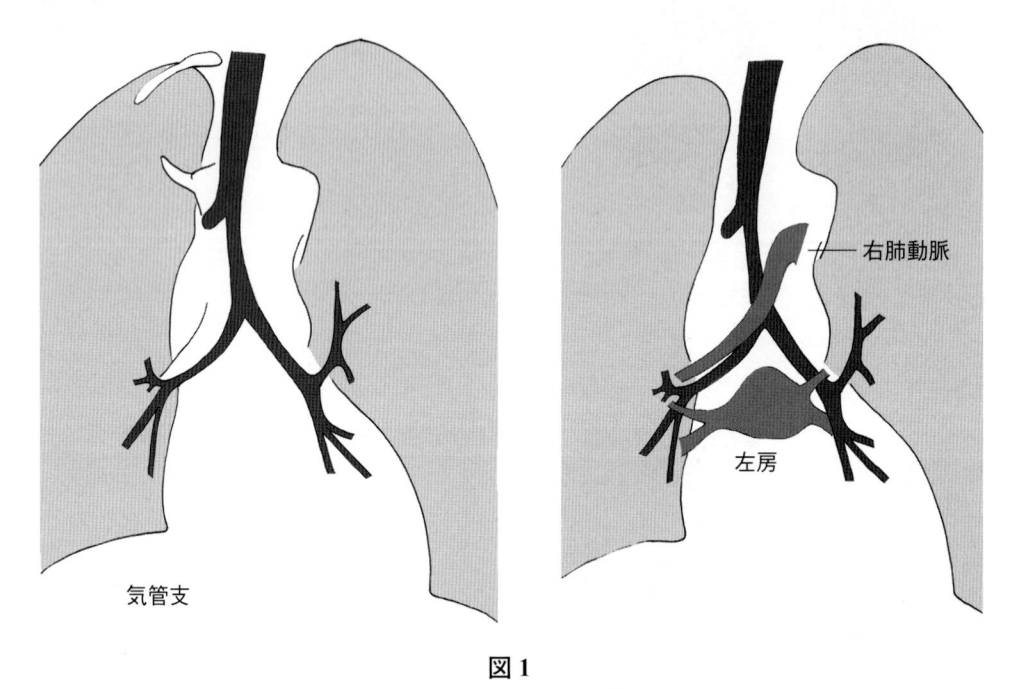

図1

胸腔の上半部を占める肺葉と下半部を占める肺葉の2葉のみ．

果たして欠損しているのは，上葉か中葉か？

PVとPAをチェックして，気管支樹に，PA，PVを貼布してみると，やはり血管系も上葉附属の要素が欠けている．

ということで「右上葉欠損．上葉の発育が形成異常のために気管の憩室としてしか残らなかった．」と診断．

10 両側の上肺野の気腫性病変

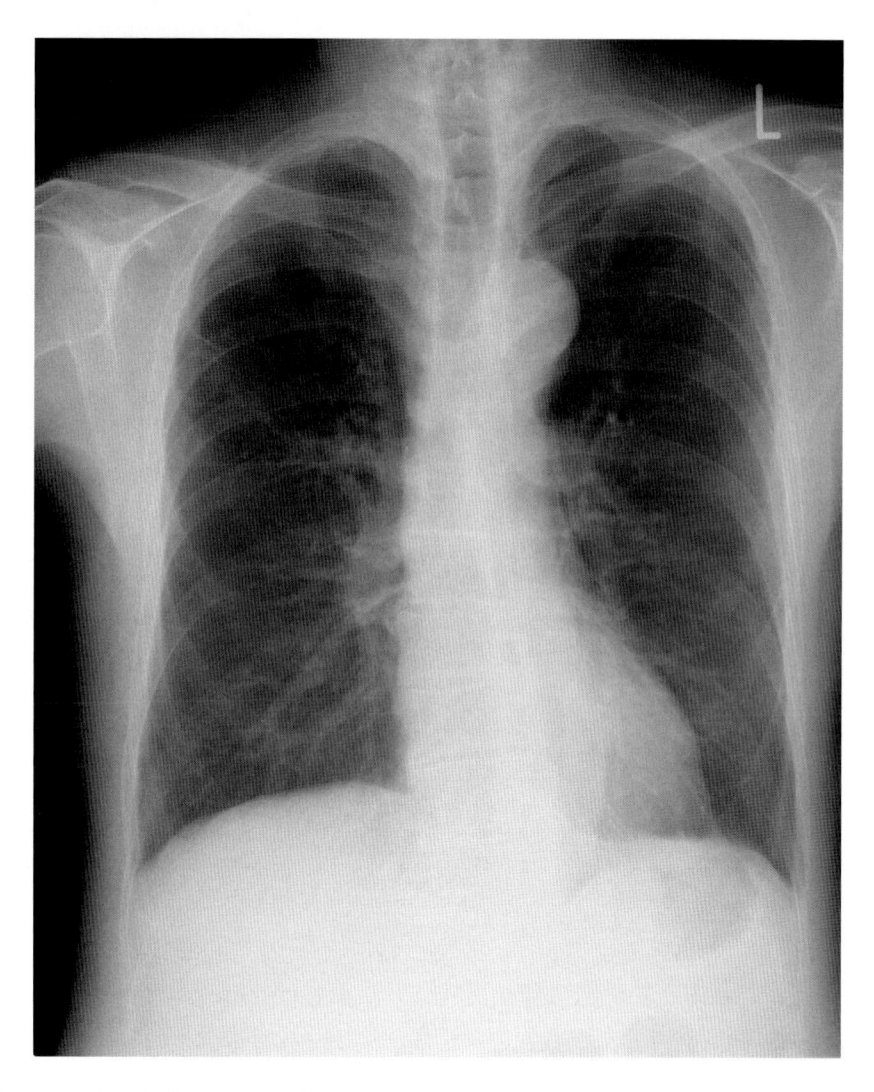

A 「この写真はどうですか？」
C 「正常といっても良いンじゃないかナ」
A 「10年以上も前から関節リウマチと喘息といわれて治療を受けていたそうです．喘息の薬がなくなったので欲しいと受診しました．喘息と診断されていますが，咳も痰もない．ただ階段を登ると息苦しいといいます．SpO$_2$：95％です」
B 「heavy smoker だったンじゃないかナ？」
A 「そう，30本×42年間，現在も喫煙中です」
B 「これは典型的な肺気腫の写真です」
C 「そうかな？典型的といっても横隔膜のドームは平低化していないし，両側の

下肺野の肺紋理もキチンと見えるし．ただ縦隔がチョットだけスリムな感じがするけど」
B 「C先生．両側の上肺野と下肺野の明るさを較べてみたらどう？」
C 「確かに下肺野の方が暗いけど，上肺野でも肺紋理がない訳じゃないですヨ」
B 「検診でこういう症例を肺気腫と診断するのは，チョット勇気がいるけどネ．若い人が最大吸気位にした時に撮影された写真だと，両側の下肺野が上肺野に較べて明るくみえるンだ．撮影の時に技師さんが『ハイ！息を大きく吸って，トメテ！』というじゃない．肺気腫と診断して，精検のために外来に現れた患者をみると，若くて筋肉隆々としたマッチョだったりして．こんな時にはチョット，ギクリとするけどネ」

肺気腫　panlobular emphysema
$FEV_{1.0}\%$ 47%

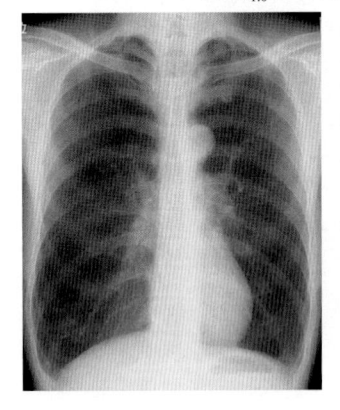

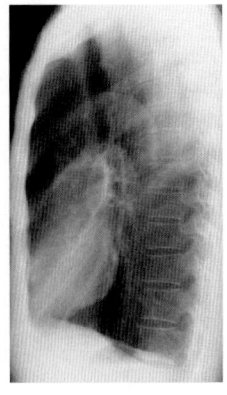

過吸気位で撮影した正常者
37歳，女性

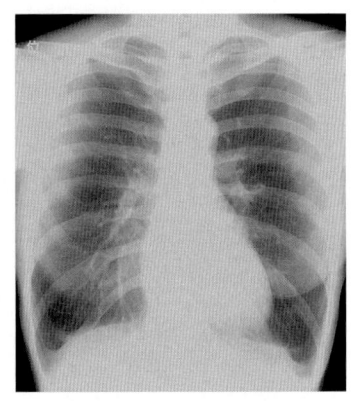

A 「本当に両側の下肺野の肺気腫があれば，横隔膜は平低化していて呼吸困難が強い人が多いンだけど，上肺野の肺気腫の人の症状は軽いことが多いンだ．両側の肺門の高さを考えてみたら，普通よりも大分低いと思わないかナ？胸郭の高さの半分以下の位置でしょう？」
B 「A先生，この人CTがあったンじゃないかナ？」
C 「エッ！肺機能検査をしないで，いきなりCTですか？」

B 「決して肺機能検査を軽視する訳ではないけど，今どきのCTの画像はスゴイからね」

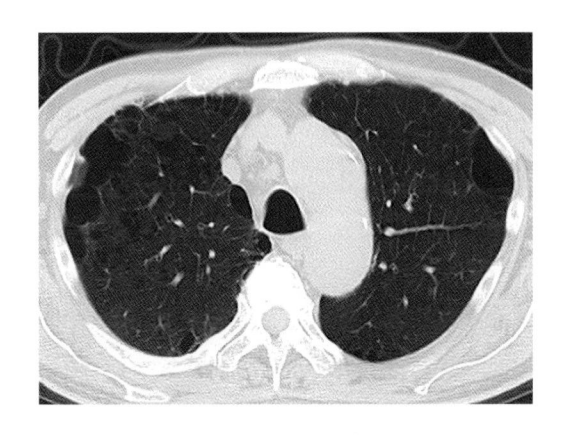

A 「ハイ！これが大動脈弓のレベルです．まず肺野の血管陰影が随分と細くて疎らになっています．それに胸膜直下にいわゆる paraseptal emphysema といってもよい肺嚢胞がみられます．

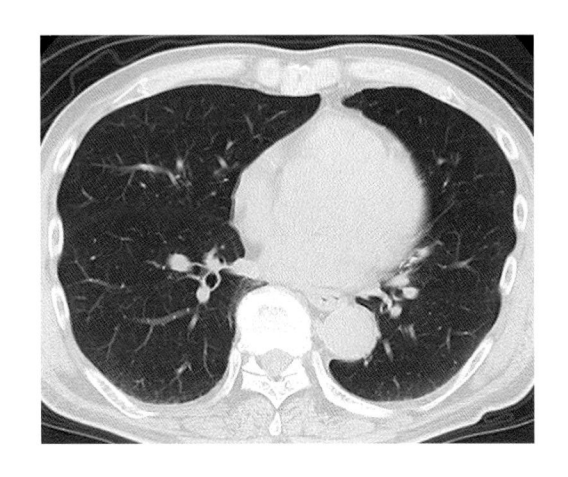

これは右下肺静脈のレベルです．肺動脈の太さと分布はほぼ正常といっても良いと思います．
B 「矢張り診断としては両側の上・中肺野の肺気腫で，対策としては禁煙を強く勧めるべきですね．肺気腫の対症薬はあるけど，治療薬はないもんね」

11　3D CTは天才だ

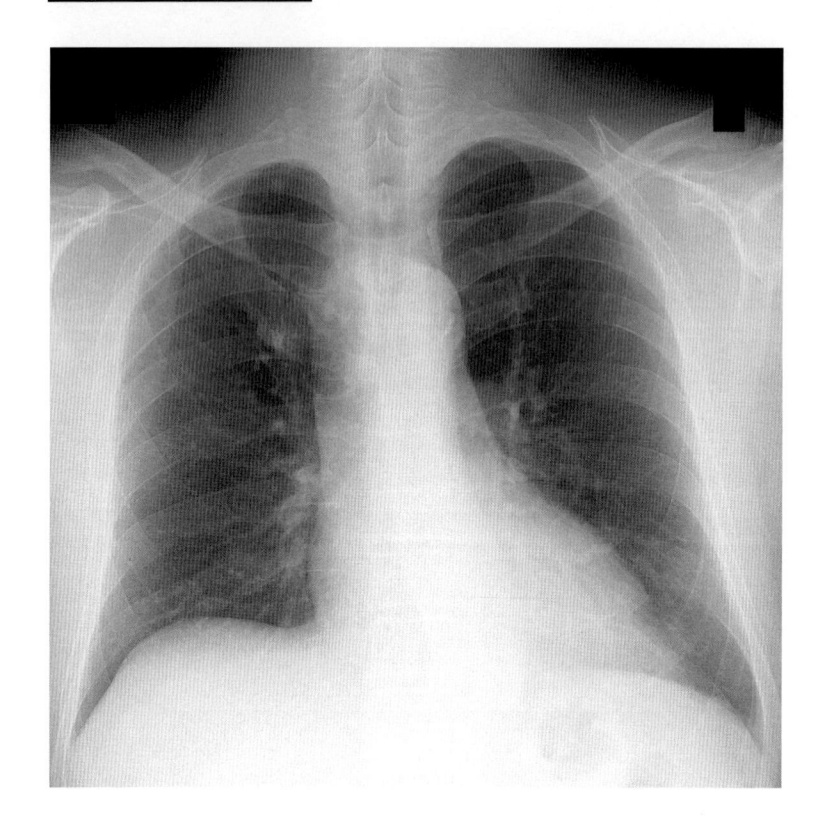

50歳代，男子．

外来担当医から「これ，なーんだ？」と．

目につくのは右第3肋骨にかさなる小さな結節陰影．だが，これを「なーんだ？」はないだろう．とすると大動脈弓か？　通常は，大動脈弓は左鎖骨下動脈を分岐したあとで左肺野に出現する．が，この例は縦隔内にシルエットサインなしで大動脈弓が横切ってみられる．

「これかな？」に「最近ビールをゴクゴクと呑めなくなったとのこと」という情報を提供される．

嚥下困難の原因として思いつくのは，

①食道腫瘍（癌，平滑筋腫，嚢腫など）
②その他の縦隔の腫瘍（神経原性腫瘍，気管支嚢腫，心膜嚢腫，胸腔内甲状腺腫，肺癌など）
③アカラシア
④嚥下筋の障害（強皮症，重症筋無力症）

⑤神経疾患（パーキンソン病など）
⑥ web of esophagus などか？

この症例では4方向が撮影されているので平面以外の写真を参考にすることにした．

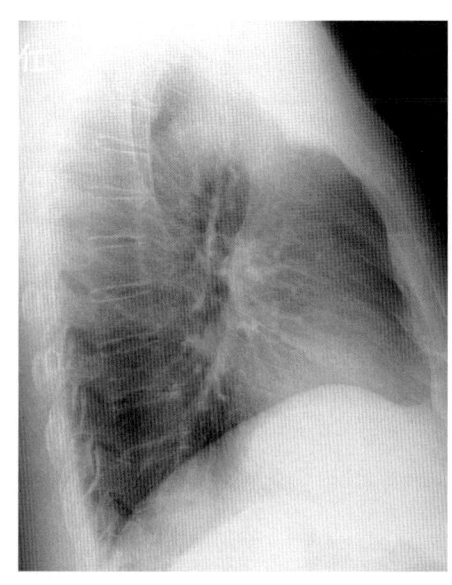

〔右側面写真〕
　気管を後方から軽度圧迫する mass

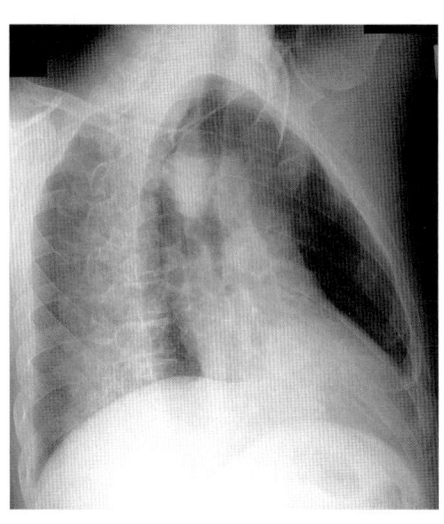

〔第1斜位〕
　気管を後方から圧迫している．大動脈弓が通常よりは不明瞭なのはなぜか？ arch が小さい？

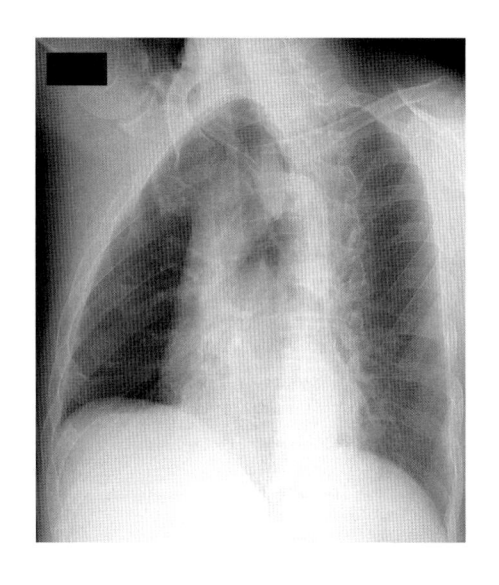

〔第2斜位〕
　やはり気管が後方から圧迫されている．

③は食道内の太い空気層が認められないので否定できる．④⑤はより詳しい病歴と診察や検査が必要．①⑥は胃内視鏡を要するが，②も含めてこの症例についての疑い病名．しかも①②⑥の縦隔内組織に埋没している腫瘍がこれほどはっきりと mass として識別できるとは思えない．

とすれば「あれ」である．

「珍しいけど"あれ"でしょう？」「うーむ．判ったか！」

double aortic arch あるいは aortic vascular ring.

3D CT ができてますね．放射線科との協同作業がすばらしいですね．four arteries がみられます．なお右第3肋骨に重なる結節は骨島でした．

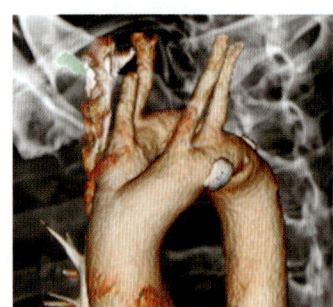

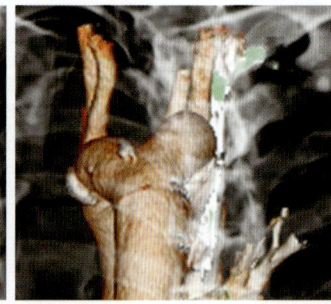

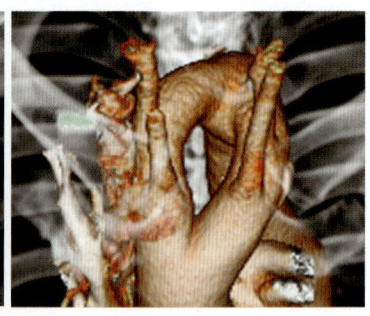

この他に血管で嚥下障害がみられるのは，右側大動脈弓のうち ductus 後方型（左鎖骨下動脈が食道の後方を通過し，なおかつ動脈管索が結合している例）．

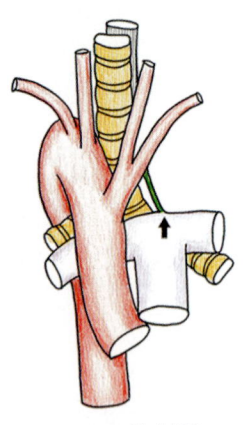

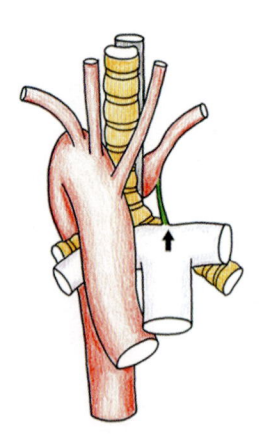

ductus 前方型　　　　ductus 後方型　　　　ductusarch 型

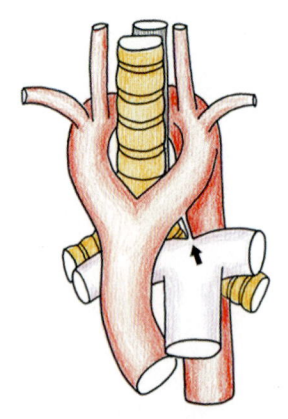

大動脈弓末梢から右鎖骨下動脈が食道後方を通過する症例などがある.

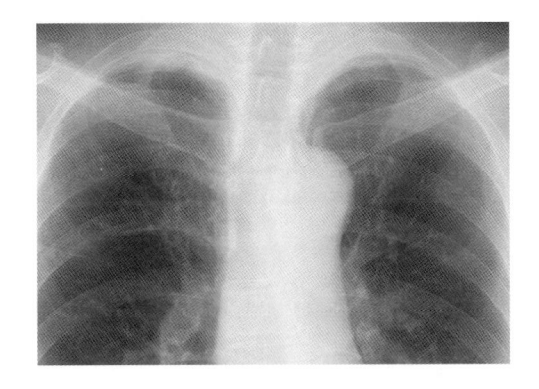

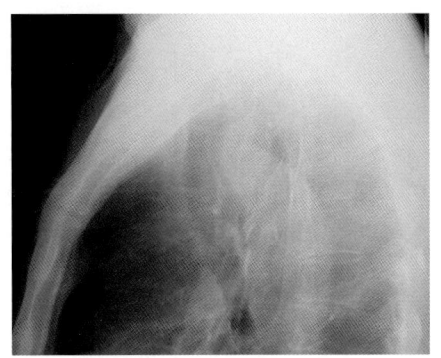

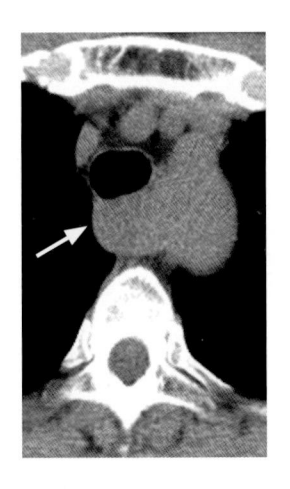

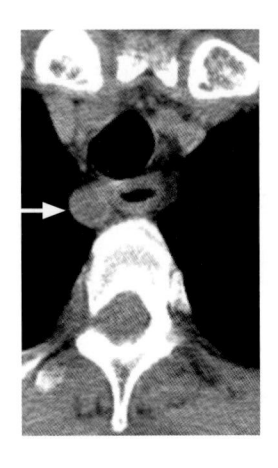

(→ 右鎖骨下動脈)

12　ワァー！なにこれ！

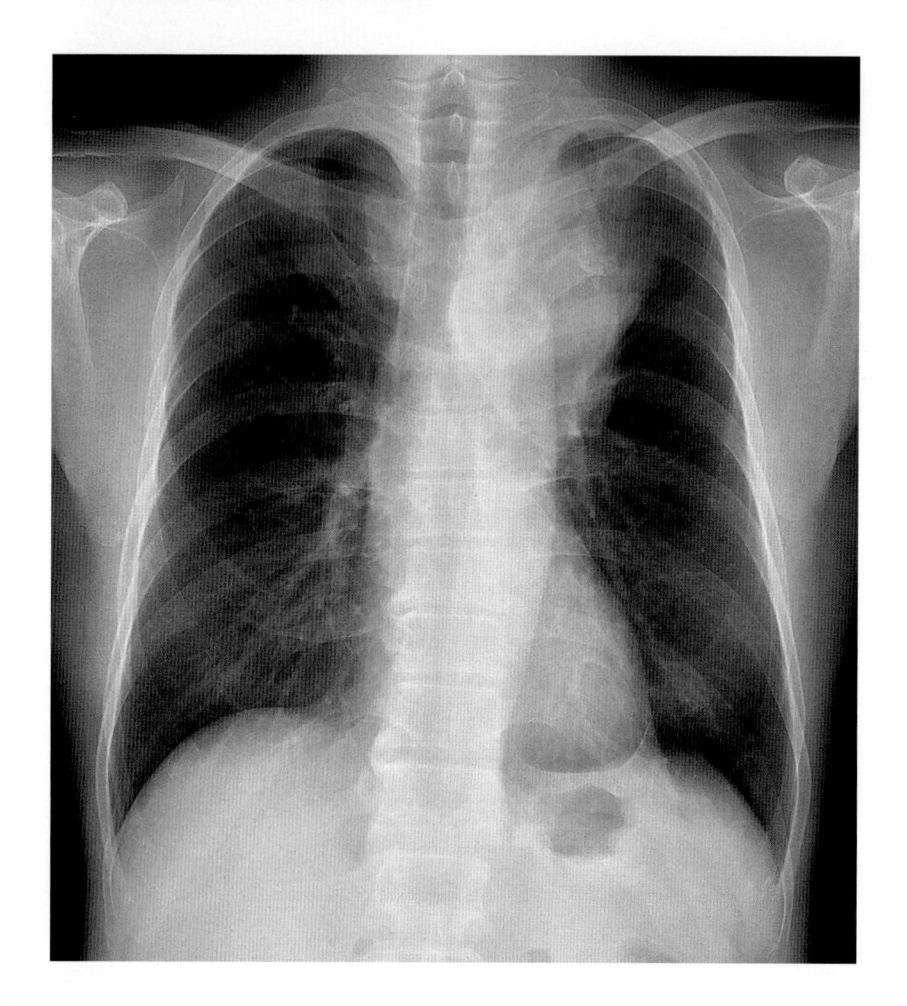

C　「ワァー！なにこれ！」
A　「どうしてこの写真をみて驚くノ？これは左上葉気管支が閉塞されて左上葉が無気肺になった典型的な写真ですョ．一目でアアッと気が付くよネ．左の肺門部から肺尖部にかけて逆三角形の内部の均一な不透明陰影があるネ．左上区気管支幹が閉塞して上区が無気肺になった時にはこうなるんだ」
B　「アレッ！さっきは左上葉っていわなかったかナ？微妙に修正を加えているナ」
A　「まあ左上葉も上区も似たような陰影になるのサ．左下葉が過膨張するか，舌区が過膨張するか程度問題ナンだよ．舌区が分葉していると無気肺の境目が相当はっきりする．この症例でも昨年の写真を注意深く観察すると，左肺門部に必ず結節陰影が見つかる筈だよ」
C　「うまいこと逃げるナ」

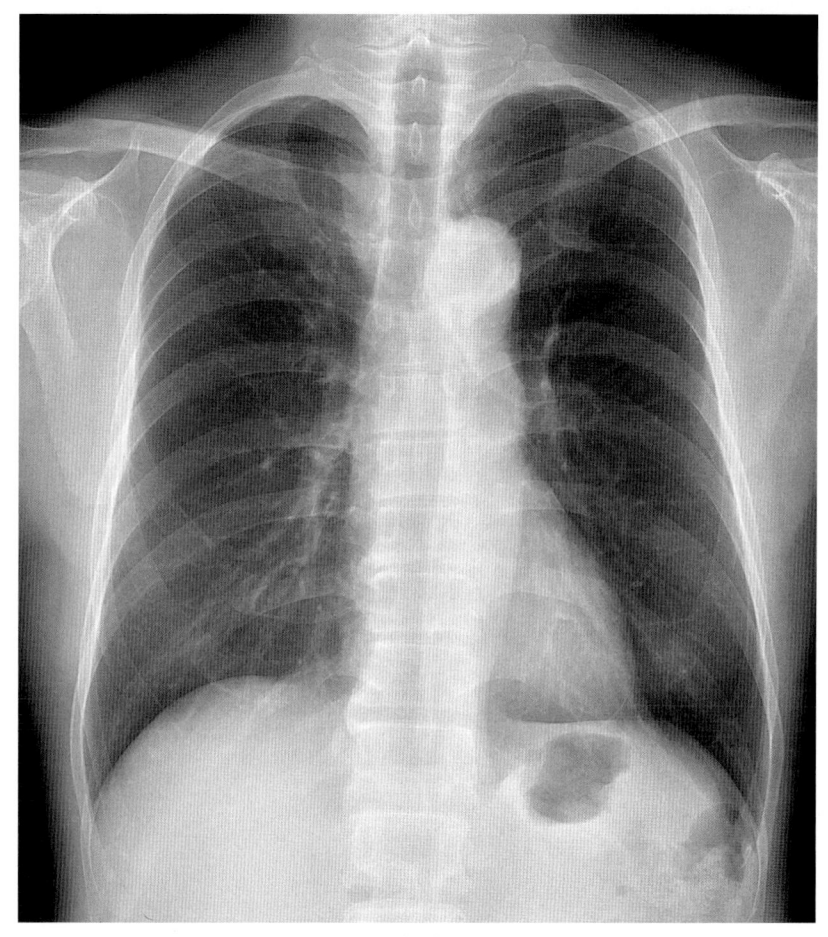

1年前

B 「これが1年前の職場健診のときの写真です．探してきました」

C 「A先生は，この写真で左肺門部に異常があるのを指摘できるンですね．さすがア！」（やや嫌味っぽく）

A 「これは参ったナ．どうみても異常はないな．左上区気管支の入口部は右上葉口に比べて大分細いから，ここに腫瘍ができたら1年もしないうちに無気肺が起こるンだ．気管支内腔にチッチャナ腫瘍ができてもこうなるンだ．気管支カルシノイドの症例で，気管支鏡で眺めながら鉗子で引っ張って千切り取ったら，無気肺がキレイに治ったことがあるョ．
　ケドこんな写真で「見落としダ」「不注意ダ」と追及されたら堪ったモンじゃないナ．神の目だと威張っている私でも見つけられないョ」（いささかA医師，ションボリとして，小さくムリムリと呟く）

B 「この左上区の無気肺は程度としたら中程度の無気肺で,これから上葉気管支幹がやられてきますから,無気肺の部分はまだまだ上縦隔側に偏位して行きますよ.左上前縦隔に張り付いた無気肺の外側は左 S^6 になります.左下葉の一番上が左肺尖部にまで伸び上がってくるのです.ホラこの辺縁が斜裂の後上部に相当するわけです」

C 「ケド,逆立ちしたって1年後にこんな所見になるなんて予想もできませんよ.しかし,この症例が進行癌だとは一概にはいえませんョ.A先生がいうように,私も左上区気管支壁からポリープのようにプラプラぶら下がった肺癌で,スリーブ切除したら再発もしなかった症例を経験しました.けど『読影の神様』を自称するA先生でも,そこまでの読影は無理でしょう」

A 「参った!参った!もう偉そうなことはいわないョ」

13　両側の全肺野に散布する粒状陰影　　　コンペ

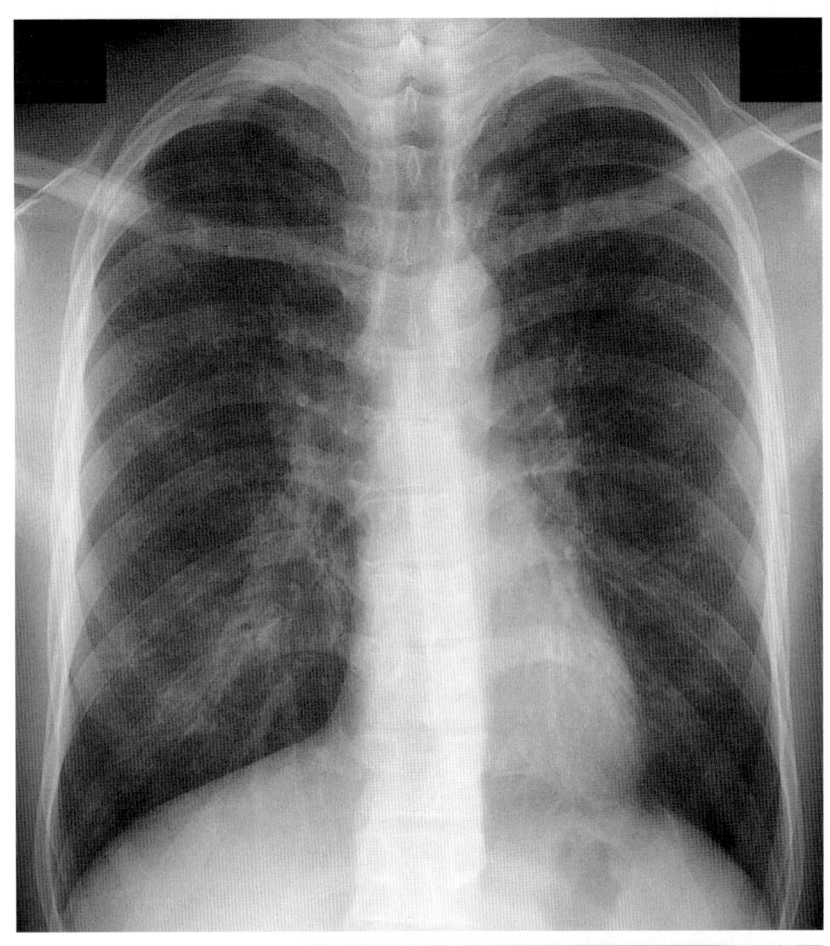

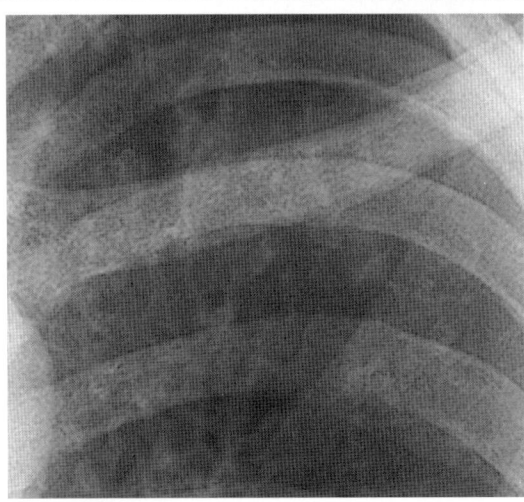

輪状陰影

A 医師

　両側の全肺野，とくに上肺野と中肺野に1～2mm大の粒状陰影がみられる．それぞれの粒状陰影は，細葉大で不整形であるがほぼ同じ大きさであり，微細粒状陰影と表現しても良いかもしれない．これらの陰影は肺野の末梢には少なく髄質に集中している．注意すると両側の上肺野に小さな輪状陰影が1～2個ほどみられる．両側の肺門陰影の拡大は見られないが，肺紋理は粒状陰影が重なっているために不鮮明である．肺尖部と下肺野とくに肋骨横隔膜角の付近には粒状陰影は少ない．中肺野の領域では粒状陰影は，その他の領域に比べてやや密度が高く1個1個の粒状陰影が大きい．

　さて，この症例の疾患はなんだろう？先ず考慮しておかなければならないのは，患者はほとんど自覚症状を感じることはなく，徒歩で職場検診の場所まで歩いてきている事実である．このことからすくなくとも急性の感染症ではないことが推定される．慢性疾患とすれば治療や経過観察の必要があるかどうかを考えねばならない．
どのような疾患の可能性があるだろうか？
　① 散布型の肺結核
　② 胃癌などの肺転移
　③ 好酸球性肉芽腫症
　④ 過敏性肺炎
　⑤ カリニ肺炎

　① 慢性の感染症としては肺結核も否定できない．粟粒結核は結核菌の血行性散布によるもので，肺以外にも散布されているために急性疾患としての症状がある．散布型の肺結核であれば気道系による結核菌の散布であるから，肺内の何処かに主病巣があるはずだが，この症例ではそれと指摘できる陰影はない．

　② 20歳の男性であり，可能性は低いが，胃癌の血行性転移のほか悪性リンパ腫なども考慮すべきであろう．しかし小さい輪状陰影が見られるのがいささか奇異である．子宮頸癌などの扁平上皮癌の肺転移の場合に，小結節陰影の内部に透亮像がみられることがあるが，本例は若い男性である．両側の肺尖部は明るく鎖骨上窩リンパ節への転移の可能性は否定される．気管分岐部も開大していないし，肺門部リンパ節の腫大は否定される．

③ 好酸球性肉芽腫の場合には，細葉大の肉芽腫の中央部が抜けて輪状陰影がみられることがある．この場合の輪状陰影は薄くて恰も肺嚢胞のように見えるが，この症例の輪状陰影は比較的厚いのが気に掛かる．
④ 過敏性肺炎あるいは夏型肺炎などでは，呼吸困難もあり激しい咳などの訴えもある．しかし本症例の所見では，急いで治療を開始しなければならないほどのものではない．
⑤ カリニ肺炎のほか，真菌感染症の可能性もあるが，いずれの可能性を考えてみても，疾患特異的な所見があるとは考えられない．

結論として，種々の疾患の可能性はあるものの，疾患に特異的なX線所見はないので，まず中葉の一部を目標に胸腔鏡下肺生検を実施して，診断を確定すべきであろう．

B 医師

上中肺野に粒状，小結節・小嚢胞状，牽引性気管支拡張像，気管支壁の肥厚など多彩な所見がみられる．肺胞性陰影はない．下肺野および両肺皮質（末梢）には病変が少ない．リンパ節腫大はない．るいそうもない．少しだけ情報がある．18歳，パン職人，2年前に貧血，現在は呼吸器疾患で経過観察中と，では何を考えるか？

サルコイドーシス
ニューモシスチス肺炎
過敏性肺臓炎
びまん性汎細気管支炎
肺胞蛋白症
ランゲルハンス細胞組織球症
Goodpasture syndrome

14　異常？それとも正常？

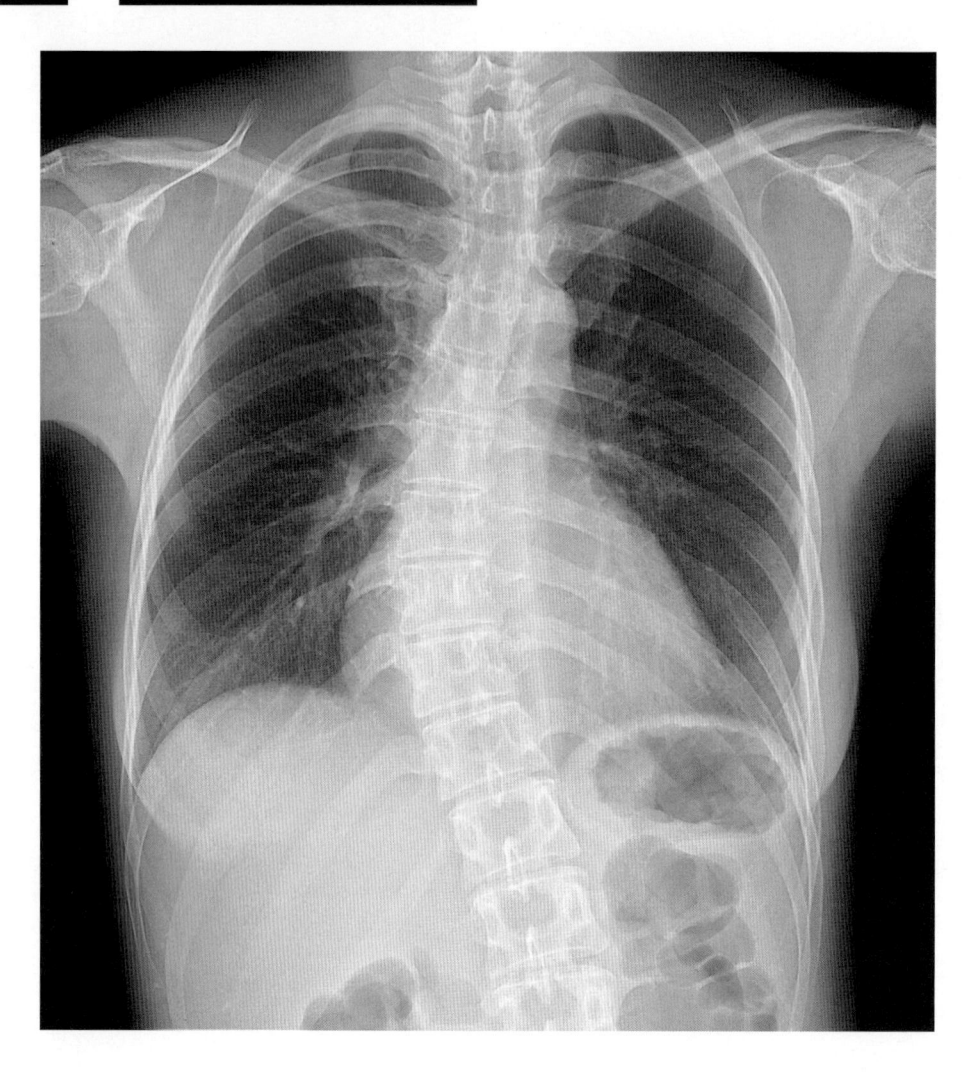

C「肺野には異常はないみたいですが」
A「私もそう思います．で，この人は職場検診にこられた方ですが，判定はどうしますか？」
C「脊椎側弯症で経過観察という所でしょうか？」
A「私は異常なしと判定しました．」
C「なぜです？側弯は大したことがないからですか？」
A「いや，そうではなくて……ね．この人はまだ若い女性みたいだよ．もし職場検診で「側弯症」と判定されたことが職場で噂として広がると何らかの傷手を蒙ることがあるかもしれません．側弯がこれ以上進行することはないし，これ

で心肺機能や運動能力に障害が出るはずもないから，あえて異常と判定しないようにしてます」
C 「なるほど，そういうことですか……．あの100 m世界新を出したウサイン・ボルトもかなりの側弯症だそうです」

A 「では，この写真はどう判定しますか？」

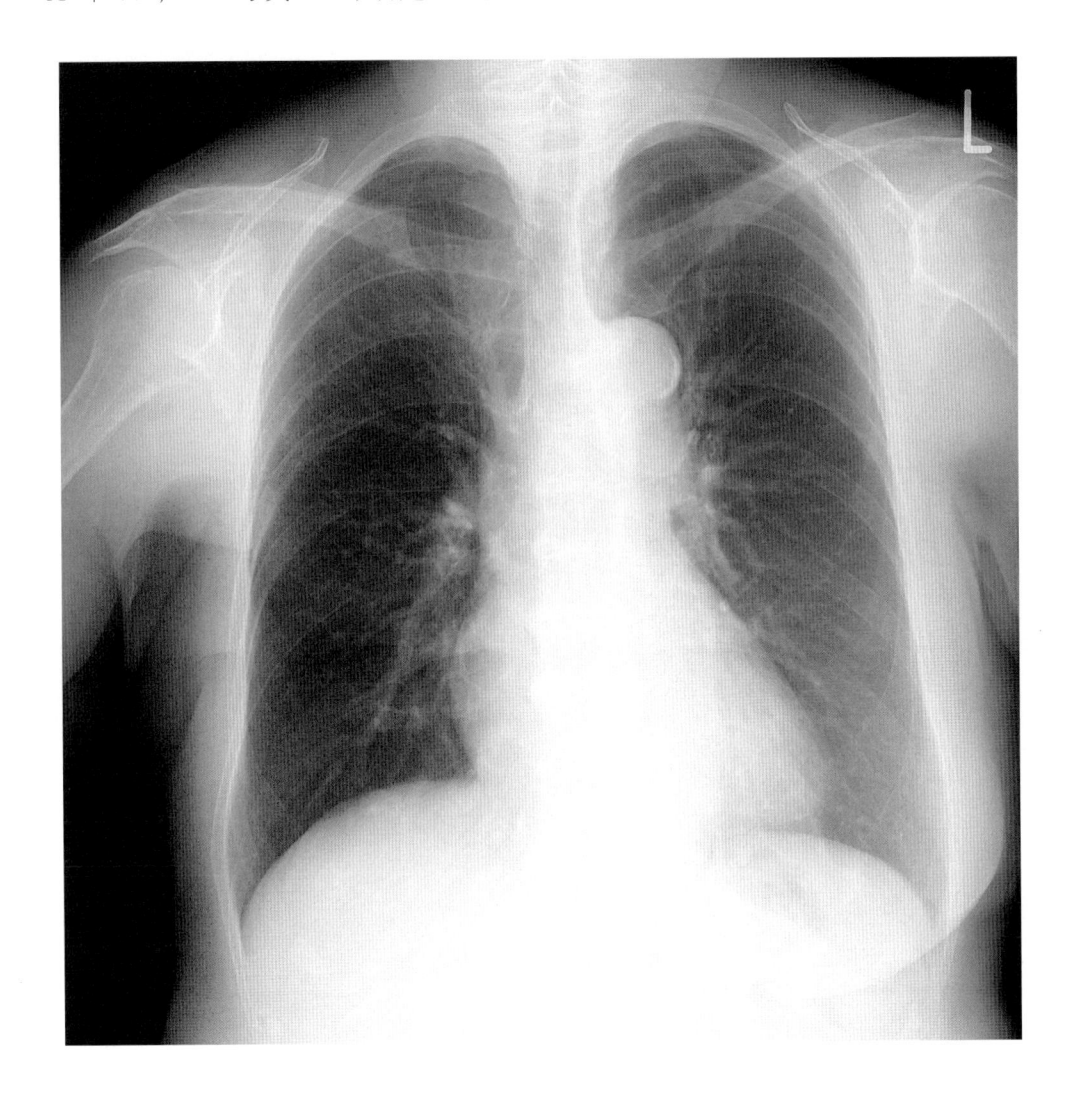

C 「多分，乳癌の手術後と思います．対側の乳房と比べると右は乳房の輪郭がみられませんし，大胸筋も摘出しているみたいです」
A 「で，判定は？」
C 「右乳癌術後として『経過観察』です」

A 「私は異常なしと判定しています」
C 「何故ですか？側弯の時と同じですか？」
A 「そうですよ．側弯以上に女性は乳癌手術のことは隠しておきたいものです．

　参考までにもう一つ．この写真では，乳房の形が左右で全く異なります．

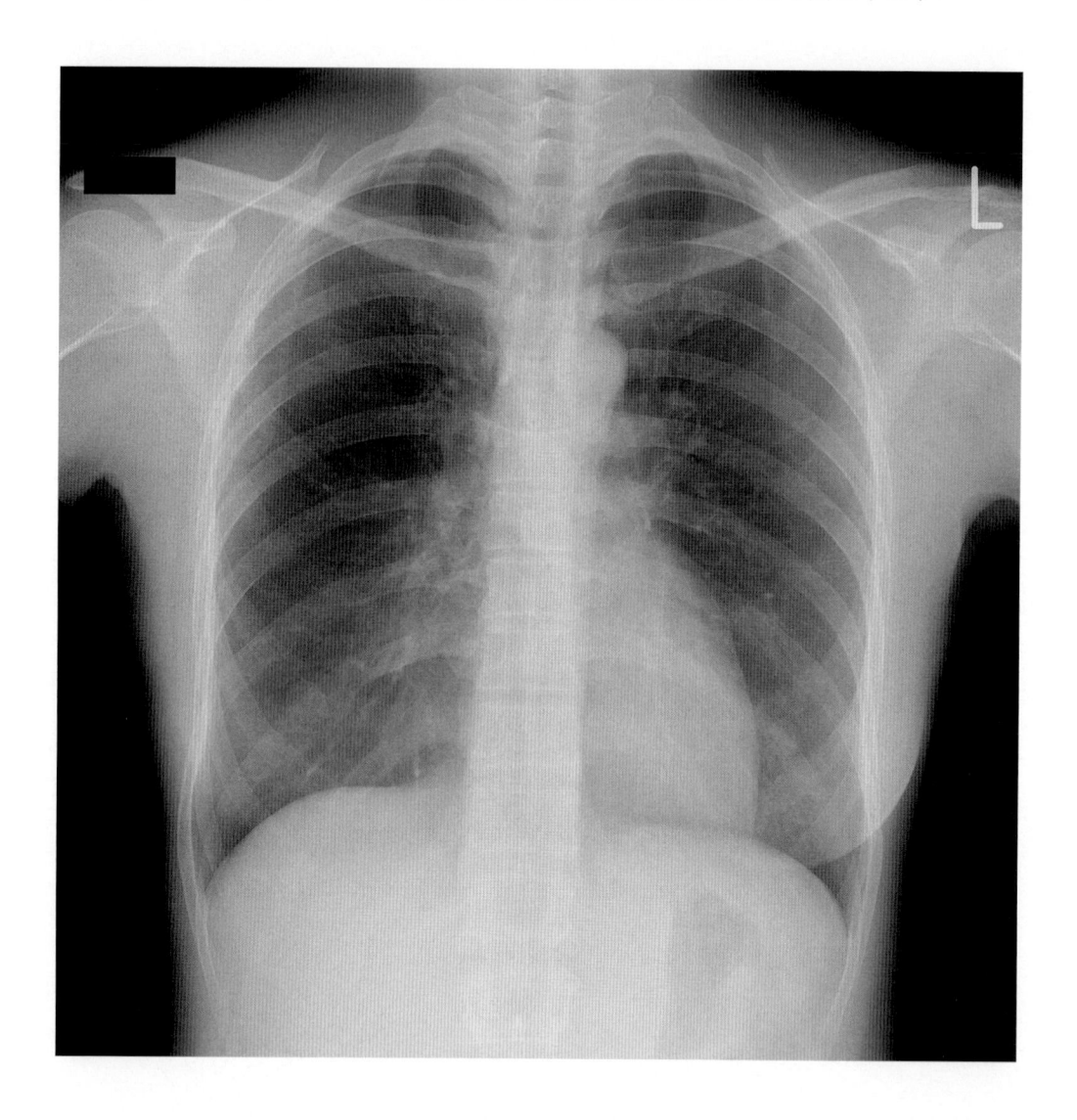

右側は乳房切断したかのような印象まであります．止血クリップは見当たらないけど健診フィルムの判定を『乳癌術後』として『私は手術なんかしてません』と苦情が出ました．撮影時にカセッテに胸を押しつけた時に左右均等に押しつけないとこういう写真になることがあるんです．本当かなという顔をしている

からCTを見せようね」

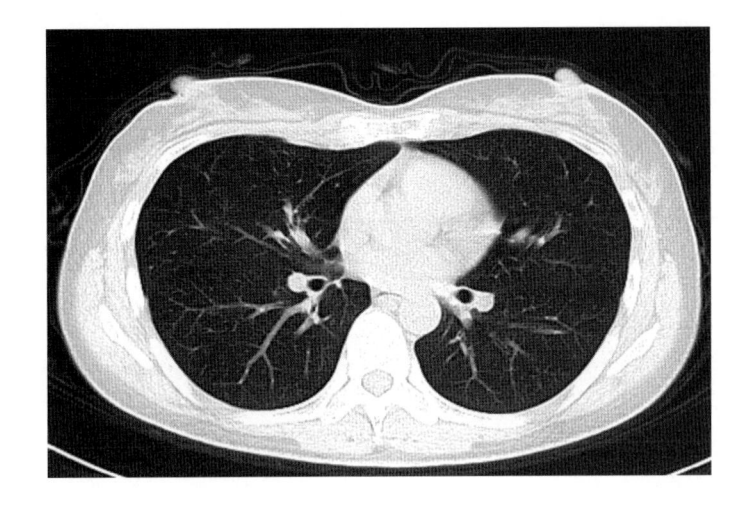

C 「いろいろ考えなくてはならないんですね」

15 右上に空洞陰影がある

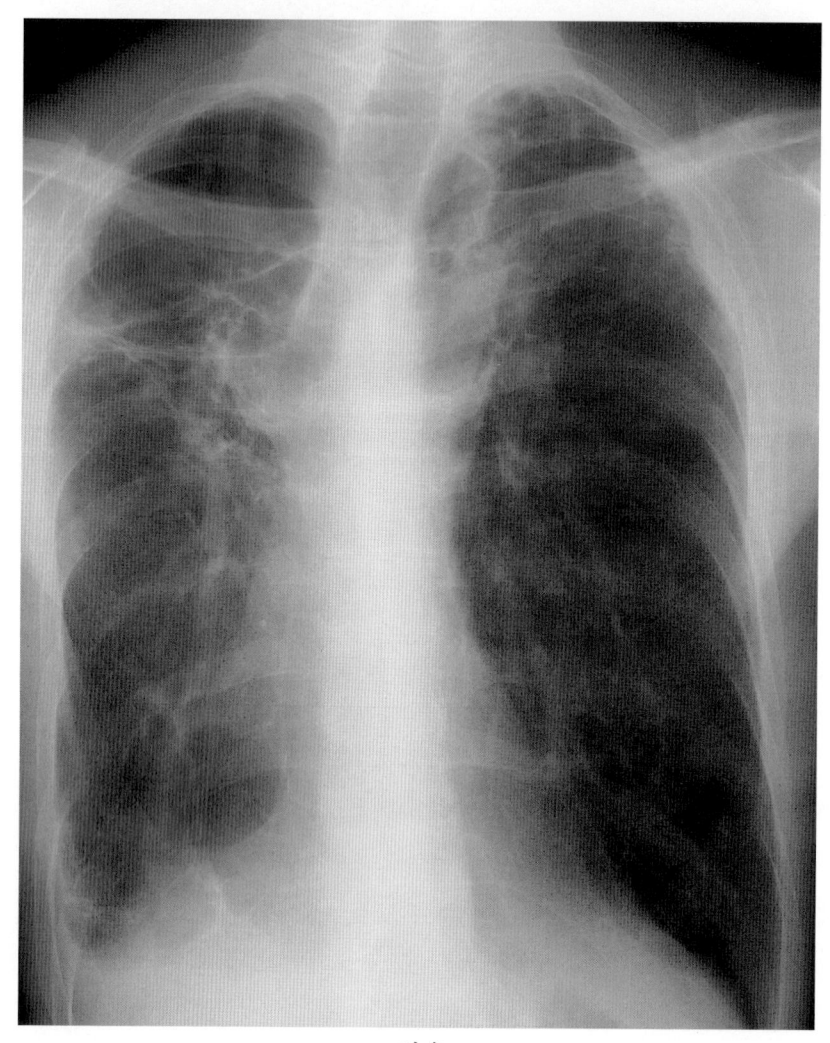

昨年

40歳代，男性．

　左上野は硬化巣と囊胞が混在している．右上野には巨大肺囊胞がみられ，その下縁に接した部分には蜂窩状肺がみられることから，右上葉は荒蕪肺を呈する．肺動脈の走行は肺門から一旦，肺野へ水平に出て行きついで下肺野へ分岐するが，中葉と下葉がどこに存在するかよく判らない．

　1年後．左肺は不変であるが右肺は大きく変わった．胸水ないし膿胸が少しはあるかもしれないが右全野に胸膜肥厚がみられる．なぜなら，この写真は会社検診で

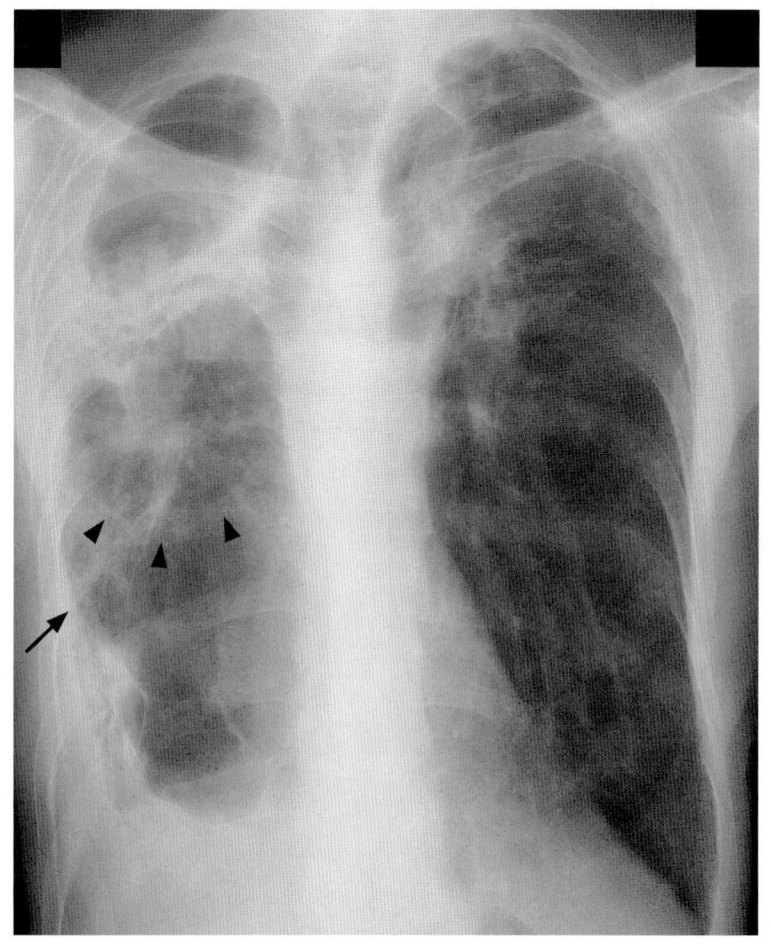

今年

の撮影であるので，ご本人は就労していると思われ，一般状態は悪くないと考えられるからである．右上野の巨大囊胞はやや縮小しているが内腔に結節陰影が出現していて菌球が疑われる．この囊胞の下縁に接する蜂窩状陰影はさらに透過性が低下している．葉間肺動脈は極端に側胸部へ牽引されていて，中肺野に新たに出現した葉間線（矢印）と重なっている．中葉は一般的には萎縮すれば心陰影とシルエットサイン陽性となるが，このように肺動脈が胸腔の中央より外側を下行するような状況ではこの葉間線の外側が中葉ではないかと推測する．従ってこの葉間線と心陰影の間は下葉が占拠していると思われるが肺紋理は著明に減少している．また矢頭▶のような巨大囊胞が明らかになっている．部位は多分 S^6．感染性囊胞から炎症が胸膜腔に波及して膿胸になったと考える．

16 左の肺野がチョット！

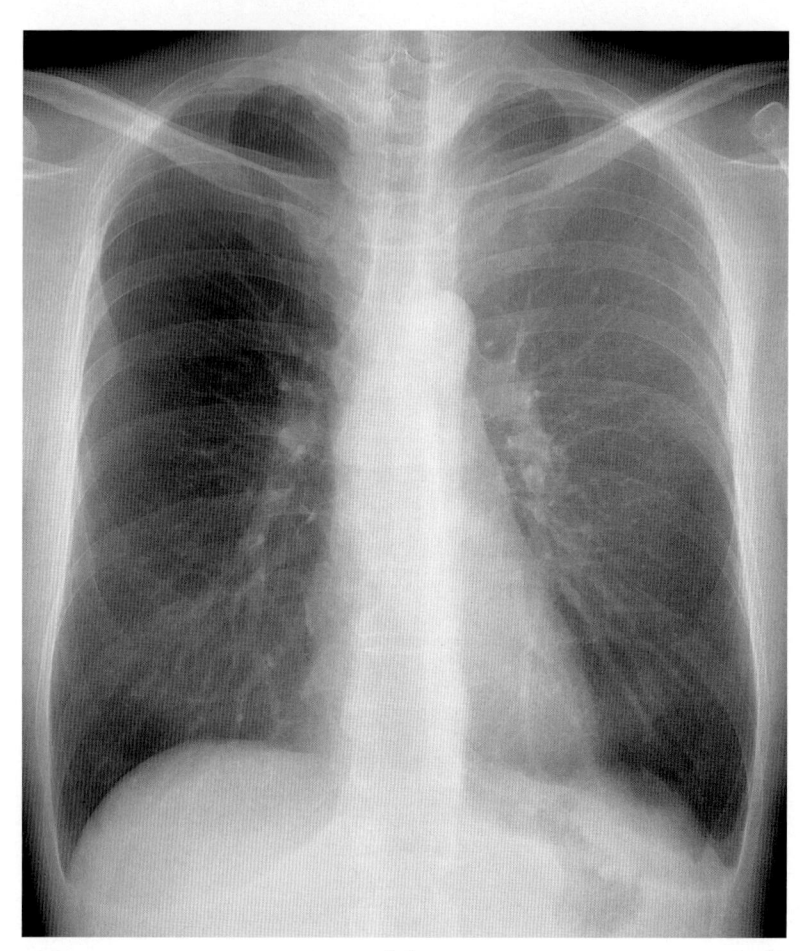

今年

　左上中野が均等に透過性低下を呈する．昨年も同じ所見で変化はない．肺野の構造に異常はみられない．

　筋などの胸壁異常は考えられない．変化がないので葉間胸膜炎や胸膜炎などの急性炎症でもない．

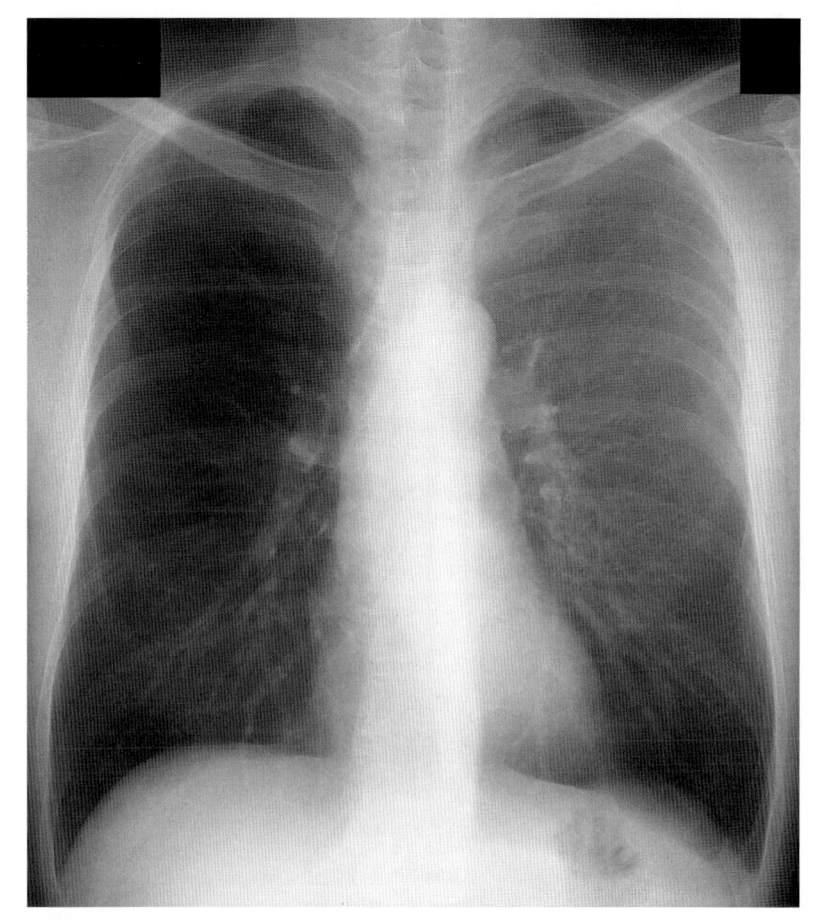

昨年

　とすれば形態からかつて胸膜炎を患った名残りの胸膜肥厚がまず考えられる.
　ただ，背側の胸膜肥厚も検討すべきであろう．背側でこのように上中肺野だけに肥厚が残っているのに下肺野は何の異常もみられず肋骨横隔膜角の鈍化もみられないのは余りにあり得ない所見ともいえる．ところが一つだけこれを支持する所見がある．左肋間の狭小化である．胸膜炎が消褪しても胸膜肥厚が長期に亘って残存すると胸郭が萎縮する．この例では，胸郭の横径はあまり変わっていないが前後径が縮小していると推定できる．ということはやはり背側の壁側胸膜の肥厚と考えるべきか？もしくは，葉間胸膜の肥厚も考えられなくはないが，あまりにも頭側まで陰影がみられるので否定的.

17　左胸部の違和感があった

病歴：糖尿病で治療中であった．糖尿病のレベルは空腹時血糖：260，HbA1c: 8.2.
約1週間前より左前胸部から左背部にかけて違和感があり，胸部撮影をうけて異常を指摘された．

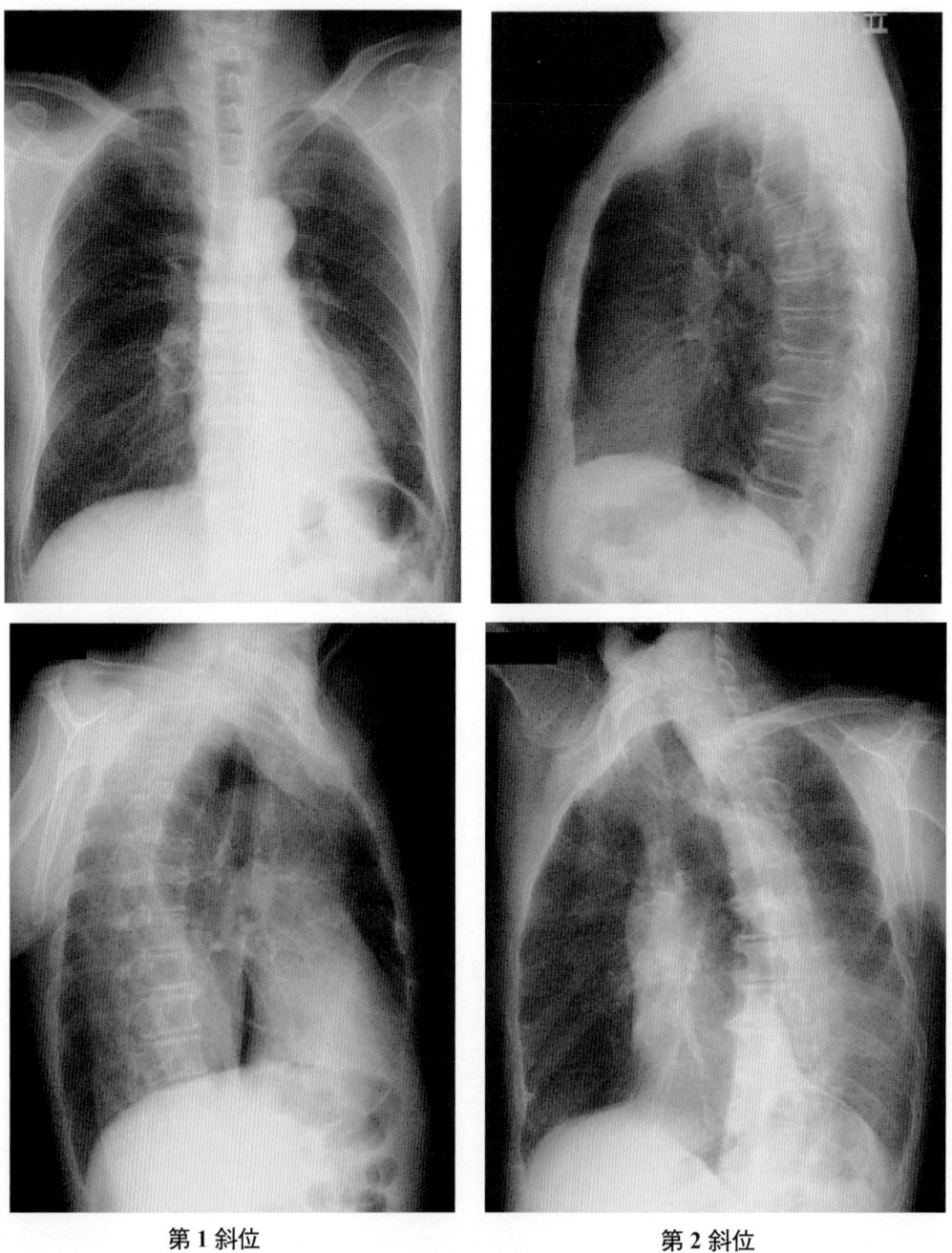

第1斜位　　　　　　　　　　　　第2斜位

B 「どうですか？この写真は？」
C 「ウーン．ハッキリ判るのは左下肺野の心陰影の辺縁に沿って血管陰影と同じぐらいの濃度の帯状の陰影があることです．その下の方で胸壁に向かって，チョコット線状陰影が見られるナ」
B 「ほかには？陰影の周囲とか内部はどうですか？帯状といいましたが，幅は一定ではないでしょう？」
C 「マアね．浸潤陰影の外側に肺動脈の陰影が少し見られるのかな．内部は均一といっても良いかも」
B 「左横隔膜の高さというか胃泡の位置はどうですか？」
C 「横隔膜は右が左よりも高いのが普通だから，これは左が一寸高いといえるようだけど．横隔神経が麻痺しているといった高度の横隔膜挙上ではないナ」
B 「だから？」
C 「もう一度，この背腹写真を全体として眺めると，左の胸郭がちょっと小さいし肋間も右に比べて狭い感じだな．だから左の肺容積が減って左横隔膜が高くなったンでしょう」
B 「そういえば心陰影の右縁は脊柱から右の胸腔にはみ出しているのが普通ですよね」
C 「アッ！判った，判った．これは左下葉全体が無気肺になっているんだ！」
B 「その原因は？」
C 「そりゃー，気管支鏡で覗いてみないと判りませんョ」
B 「79歳の糖尿病のお爺さんに，そう楽でもない検査をしなくても，この4方向撮影の写真を見ただけで，だいたい見当はついているでしょう！」
C 「間違いを恐れずにいえば，左下葉口を完全に閉塞する肺癌だと思います」
B 「そうナンです．最近は余り4方向撮影などをルーチンとして指示しませんので，チョットこの症例の説明をしておきます」

背腹写真：気管分岐部から左主気管支がほぼ水平方向に向うのが正常ですが，これでは左主気管支が尾側に向っています．左肺門部では左下葉気管支の分岐がみられるのが普通ですが，この症例では見られません．といっても左下肺野の肺紋理は「減少している」というほどでもない．

第1斜位写真：左主気管支の走行が極端に尾側に変位していますが，下葉枝はどこなのか判りません．

第2斜位写真：左下葉気管支の各分岐が見られません．左胸腔の下半分の透過度が低下して，すりガラスのようにみえますが，その部分でも肺紋理がみら

れます．
　　側面写真：気管陰影の下端に気管分岐部の輪状陰影がみえますが，左上葉口の
　　　　輪状陰影が余りにも尾側にある．
「といったところです」

「次の CT を見てください．

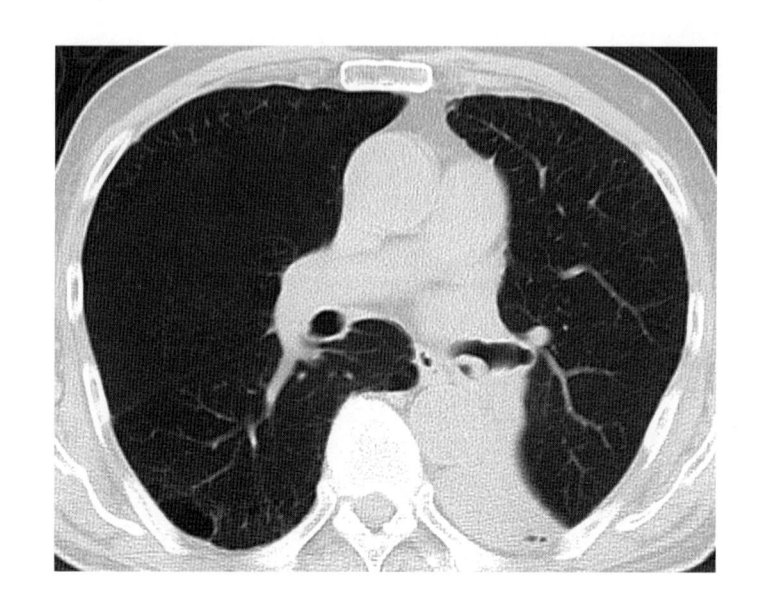

　これは左下葉の入口部のレベルですが，気管支内腔にリング状の陰影が見えているでしょう．この患者さんは左下葉切除をしました．病理所見は pleomorphic carcinoma with squamous cell carcinoma component で，病期は pT2bN0M0 でした．
　術前に気管支鏡検査をして下葉の入口を塞ぐ腫瘍を確認していましたが，手術待機中に左上幹の閉塞が起こり，突然の呼吸困難のために緊急入院するというエピソードがありました」

18　両側の全肺野に散布する多発結節陰影　　コンペ

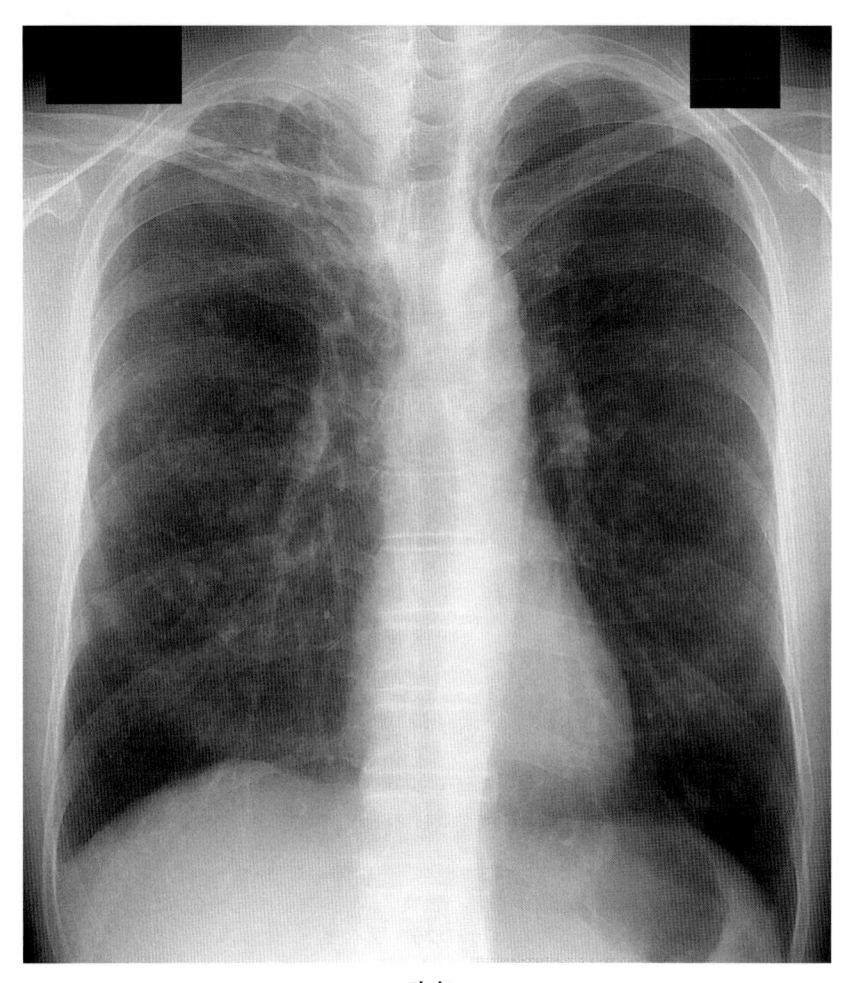

昨年

A 医師

　この最初の写真で目立つのは，右上肺野から肺尖部にかけてみられる不整形の索状陰影と胸膜肥厚の所見の他に，10 mm から 5 mm，さらには 3 mm 程度の種々の大きさの円形，楕円形などの結節陰影が，両側の上肺野から中肺野にかけて重なり合ってみられる．一つ一つの結節陰影の濃度はほぼ同じで，石灰化陰影は見られない．結節陰影の中央に透亮像は見えない．また肺門と縦隔リンパ節の腫大はみられない．

　種々の大きさの結節陰影が左右に散布している場合には，気道系からの散布よりも血管系からの散布の可能性が高い．つまり時間をあけて血液中に腫瘍細胞が入り

散布された可能性が高い．

しかし悪性腫瘍からの血行性転移と仮定すると，左右の結節の大きさを比較してみると，左側の結節が右側に較べて明らかに小さいのが矛盾する．

好酸球性肉芽腫などのように細葉大の病変が重なった場合に，このような多発結節陰影としてみられることがあるが，この症例では透亮像はみられない．

要約すると，悪性腫瘍の肺転移あるいは感染などの原因による細葉レベルの病変の可能性がある．診断の確定のためには，胸腔鏡下肺生検が必要であろう．

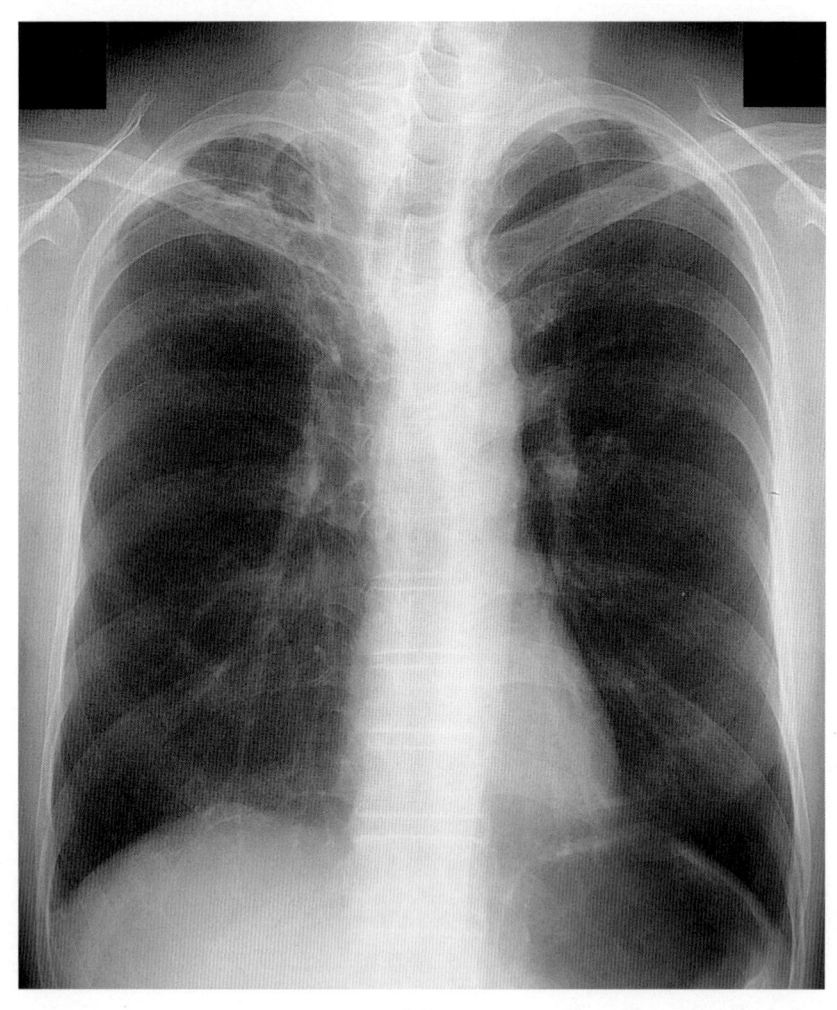

今年

ところが1年後の背腹写真をみると，驚くことに両側肺にみられた多発結節陰影は殆どが消失している．右上肺野から肺尖部にみられる陳旧性病変は全く変化がない．大小さまざまであった多発結節陰影は完全に消失したといっても良い．この1年間に何があったのか，この間の経過については全く情報がない．

　治療も受けずに完全に治癒したのか，抗癌剤が著効したのか，ステロイド治療が奏功したのか，患者さんにとっては誠に目出度い結果であるが，臨床医としては釈然としない思いが残る．左右の病変の大きさが異なることや肺胞レベルの陰影がないことから，気道系の感染症は否定できる．腫瘍の肺転移を抗癌剤で治療したのか，慢性感染症ないし肉芽腫をステロイドで治療したのか，いずれとも判断できない．

　両側の肺野を慎重に観察しても肺生検の痕跡はみられない．決定的な診断により極めて有効な治療が行われたのであろうが，臨床経過から遮断された読影医には釈然としない思いが残る．

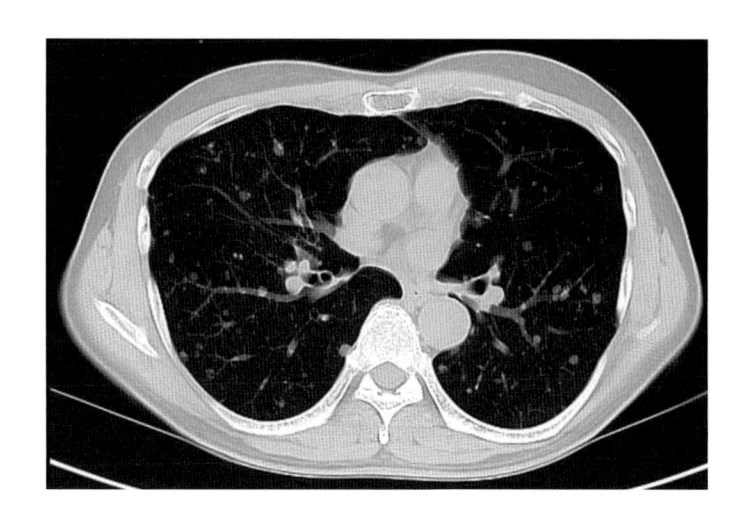

　後日調査したところ，昨年CT撮影していたことが判明した．このCTは昨年の背腹写真を撮影後，約1ヵ月目の所見である．画像のレベルは両側の下肺静脈の高さである．さまざまな結節陰影が皮質と髄質を問わず撒布しているようにみられる．

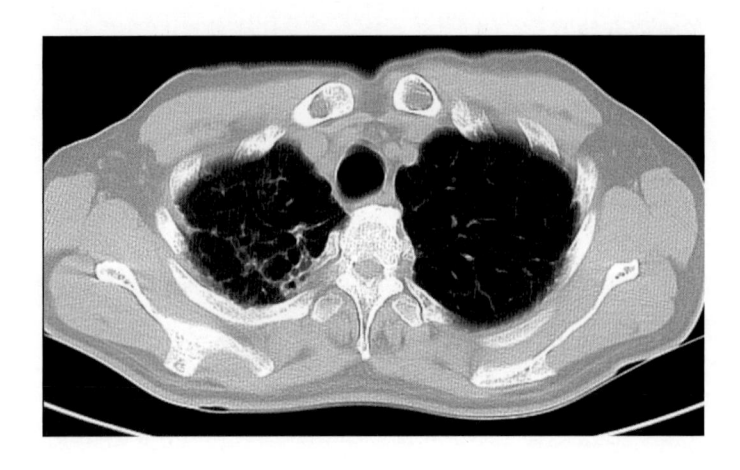

この右上肺野の所見では，背腹写真と同じく不整形の索状陰影と胸膜肥厚がみられ，いわゆる陳旧性病変と表現してもよいだろう．

B 医師

　最大1cmまでの大小の粒状ないし結節陰影が全肺野に播種．互いに融合している所見はなく間質陰影の増強や浸潤陰影はない．一つ一つの陰影は血管と重なっている傾向がみられる．これらの所見と翌年には散布した陰影が全く消失していることから血行性に転移した悪性腫瘍が考えられる．消化管もしくは精巣の腫瘍か？
　皮下脂肪の厚みが減少している印象はなく化学療法は充分に有効のようである．右上葉の陰影と関連して結核ではないかという意見もあるが，粟粒結核ほど散布巣は小さくないし抗結核薬が1年で陰影を消去してしまうことはないという理由で肺結核は否定的である．

19　これは裏返した写真ダョ！

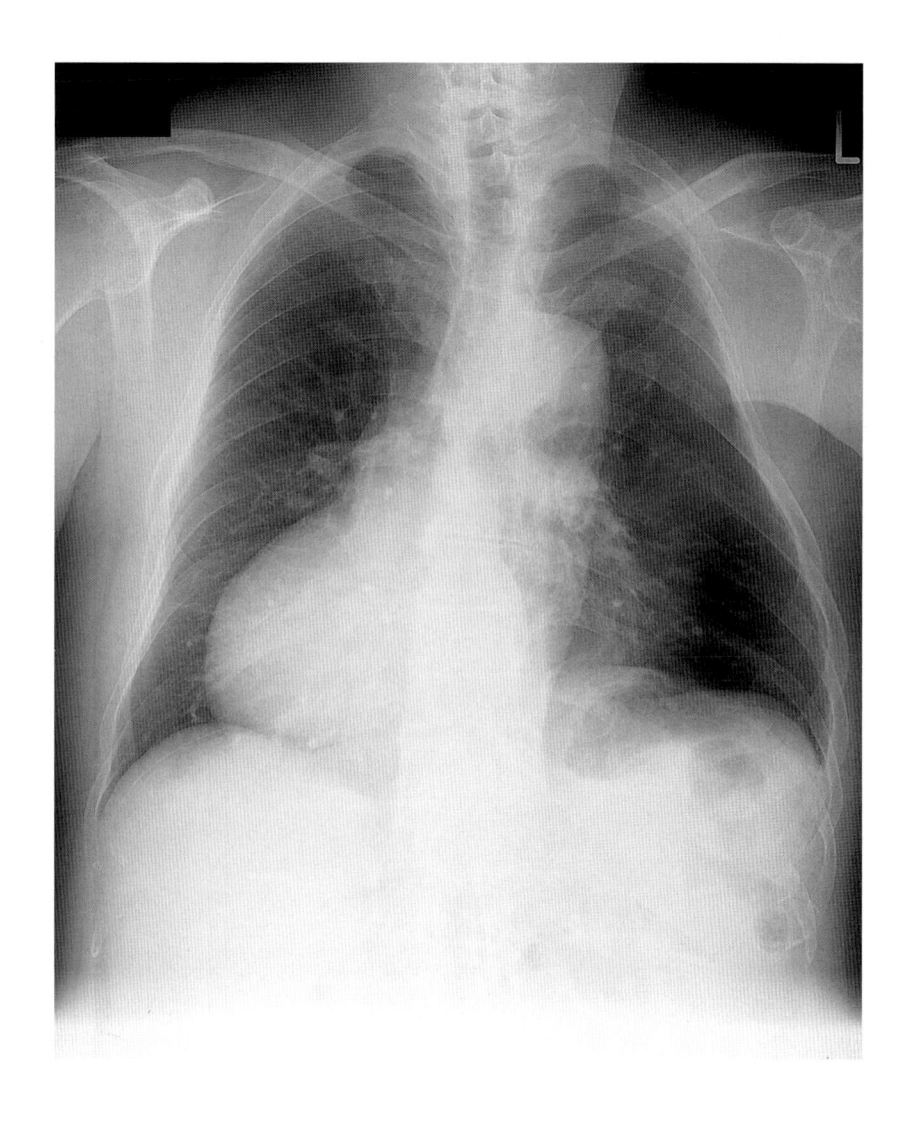

A 「C君，この写真はどうです？」
C 「レントゲン写真が裏返しじゃないんですか？」
A 「では，ひっくり返してみたら」

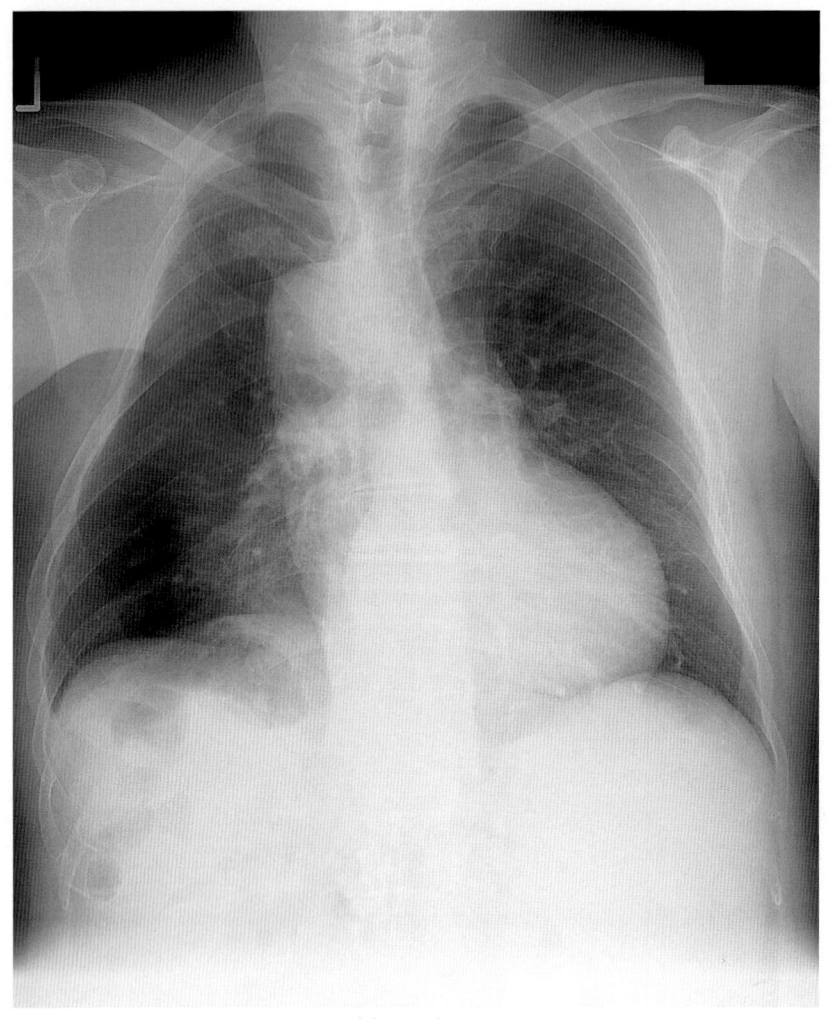

(裏返し)

C 「あ，やっぱりこれも変．名前も裏返しになっている」
A 「そうでしょ．では読影してみて」
C 「心臓が右胸腔にあって大動脈は左にあるので右胸心です．胃泡が左にあるので内臓逆位ではないと思います」
A 「正解？といいたい所だけどもう少し異常をみつけてみては？」
C 「左胸郭の変形があるようです」
A 「どんな変形？」
C 「第3肋骨から第5肋骨までの肋骨が矮小なので左胸郭が右より小さいです」
A 「そうだね．矮小でしかも前胸部での肋軟骨や肋骨がはっきり見えていないから，もしかしたら左前胸部は陥没しているかもしれないね」

C 「ははあ，先天性ですか？」
A 「そうだと思うよ．手術した形跡はないからね．で，まだもう一つ大事な異常があるよ．それが判ればこの写真の全ての異常所見が一つの解で説明できるんだけど……」
C 「判りません」
A 「左右の腋窩の部分を比べてみたら？」
C 「ああ，なるほど……．この人って女性ですか？」
A 「どうして？」
C 「いや，乳癌の手術を受けた人は，乳房切断と大胸筋摘除も同時に行われることがあるので，大胸筋がなくなると腋窩に空間ができますから」
A 「でも，この人は男性みたいですよ」
C 「ですよね……．男性乳癌かなあ」
A 「乳癌全体で男性例は1％以下ですね．まさか肋骨を多数切除するような手術を受けたとは考え難いね」
C 「では，大胸筋がないのも先天性ですか？」
A 「そう，Poland症候群って，聞いたことはない？これはね，先天性の上肢および上部胸郭の異常で，
　1. 大胸筋，小胸筋の欠損
　2. 同側の合指症
　3. 同側の2～5本の肋骨の異常
　4. 時に右胸心を合併
という状態です．たまに遭遇するから覚えておいてね」

20 肺門陰影がオカシイ

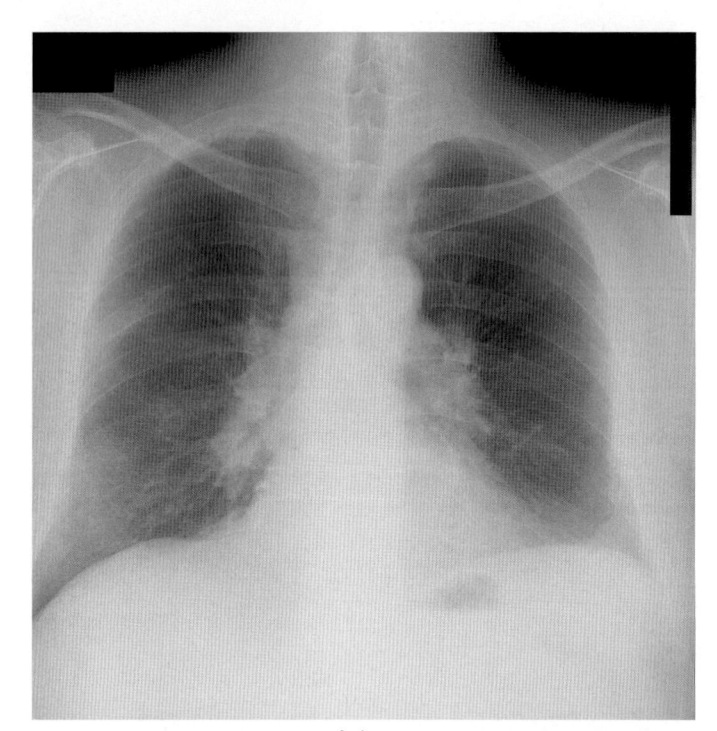

今年

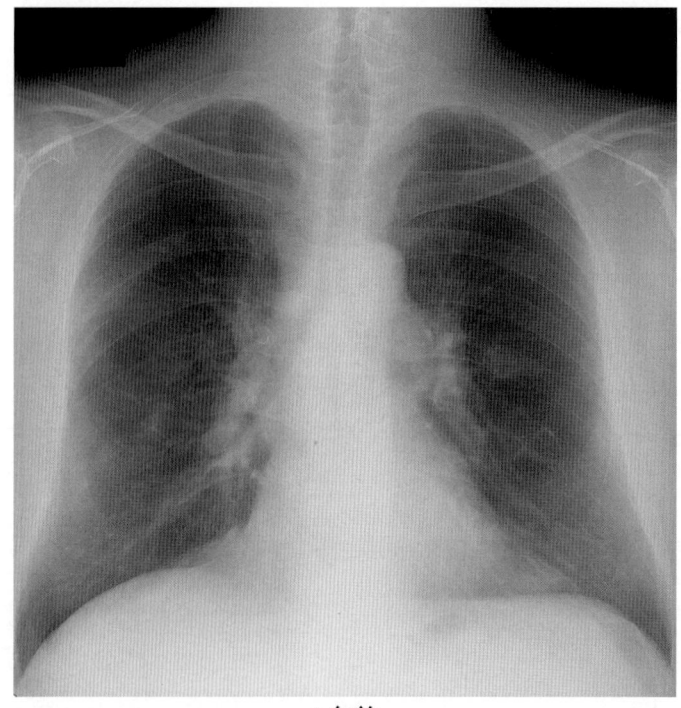

1年前

この2枚の写真は，両側の肺門部にみられたリンパ節腫大（BHL）を1年前の所見と比較観察したもので，肺門部にみられる塊状陰影の状態にはほとんど変化がない．

　今年の背腹写真では右中肺野の胸壁の近くから，斜め上に向かって淡い浸潤陰影が見られる．これは恐らく肥満による右S_2とS_6の葉間部に入り込んだ胸膜の脂肪組織と推定している．

　サルコイドーシスは，この症例のように長期間にわたって経過観察をしても，ステロイドを使用しなければ，ほとんど肺門部のリンパ節腫大の程度は変化しないのが普通である．長期間観察しても肺野に線維化による微細網目状陰影が観察されるようになることは稀である．縦隔鏡検査により悪性リンパ腫や癌のリンパ節転移などが否定され，眼科でもブドウ膜炎の治療の必要がなければ，観察するだけで良い．

21 虚栄心とはいうものの！

A 「レントゲン写真，7年前，5年前，4年前，1年前と4枚並べます．最初と最後は側面も添えます．」

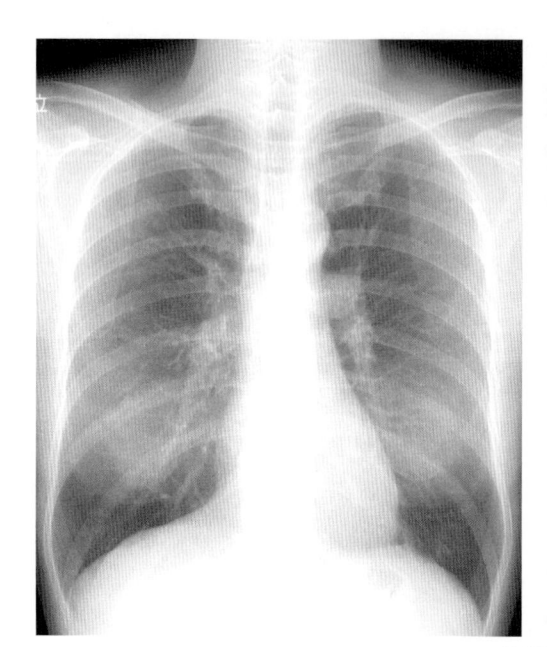

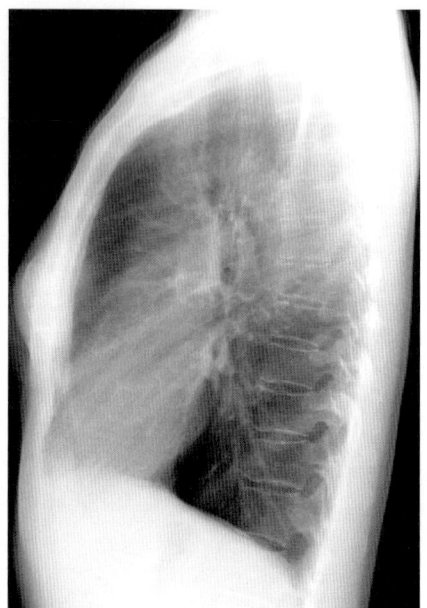

7年前

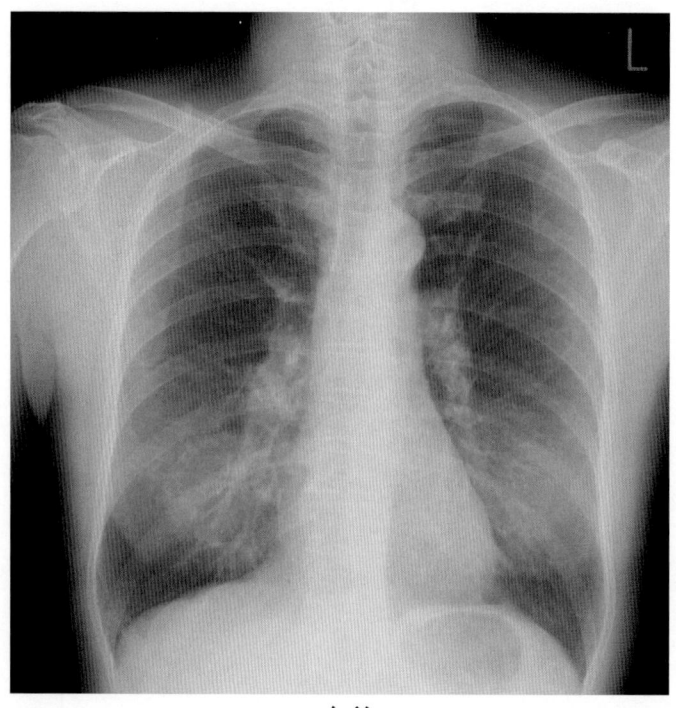

5年前

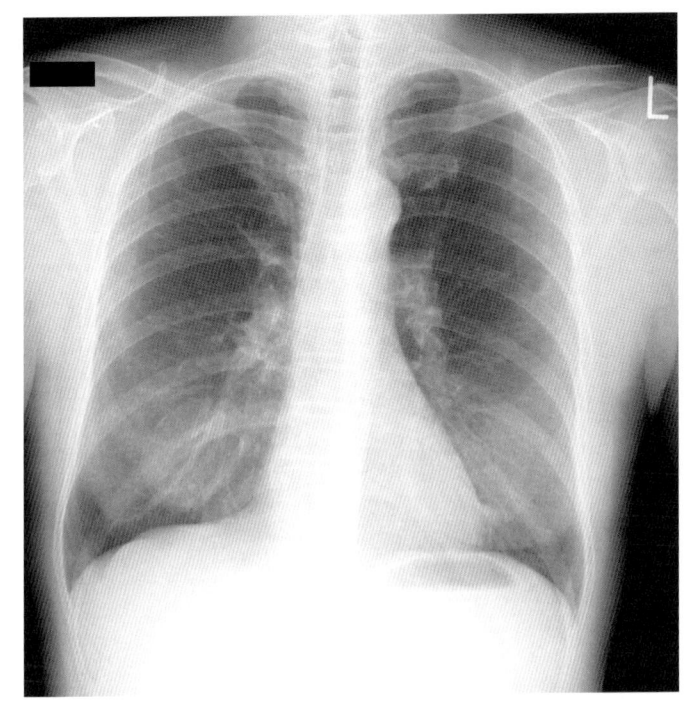

4 年前

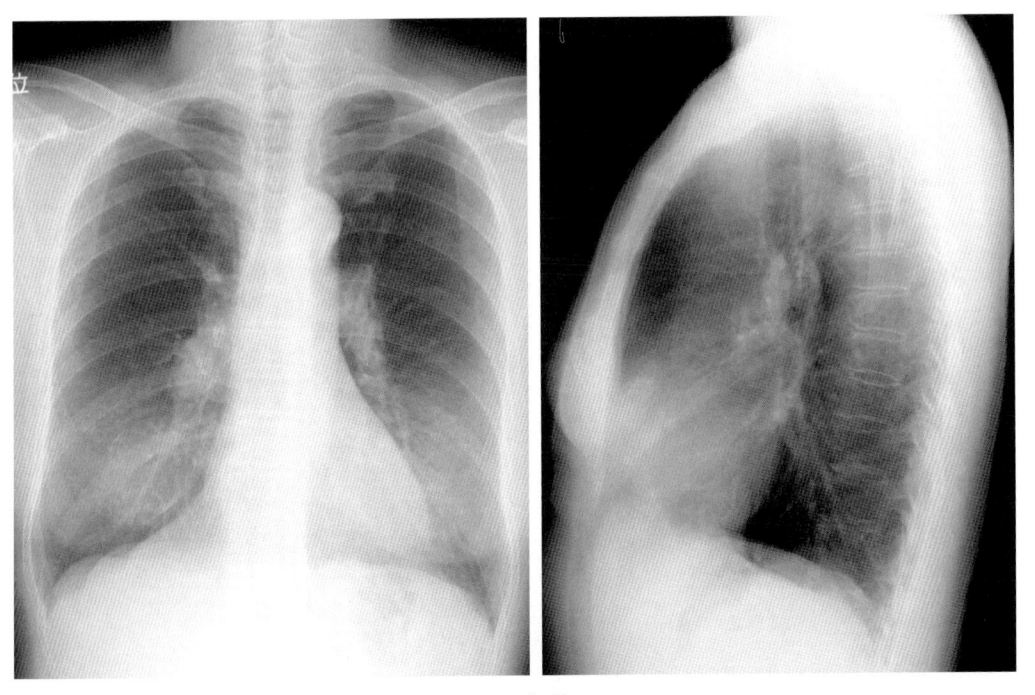

1 年前

B 「7年の間に，どう変化したかがわかるかな？ということだね．肺野には特に異常はないみたいだけど……何かある？」
A 「いや，ないようです．」
B 「では，胸壁か，縦隔か……なるほど，なるほど……とはいうものの……これって順序よく並べてある？」
A 「はい，そうですよ」
B 「BHLが出たり，ひっこんだり……かな？」
A 「そうです．」
B 「出たり，消えたり……か．何か治療している？」
A 「高血圧，気管支喘息，アトピー，胃潰瘍くらいです」
B 「BHLとは関係ないよなあ……サルコイドーシス，結核，悪性リンパ腫，肺癌……どれも出たり消えたりはしないしなあ……」
A 「検体検査でも，確定診断ができてません」
B 「となると，リンパ節の生検か，……縦隔鏡だな」
A 「まあ，そうですね．でも，まだ何かヒントはないのか……と．もう一度，写真をじっくりと……ですけど」
B 「じっくりと？」
A 「はい．女性です．」
B 「女性？　そうだよ，女性だよな．オッパイあるし……む？　豊胸術か！」
A 「はい．30年位前に，ブームがあってシリコンを入れる人がいっぱいいました．今はシリコンバッグですが，昔はシリコン球でしたね」
B 「シリコンね．……おやおや？」

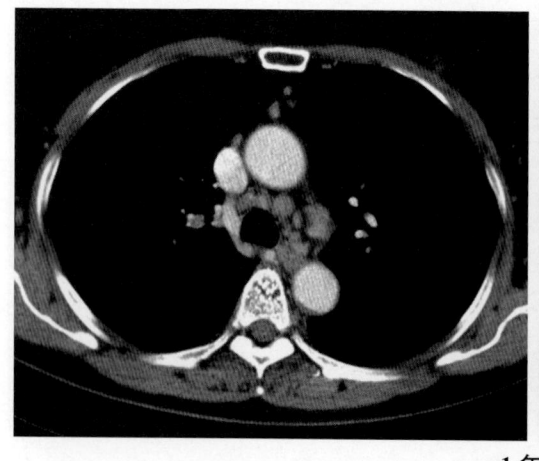

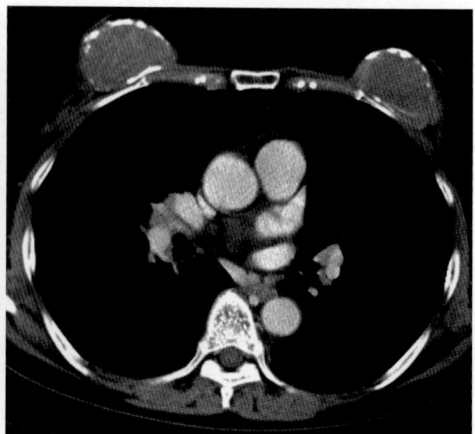

1年前

A 「はい，はい，シリコンです．何かあります？」
B 「あった，あった……あれ，あれ，えーと，シリコンてのは Adjuvant で，ヒトアジュバント病ちゅうのがあったけど臨床例の経験はないし，よく判らんけど」
A 「膠原病などの合併症が多いとか……ですね」
B 「CT をみせてよ」
A 「はい」
B 「なるほどね」
A 「問題のシリコンですが，こういう状況です」
B 「旧くなると石灰化も起こるのかな，というよりもこの病気によるものかな」
A 「確定診断のため縦隔鏡しました．病理の所見は epitheloid granuloma で necrosis はなく，ヒトアジュバント病と判定してよいだろう……と」
B 「シリコンは？」
A 「摘除しました．シリコン球は壊れてボロボロだったそうです．」

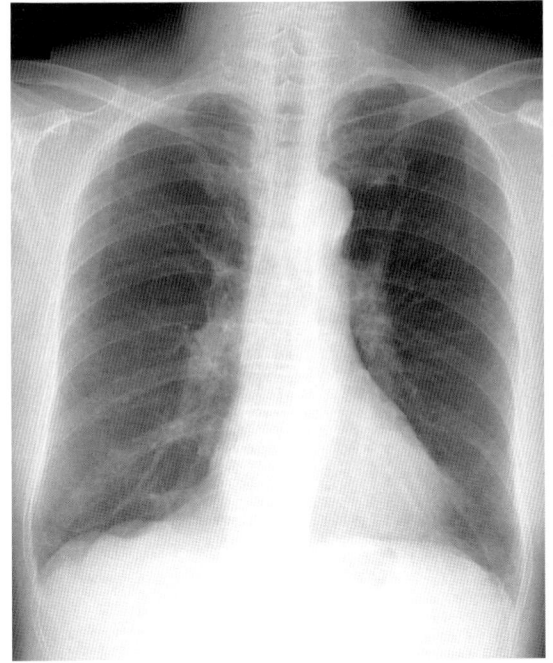

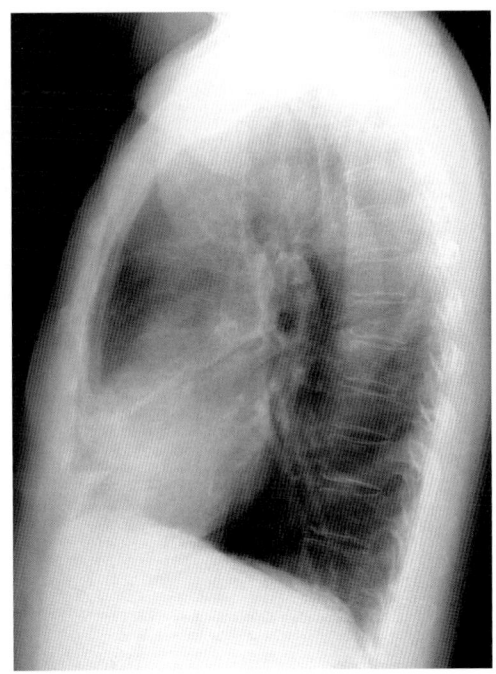

今年

B 「BHL は？」
A 「もう，認められなくなってますね」

22　こんな陰影はどう呼びますか？

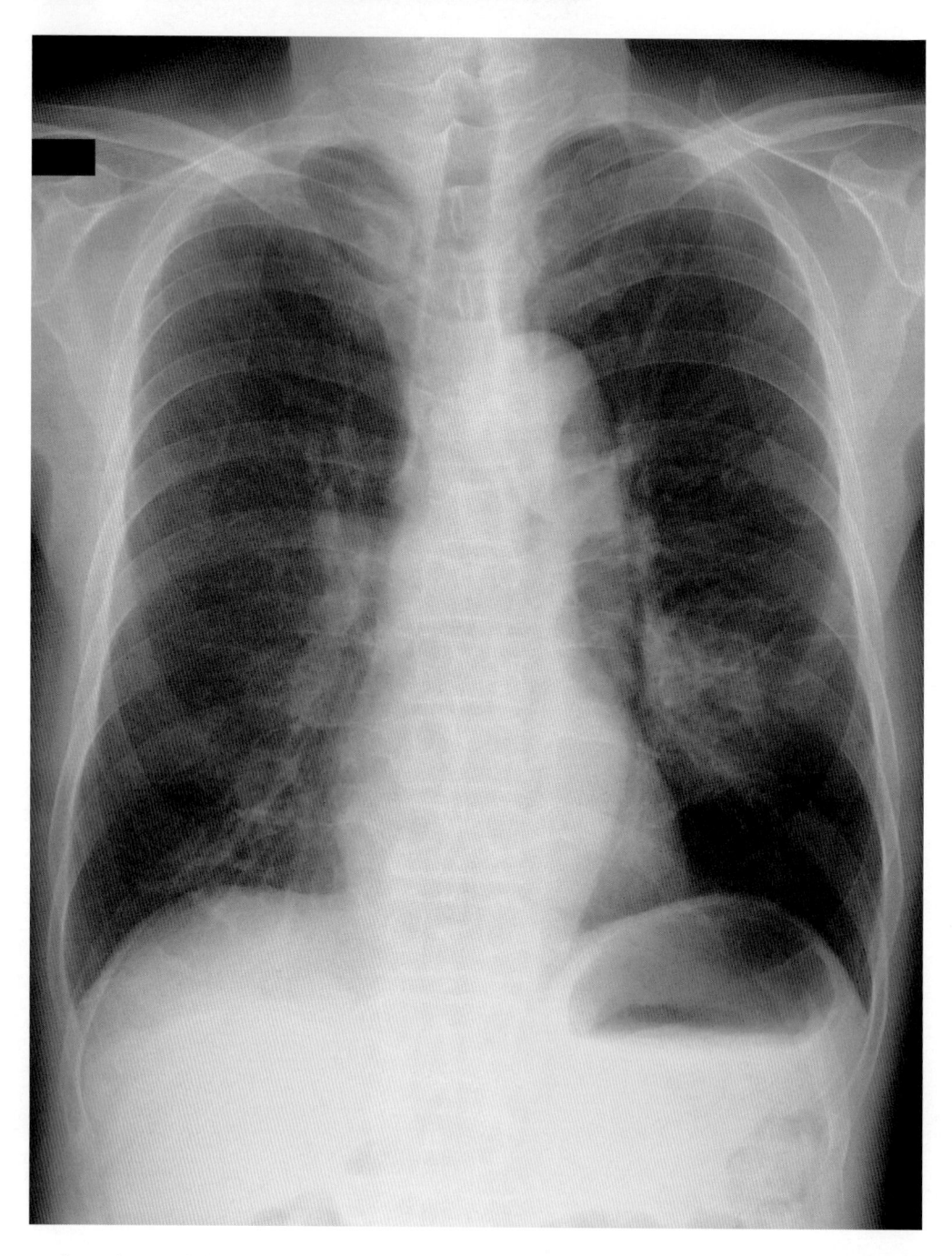

　左下肺野の直径 4 cm ほどの範囲に浸潤陰影がみられる．部位は S^8, S^9, S^{10} の中枢に近い所と推定できる．見方によってはこの陰影は浸潤陰影というより塊状と表現した方がよいかもしれない．

拡大してみると，

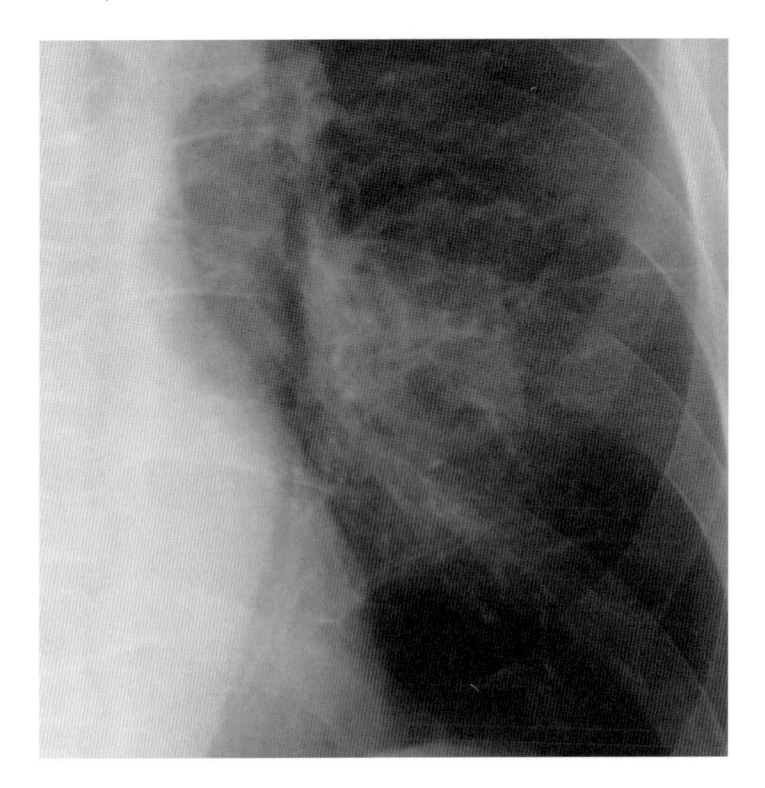

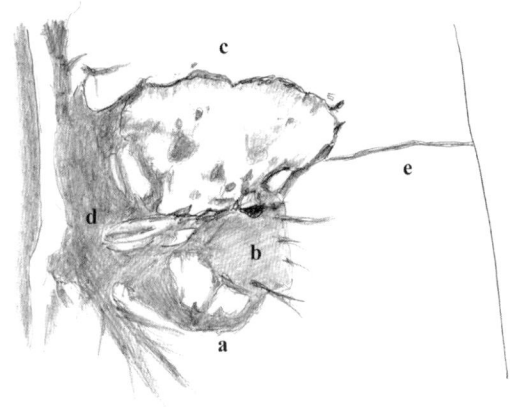

　aの帯状陰影はbの結節陰影につながっているように見える．cは肺門から側方へ波打った索状陰影として観察できる．が見方によってはa, b, c, dが連続している病変で嚢状の病変とも考えられる．もしも，嚢状病変であると仮定すると，その壁は薄い所（c）や厚い所（a, b）もある．散布巣は見当たらない．eは胸膜引き込み像とも考えられることから，まず第一に肺癌が疑われる．しかし肺膿瘍，肺結核，肺真菌症，肺分画症なども否定できない．更なる精査が必要．

23　多発肺癌なんてあるのかナ？

　毎年，保健センターで検診を受けてきているが，今年は精検を指示されたので受診された．喫煙歴はない．自覚症状はないが，HbA1c: 7.1 の糖尿病が指摘されている．

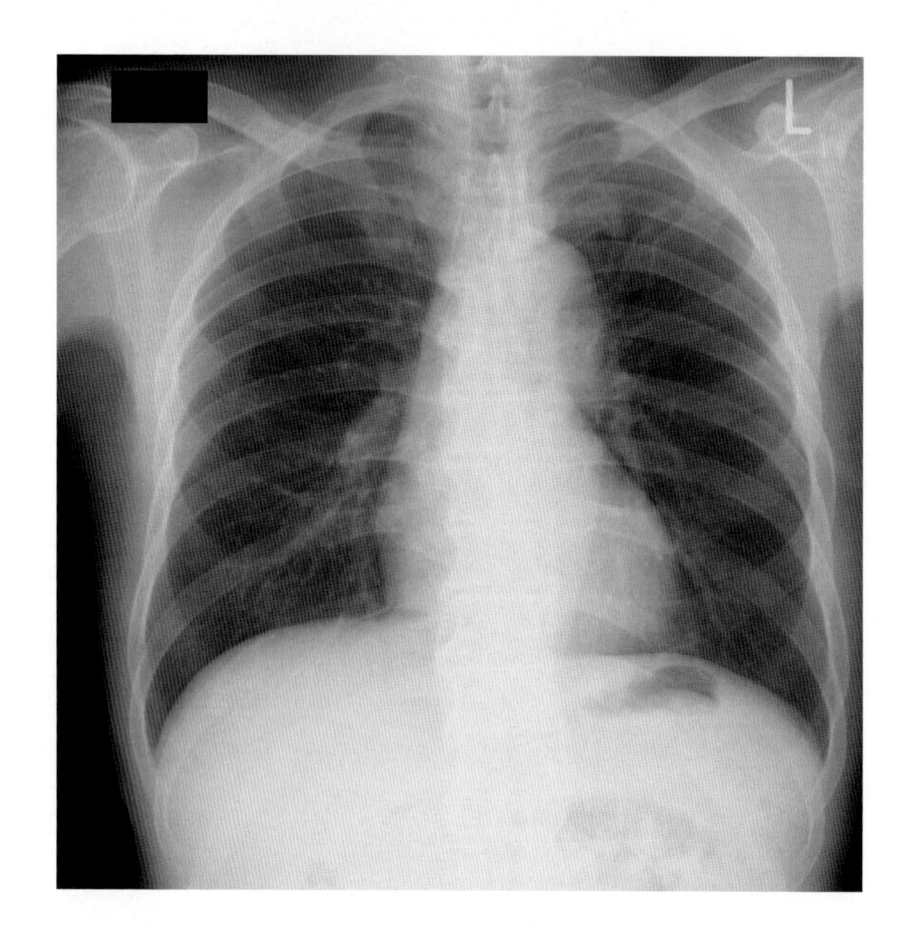

B 「C先生．保健センターの先生は何処がオカシイと考えたンだと思う？」
C 「チョット難しいけど，左上肺野の第一肋間に見える細長い結節陰影をいっているンでしょうネ．これはA先生やB先生がいつも陳旧性病変といっている陰影と同じですネ」
A 「C先生からそういわれると辛いけど，細長い結節陰影は索状陰影と呼んでいるンだ．これはB先生でも陳旧性病変というだろうナ」
B 「僕も同感ダ．急性炎症でもないし腫瘍でもない感じ．けど折角精検の指示を受けて受診してこられたンだから，チャンとしないといけないよネ．この患者さんは，実はビックリ仰天なんだ．

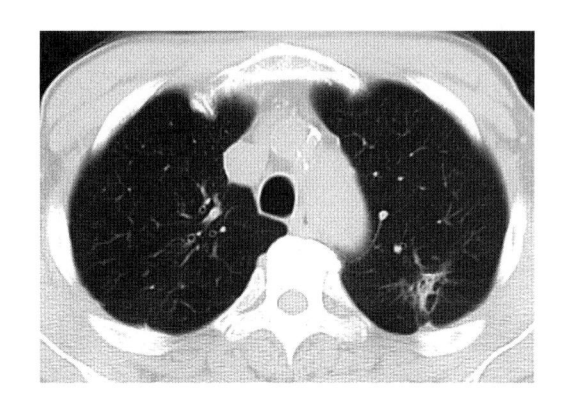

左 S^{1+2} に索状陰影が集まって，一部には小さな囊胞のようにも見えるとこがあるよネ．

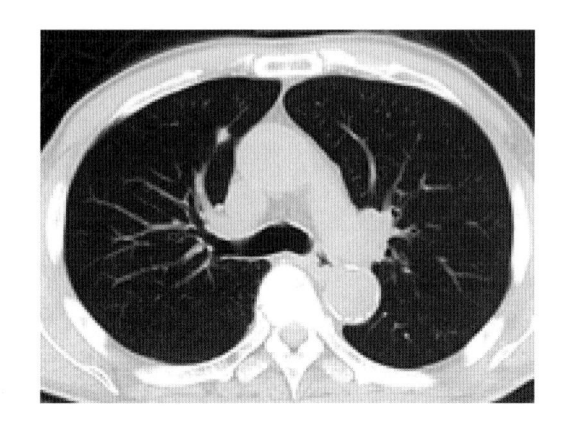

このスライスでは，右 S^3 に小さな結節陰影があって，前後に星芒状の陰影が見られる．しかもだよ．次のスライスをみて！

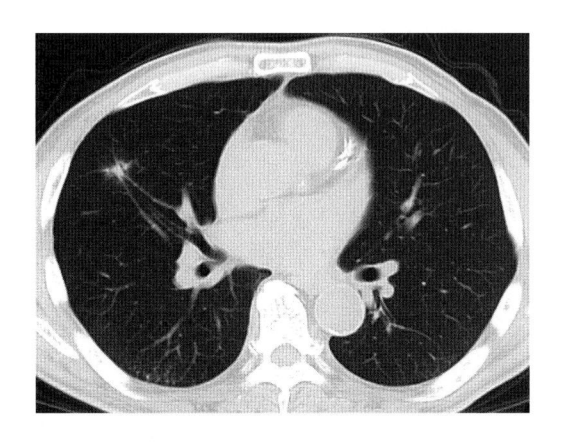

これでは右 S₄ の結節陰影に血管陰影が集束しているように見える」

C 「CT を見た上で背腹写真の右の肺野を眺めても，CT の右 S₃ と右 S₄ の結節陰影に一致するものは判らんナ．左に 1 個，右に 2 個の結節陰影があるときには……．
何ヵ月かあとでもう一度 CT を撮影して経過観察するのがベストかな．
アッ！A 先生が何時も云ってる CT で経過観察する時には，体積計算をして増大しているか判定するンだった」

A 「（モゴモゴと口の中で）この症例では体積計算をしなかったンだ．だって左も癌，右も癌なんて不幸なことは，転移性肺癌のほかには滅多にないだろう．転移性肺癌だったら円形陰影のことが多いよネ」

C 「ナーンダ．実をいうと，あんまり科学的ではないンだ．面倒だったのかナ．で，どうだったンですか？」

B 「結局，3 ヵ月後にもう一度 CT を撮影したンだ．

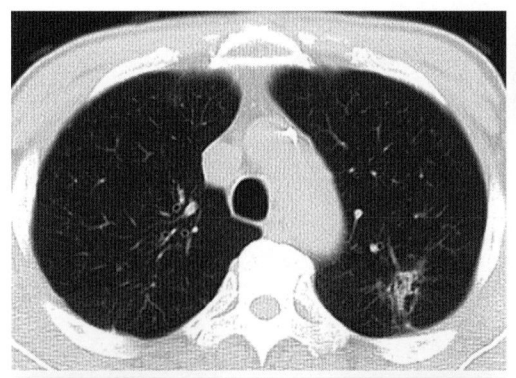

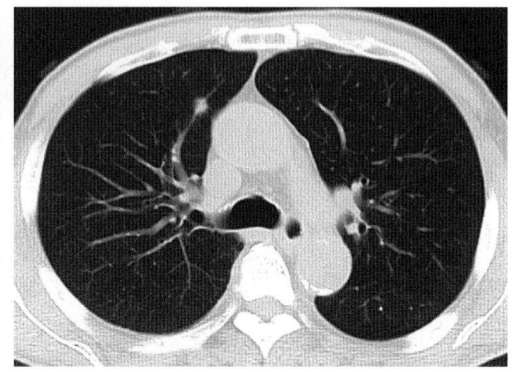

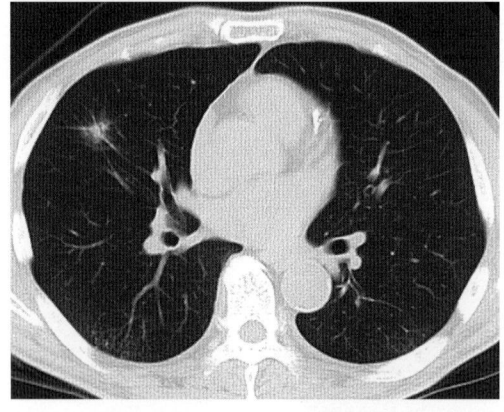

この CT を見て貰ったらわかるけど，ほとんど変化はないといっても良いのだが．陰影の周囲に星芒状の索状陰影があって，引き込まれているような感じ，

あくまでも感じなんだけど，気になってネ．呼吸器外科に紹介したんだ．彼等も中々診断が付かなくて，2ヵ月後に右開胸して，右上葉の部分切除と中葉切除をしたところ，それぞれ Stage Ia の adenocarcinoma だった．さらに2ヵ月後に左 S^{1+2} の区域切除をして，矢張り Stage Ia の adenocarcinoma だった．病理学的には肺内転移などではなく，多発癌という結論だったそうだ」

A 「左上肺野の索状陰影は読影できるけど，右の陰影は CT で初めて判ったんだ．B 先生が「感じ」というけど，やっぱり体積をそれぞれ測っとけば良かったかナ」

24　左肺門部の円形陰影　　コンペ

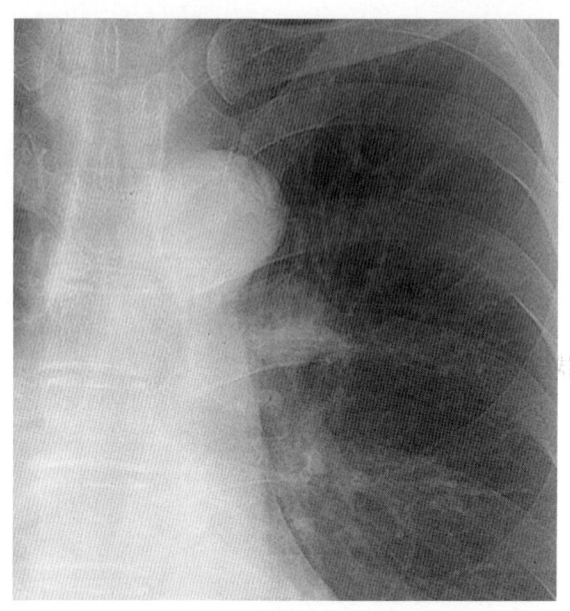

写真1

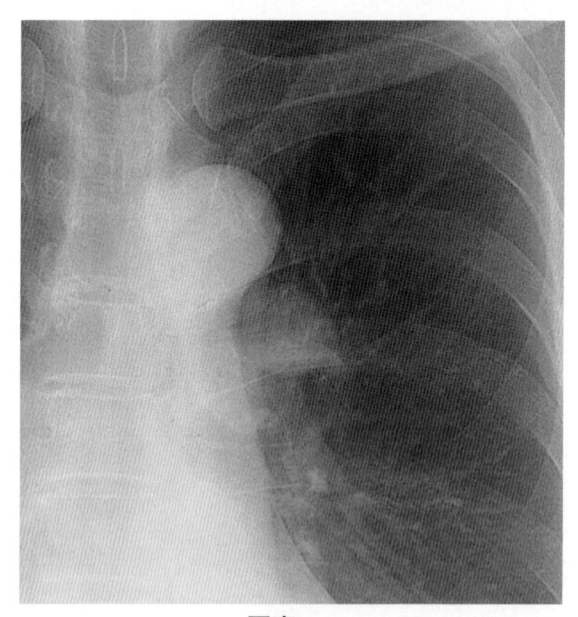

写真2

A 医師
　写真2は写真1の1年後に職場検診で撮影されたものである．左肺門部の大動脈弓の下縁に接して，円形陰影がみられる．この陰影には石灰化陰影はみられず，

辺縁は鮮明といって良い．1年経過しても円形陰影は全くといって良いほど増大する気配は見られず，肺野と縦隔での相対的な位置にも変化は指摘できない．写真2の所見のため受診者本人には更なる検査を受けられるように勧めているが，受診の結果は不明であった．

　このような肺門部に近い陰影を見た場合には，その部位を推定するのにシルエットサインが役に立つ．この円形陰影は左肺門部でもどのような位置にあるのか？まず下行大動脈や肋骨陰影とはシルエットサインは陰性で，この円形陰影は後縦隔に接したものではないことが明らかである．後縦隔に接しているならシルエットサインは陽性で，神経鞘腫など神経系の良性腫瘍の可能性が高い．左主肺動脈ともシルエットサインは見られず，この円形陰影は左 S^6 あるいは前胸壁に近い肺野の腫瘤と推定される．この症例では円形陰影に重なって肺紋理がほぼ同じようにみられる．前縦隔の腫瘍であればリンパ系の腫瘍の可能性が考えられるが，このような辺縁の鮮明な円形陰影として見られることは少ない．

　色々な可能性が考えられるが，1年後もほとんど腫瘍径に変化がないことから考えても，左 S^6 の肺野に発生した軟骨性過誤腫の可能性が高いと考える．軟骨性過誤腫は増大傾向の極めて遅い腫瘍であるが，それでも周辺に転移がみられる症例もある．

B 医師

　大動脈弓の傍に直径 2.5 cm の coin lesion がある．1年間では増大していないので良性腫瘍の可能性が高い．腫瘍陰影を透かして bronchovascular bundle がみえるのでこの腫瘍自体の透過性は高いと考えられる．つまり過誤腫や発育が緩徐な肺癌ではないようだ．むしろ，胸壁の lipoma や肺内の bronchial cyst などが考えられる．pericardial cyst とすると心陰影から連続しているはずであり，この陰影は心陰影から乖離しているようである．esophageal cyst は好発部位からの距離があり過ぎる．

25 両側に微細網目状陰影がある

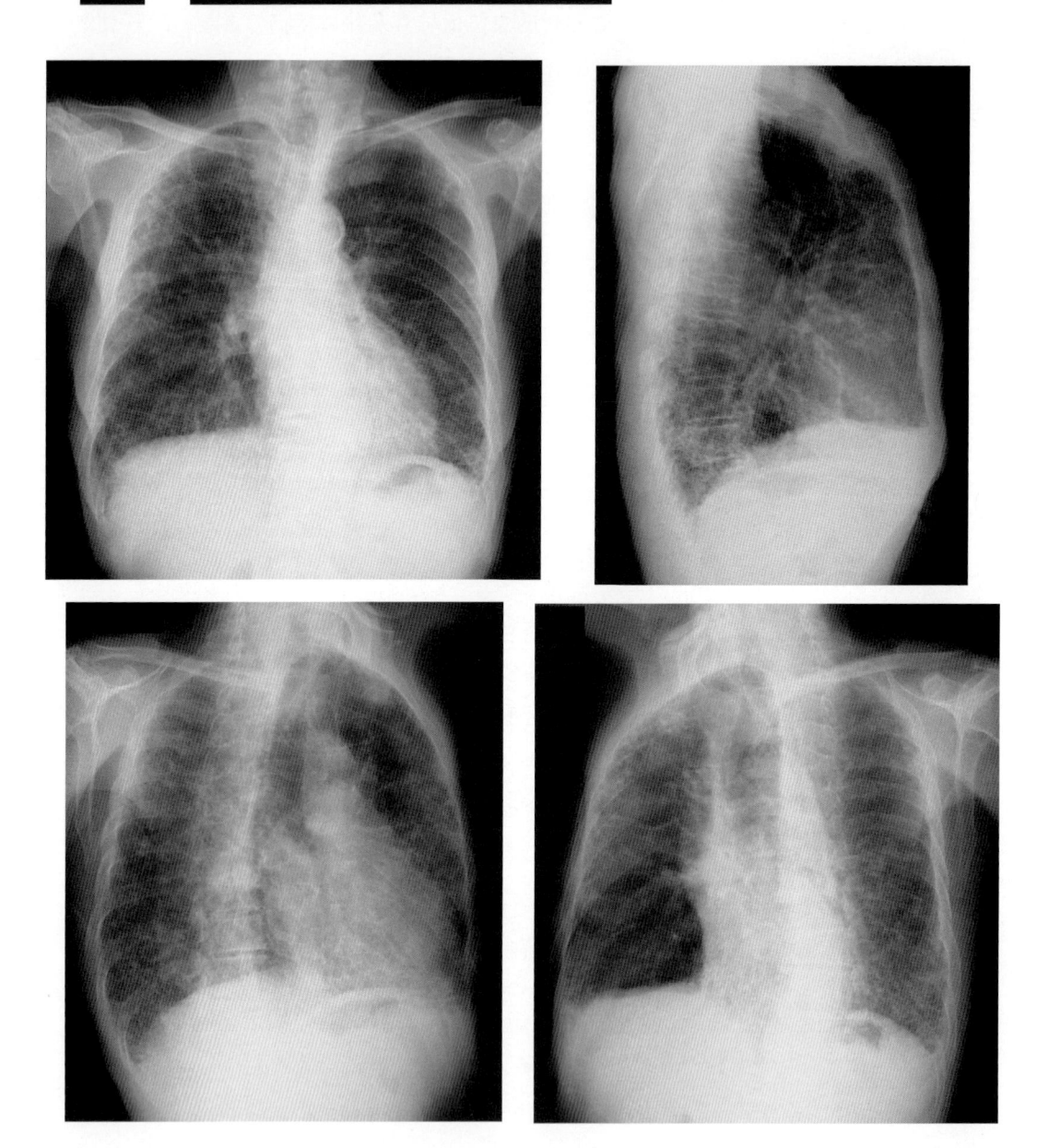

A 「この患者さんは体を動かすとチョット息切れがするようになったといって病院にきました．いわゆる労作時呼吸困難です．背腹写真をみて下さい」
B 「両側の全肺野に非常に細かな網目状の陰影が拡がっています．特に両側の下肺野では微細網目状陰影のあるのが明瞭です．これは典型的な間質性肺炎といって良いと考えます」

1　　　　　　　　　　　　2

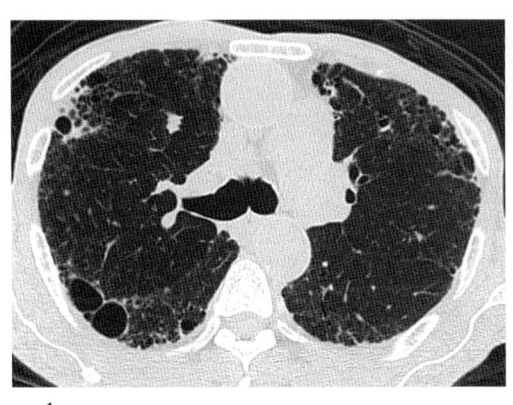

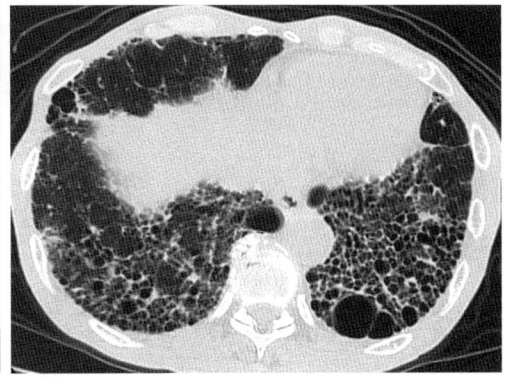

A 「自覚症状は軽い息切れがあるだけで，咳も痰もほとんどありません．SpO2 は98％．KL-6 は 968 でした．
　同時に撮影した CT (1) では，上肺野では胸膜面に近い皮質部分に繊維化が強くみられますが，髄質ではほとんど異常はみられません．下肺野では CT (2) のように，肺底区には見事な蜂窩状陰影が見られます」
B 「こんな状態になったのは何ヵ月前ですか．ステロイドなどを色々と使っても良くならなかったトカ！」
A 「いや，それがここまでくるのに非常にユックリと進行してきているのです．USIP でしょうか？」

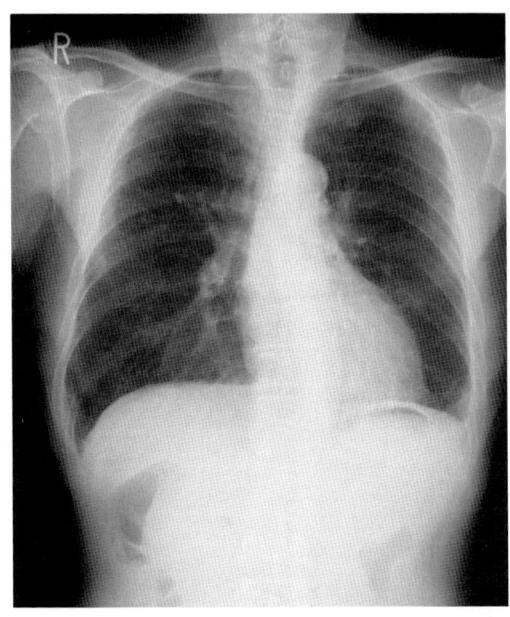

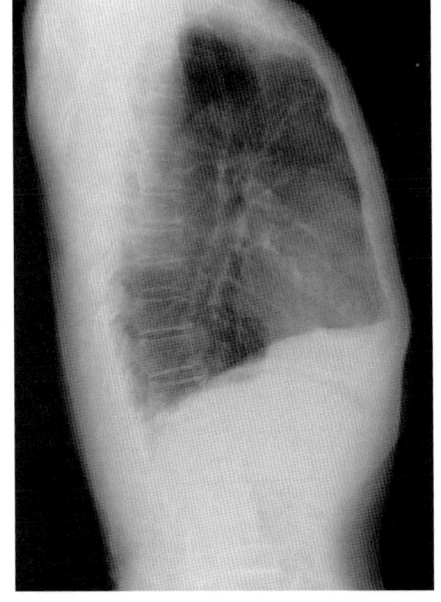

4 年前

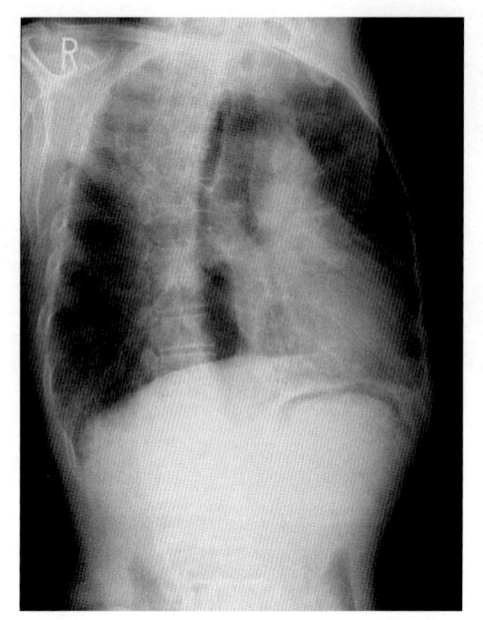

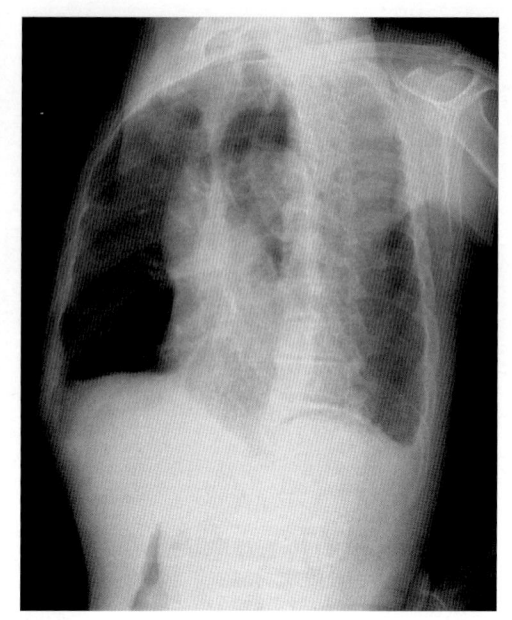

4年前

　前ページの背腹写真とCT(3)は約4年前のものです．この時はKL-6: 712でした．自覚症状は何もありません．両側の中肺野より下には微細網目状陰影が見られますが，上肺野はほぼ正常です．

B　4年間何も治療しないで，ジッと外来で経過観察をしてたワケ？もうチョットましなことができたンじゃないかナ？

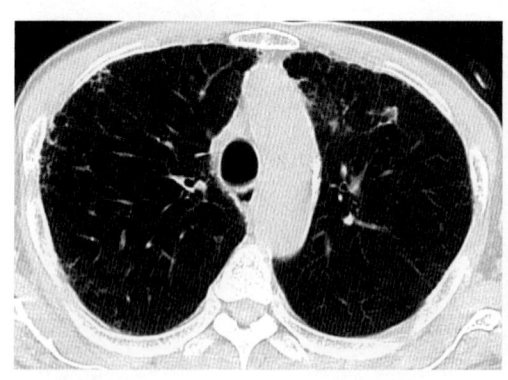

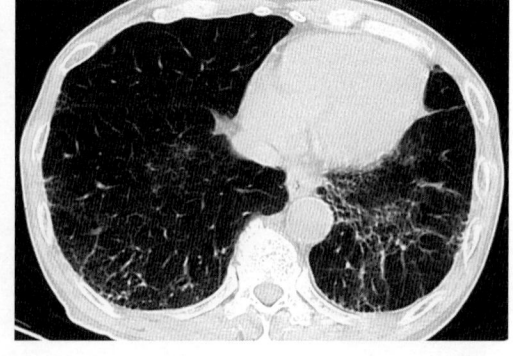

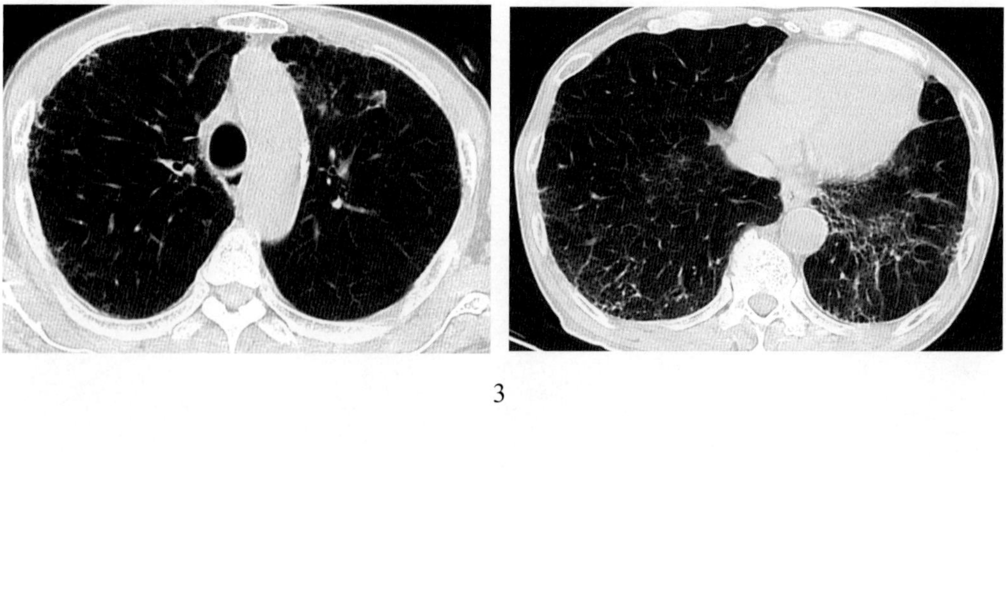

3

A 「次は約 6 年前の背腹写真と CT（4）です．このときは残念ながら KL-6 を測っていません」

B 「ということは間質性肺炎を疑っていなかったということ？」

A 「そうなんです！実は右下肺野の外側に 2 個小さな結節陰影があったので，ヒョットしたら肺動静脈瘻かもと思って CT 撮影をして経過を追っていたのです．

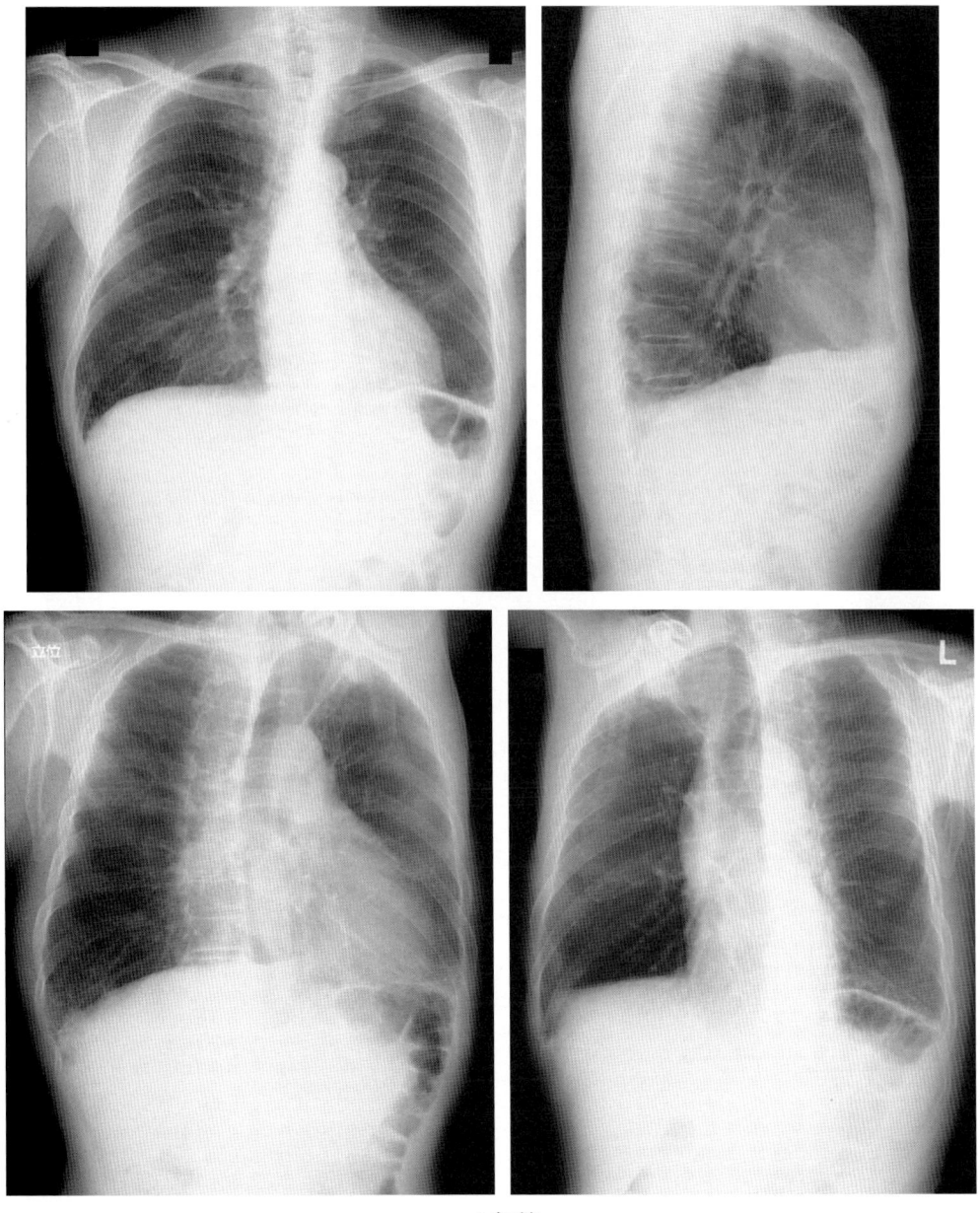

6 年前

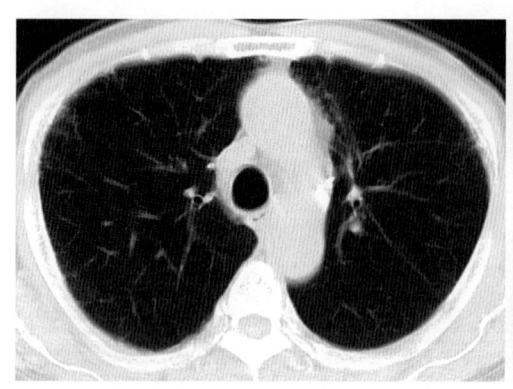

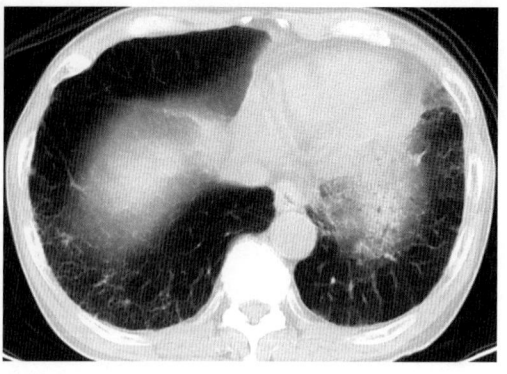

4

　このときには両側の下肺野，特に肋骨横隔膜角の近くに僅かに微細粒状陰影が見られますヨネ．CT（4）では微細網目状陰影がみられます．
　現在では右下肺野の結節陰影はどこにあるのかも判りませんが，ここまでくるのに6年掛かった訳です．生検もしていないので確たる証拠はありませんが，こういうのが非特異的間質性肺炎ナンだと考えています」
B 「やっぱり入院させてナントカ治療したら良かったンじゃないかナ．ピレスパなどはどうだろう？」
A 「ヘエー！（皮肉たっぷりに）B先生は，こういう症例で旨く治療されたことがあるんダ！ピレスパの使用経験はありませんけど，一時的に陰影が消えても，長い目でみると殆ど元の木阿弥とボクは考えているンです．急性増悪といわれて入院した症例で，ステロイドを旨く使って微細網目状陰影はほとんど消えた症例もあります．けど何ヵ月かしたら元通りになってしまって，結局，繊維化の進行は止められないと，今のところ考えているンですけどネ」

26　嚢胞陰影はドコに消えた？

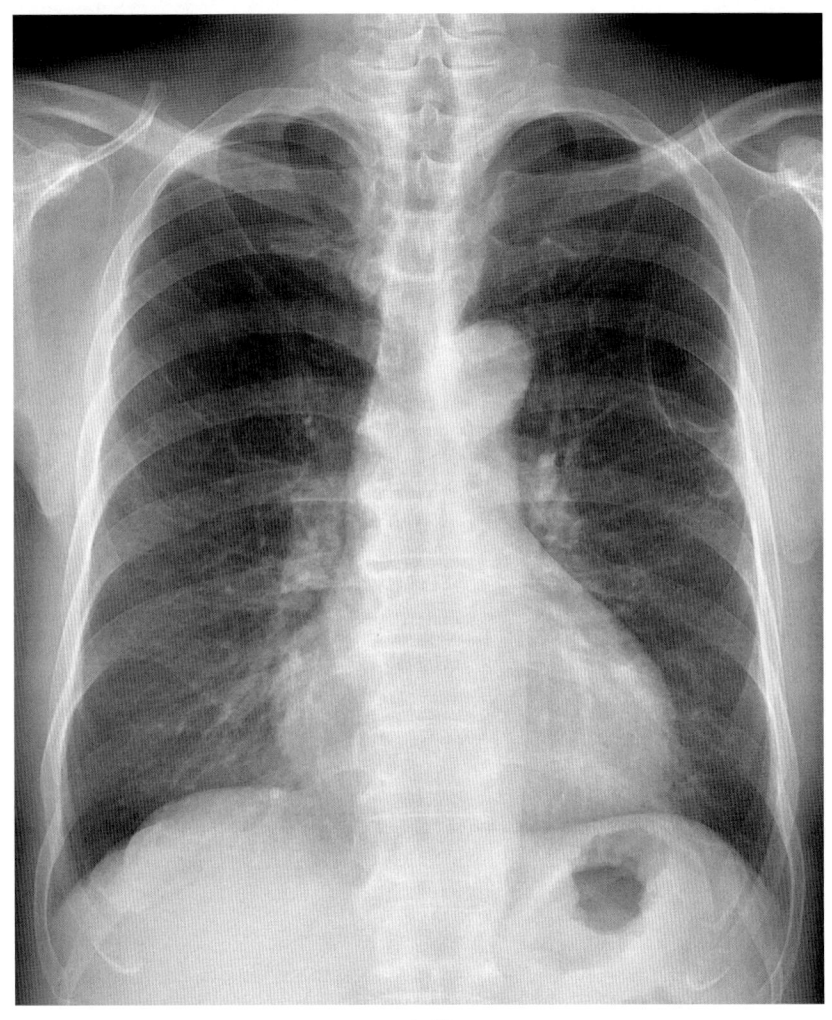

1年前

1年間で変化した所見は，
1) 左上肺野の複数のブラが縮小し，肺尖部へ向かって移動
2) 左肺尖部に蜂窩状陰影を伴う浸潤陰影が出現
3) 左肺門が頭側へ移動
4) 左上区の気管支動脈束が肺尖に向かって集束
5) 左中肺野の肺紋理が減少
6) 気管が左方偏位し，縦隔も偏位したので，大動脈弓が明瞭でなくなった．
7) CTRが57％が55％に縮小

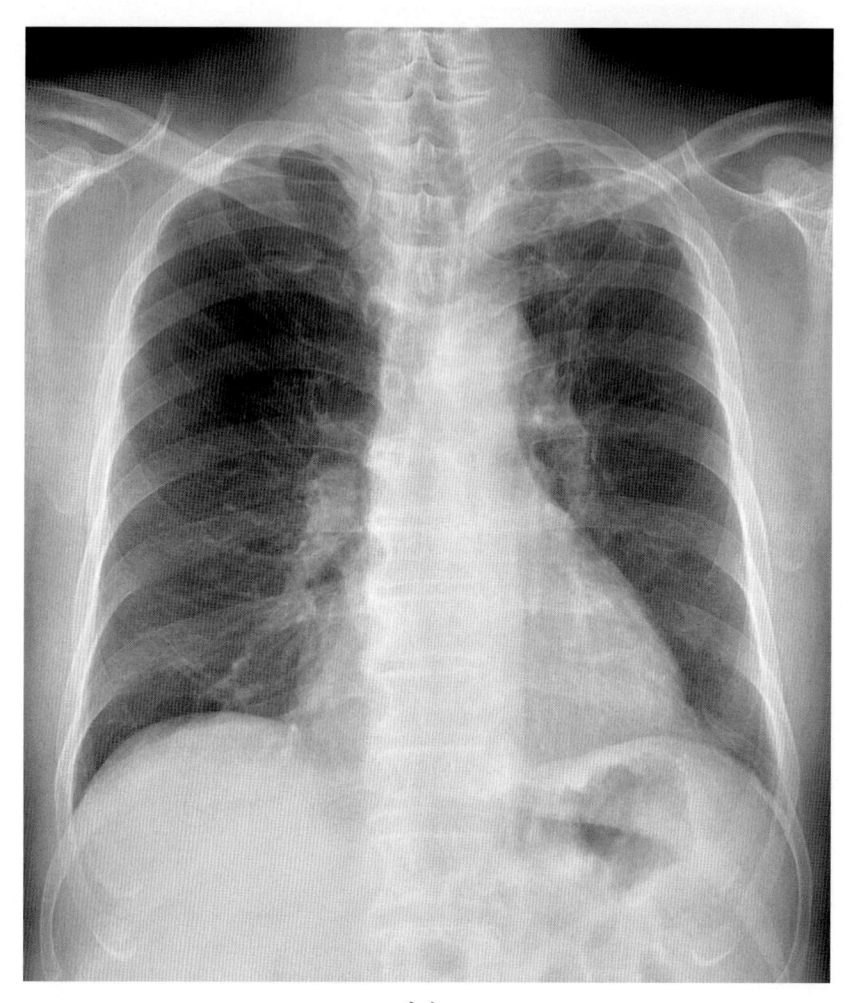

今年

　以上の所見がみられるが，手術を受けた形跡はない．
　　右肺は不変．
　　従って，感染性肺嚢胞のため，嚢胞の drainage bronchus が閉塞し，嚢胞が縮小したと考えれれる．また，炎症の遷延により嚢胞周辺の肺組織の瘢痕や萎縮も生じたと思われる．
　　治療中に心機能について評価を受けて，治療が始まったのかも知れない．

27　どこから血痰がでるのだろう？

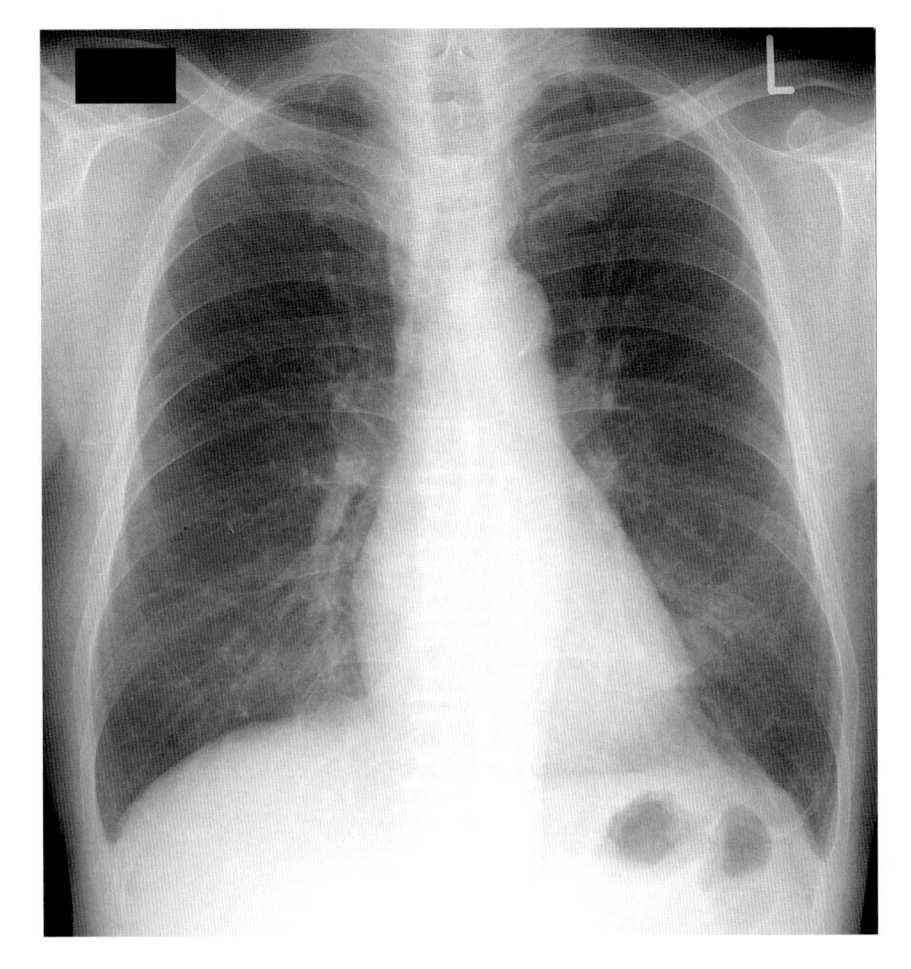

A 「この患者さんは1週間前から痰に血が混じるようになり，近所の耳鼻科を受診したそうです．普段から痰が多いそうですが，最近ゼロゼロと痰が絡まって，咳をしても痰が切れなくなったといいます．嗄声もないし嚥下痛も無いけど首の左右が何となく痛いような気がするといいます．耳鼻科で見て貰った結果は異常なし．「咳をし過ぎて喉の血管が切れたのでしょう」といわれたそうです．息苦しいことはないけど，痰が何時も喉に絡まった感じがあるといいます．背腹写真はこれです．どうです？」

B 「ウーン，肺野のどこにも気管支拡張症のような所見もないし無気肺を疑うような所見もないよネ．あるとしたら気管支内腔に突出したポリープ状の癌とか？」

C 「喫煙歴はどうですか？」

124

A 「最大40本×47年だそうです．今日も喫煙中だそうです」

B 「喫煙歴を聞いたら見えない物が見えてくるの？ C先生」

C 「いやそういうわけではありませんが．鎖骨上窩リンパ節は腫大していましたか？」

A 「一番患者さんが気になるのは，咳をして痰が出ても，なんだか喉にモノが引っ掛かっているような，ゼロゼロした感じが辛いのだそうです．鎖骨上窩リンパ節も触れませんし甲状腺も腫大していません．肺野も縦隔も見た限りでは異常はありませんよネ．これで胸部CTを撮影して何も所見が無ければ，「喉頭違和感，気のセイです」と帰って貰いましょう」

サテ，これが胸部CTです．どうです？

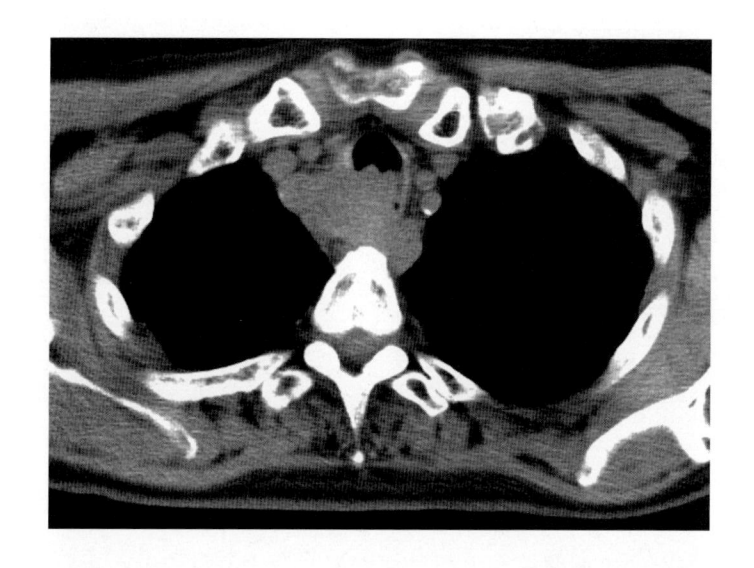

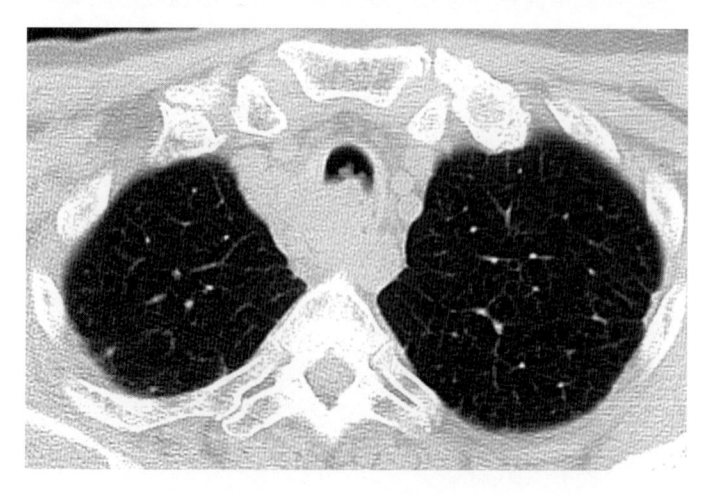

B 「アッ，胸椎の前方で，気管の背側，食道の右側にデッカイ腫瘍があるよ．腫瘍が気管の膜様部を破って，気管の内腔に飛び出しているよ．肺野にも肺気腫の所見があるけど．タバコの所為だろうネ」

C 「これだと，幾ら咳をしても痰がとれない感じが残るでしょうネ」

A 「患者さんに尋ねたら，今年 1 月に定年になって会社を辞めたけど，去年の春まではキチンと会社の検診を受けていたといいます．それで，去年の検診の胸部写真を探してきました．これがそうです」

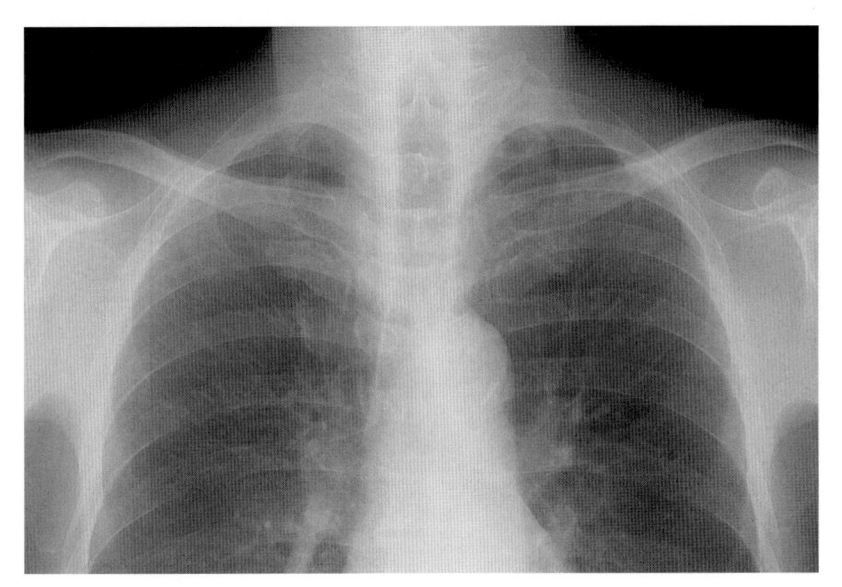

1 年前

C 「参ったナ．これは全く正常ですね」

B 「今年の写真でも異常はないよね．CT をみてから背腹写真をみると，鎖骨の中枢端の間の気管陰影が少し不鮮明かナという気がするけど．コンナン検診では見つけられないよ」

A 「そうナンですけど．先生方は胸部 X 線写真の読影のプロでしょう？頑張ってくださいネ」

後日談

その後，外来待機中に窒息状態で救急搬送されましたが，LASER 焼灼でこの時は一命をとりとめました．扁平上皮癌でした．

28 右の肺紋理がおかしい．中葉切除後か下葉切除後か？

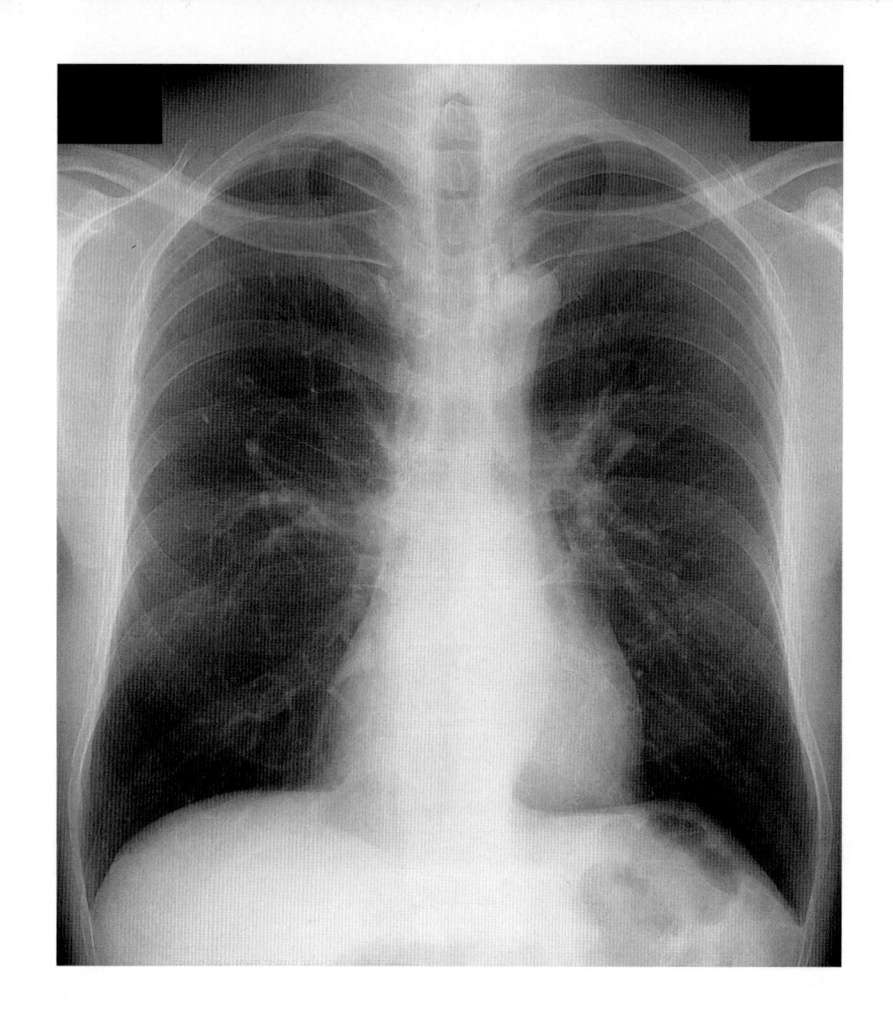

　左右の肺野を比較すると，右肺野の肺紋理が左に較べて疎らで，末梢まで見えるのに気付く．特に右上肺野では一見するとハシゴのような肺紋理がみえる．

　右中肺野の肺門部からは，上外方に線状陰影がみえる．右の気管支の透亮像を追跡すると右下葉枝はなく，細い中葉枝が肺門陰影のなかで分岐しているのが判る．両側の横隔膜の高さは，ほぼ同じである．

　多分この症例は右下葉切除術を受けているものと考える．中葉切除であれば，これほどの肺容積の減少も肺紋理の減少も見られないはずである．最近は胸腔鏡下肺切除が行なわれることが多くなり，autosuture の staple が見られることが多いが，この写真ではみられない．

29　ワァ！　胸郭変形ダ！

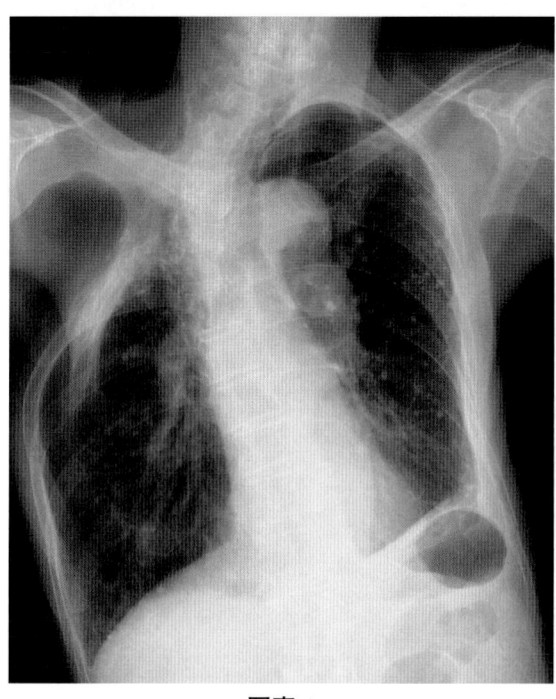

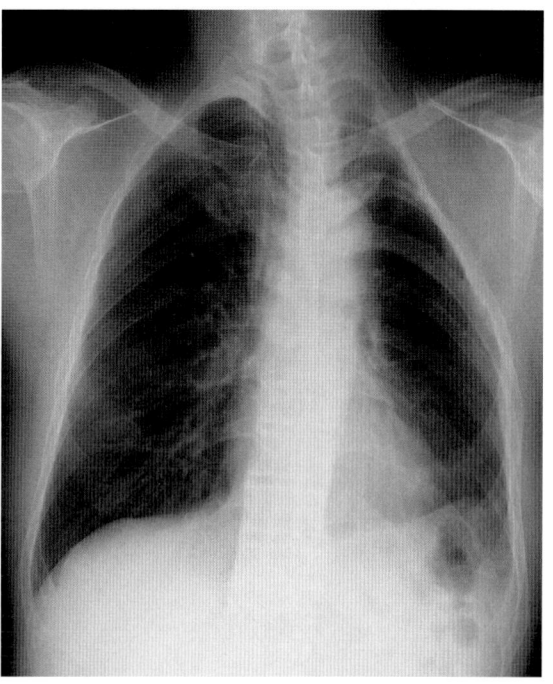

写真 1

写真 2

A 「2枚の写真を見せますよ」

C 「2枚とも胸郭が変形しています」

A 「そうだね，どちらも似たような変形です．さて，では写真1からよく見てみよう」

C 「えーと，アア，これは第1肋骨から第6肋骨まで6本も肋骨が切除されています」

A 「では写真2は？」

C 「ア！こっちは第1肋骨は残っていて，切除されているのは第2，第3です」

A 「第1肋骨が切除されていることと，残っていることは，実は大きな差があってね，ちょっと解説します」

解説

1960 年代まで，胸部疾患といえば感染症が大多数であった．特に肺結核は国民病と称され有効かつ強力な抗結核薬が未だ出現していなかったので排菌陰性となるまでに入院期間は1年や2年はざらで，長ければ10年以上ということもあった．そのため入院期間を短縮する目的で排菌源となっている肺葉を切除することが有効な治療法であり，社会復帰への途でもあった．大企業は排菌陰性であっても少しでも陰影があれば，手術で切除して陰影が消失したら職場復帰を許可するようなこともあった．

今もそうであるが，その頃も肺の手術後には死腔が残る．肺結核は感染症であり，小さな結核病巣は他肺葉に散在していることから気管支瘻，膿胸の合併症が起こりやすかった．また残存肺からの空気洩れに対しては現今のような有効な対策はないので，肺瘻→膿胸→気管支瘻という図式が避けられなかった．こうなると患者にとっても医師にとっても悲惨なことになる．このような合併症を防止するため，死腔を遺さないように肺切除後，1ヵ月以内に肋骨を切除してできるだけ死腔を少なくする方法がとられた．現在でも難治性の膿胸に対しては肋骨切除を行って膿胸腔を減少させて炎症の鎮静化を図ることがある．

写真2は，左主気管支の走行や左肺の肺紋理の減少がみられることから左肺上葉切除後と推測できる．左上葉切除後に生じた死腔を縮小させるために肋骨を2本切除してある．

◎第1肋骨を切除しない理由

第1肋骨を切除しても減少させる空間が僅かしか稼げない．また第1肋骨を切除する時に鎖骨下動脈，静脈，および腕神経叢を損傷するリスクがあるため切除するメリットは少ない．

写真1

左肺は胸膜炎後の癒着と全肺野に散布する結核病変．右は上葉気管支が残存しているので肺結核に対しての外科的治療は肋骨切除のみ．かつて，肋骨切除だけで肺結核を征服する時代があった．肋骨を切除してしまうと胸壁は筋肉だけになる．そのため，肋骨は肋骨床で切除し術後は2〜3ヵ月間，仰臥位のまま前胸部に砂嚢を乗せつづける．すると残存した肋骨骨膜から化骨形成が促され陥凹した胸壁が形成される．この陥凹した胸壁で病巣を圧迫することを期待する術式を胸郭形成術という．肺結核の空洞の大多数は上葉に好発する．従って高位の肋骨を切除して陥凹させた胸壁が空洞を圧迫する．空洞はへしゃげたり空洞の誘導気管支が変形屈曲する．こうして空洞内の結核菌が喀出されなくなり自己の健常肺に新たな感染巣の発生や他人への感染を予防できることになる．このような術式で多くの結核患者を治癒させたが，術後何十年も経過して拘束性換気障害による呼吸不全がかなりの高率で招来されている．

◎第1肋骨を切除する理由

胸郭形成で肺を圧迫するには上葉の肺尖部が下方へ充分に圧排されなければならない．しかし多くの症例では肺尖部が癒着している（第1肋骨と癒着していることとほぼ同じ意味）ため第1肋骨を切除する．第1肋骨を切除しないで下位の肋骨だけを切除すると第1肋骨に肺尖部が癒着したままになるので完璧に圧排することにはならない．ただし，前述した呼吸不全の他に，胸壁の陥凹や第1肋骨切除による胸椎側弯などの美容上の欠陥も発生した．

30　右第1, 2肋骨切除　　　　　　　　　　コンペ

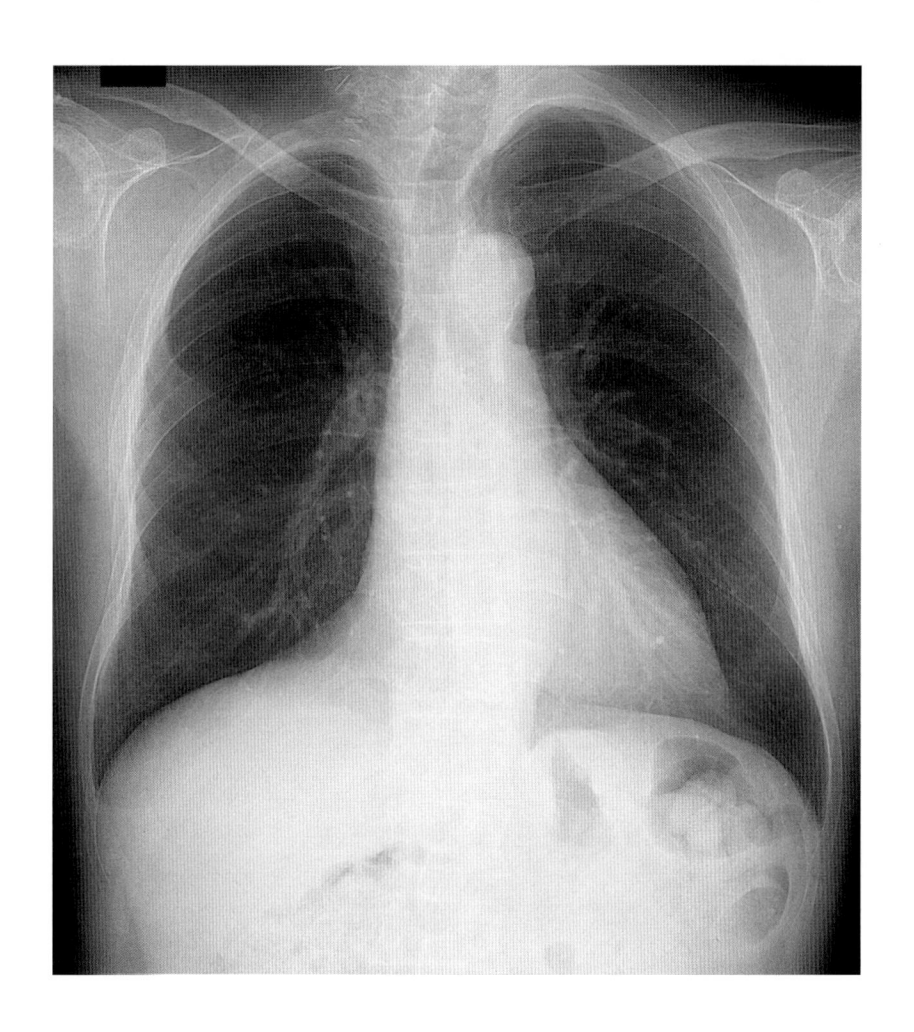

A 医師

　右の第1，第2肋骨が切除されている．また頸部気管の透亮像が正中からやや左に偏位している．右鎖骨と右肩甲骨は左に較べてやや挙上されている．注意すると右第3肋骨は中枢側で骨折していて，胸椎の右側に止血クリップが4個みられる．

　右下肺野の心横隔膜角は鈍化していて，右肺門部の肺動脈主幹と気管支幹は外側に開き気味になっている．このことは中・下葉が肺尖部に向かって再膨張したことを意味している．さらに右上肺野には肺門から立ち上がる血管陰影が少ない．

右上葉切除に加えて右第1，第2肋骨切除を行い，さらに頚部と鎖骨上窩のリンパ節郭清が行われたものと考える．病期にもよるがパンコースト型肺癌であった可能性が高い．右第3肋骨前部から上が左に較べて明るいのは，大胸筋が菲薄になっているためであろう．

　肺葉切除は行わず，肋骨切除だけが行われたとも考えられるが，その場合には第3肋骨が骨折していることと，右心横隔膜角が鈍化している点が説明できない．第1と第2肋骨だけ切除することは，昭和30年代前半に頻繁に行われた胸郭形成術でも稀であった．また補足的胸郭形成術の場合は上葉切除後に第1肋骨を残して，第2肋骨から第四肋骨までを切除するのが一般的であった．

B 医師

　右第1，2肋骨起始部に止血クリップがみられ肋骨は2本とも全長に亘って摘除されている．

　肋骨が2本だけ切除される術式であれば肋骨の悪性腫瘍や肋骨カリエスなどであろう．

　しかし，この例では
1. 右上葉気管支がはっきりしない
2. 右上葉の A^{1+3} が上葉気管支の頭側に認められない
3. 右主肺動脈が縦隔からいったん胸腔へ水平に出て，そこから区域動脈が分岐している
4. 心横隔膜角が鈍

　これらの所見から右上葉切除が行われたと考えると，この疾患はパンコースト腫瘍であったと推定できる．

31　血痰が4〜5年も前から出ていた

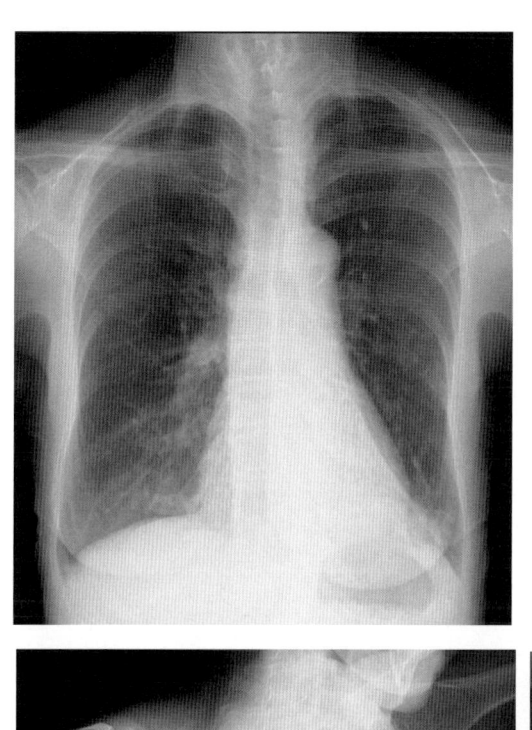

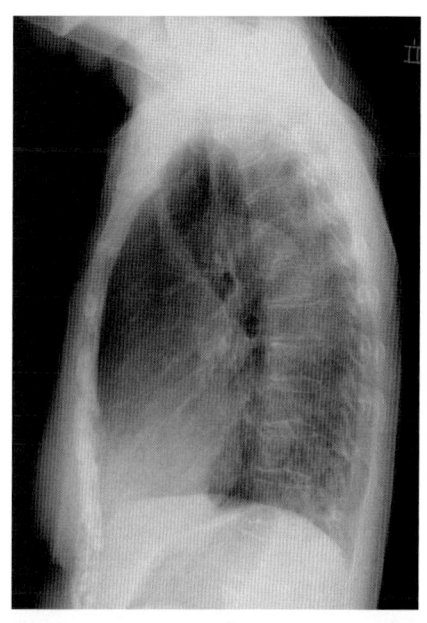

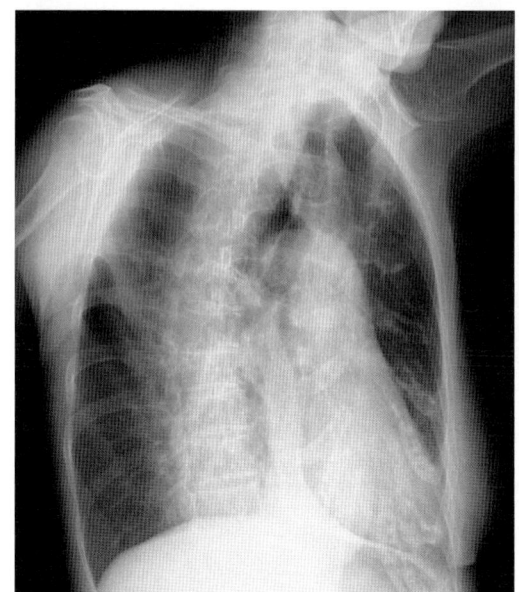

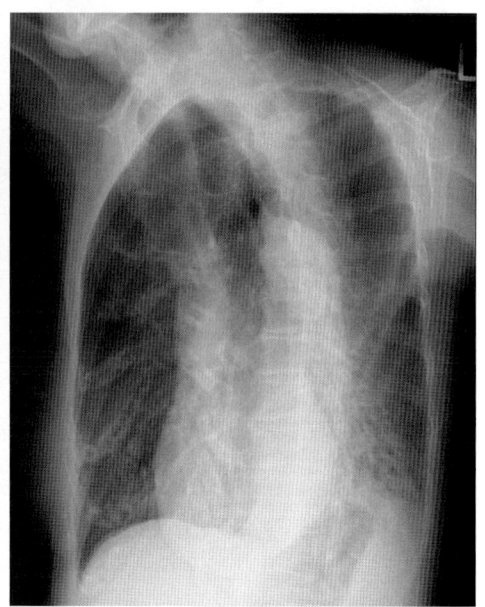

第1斜位　　　　　　　　　　　　　第2斜位

A 「この背腹写真はどうですか？」
B 「ちょっと見にはどうもないンちゃう」
A 「よく見てよく見て．心陰影の左はどうですか？」
B 「左肋骨横隔膜角に浸潤陰影があるね」

A 「心陰影に重なって鮮明な索状陰影が見られるでしょう．その縦隔側にはなにか蜂窩状陰影があるようには見えませんか？」

B 「ハイハイ！このタイプの陰影は胸膜の肥厚や胸膜の石灰化陰影でも見られるよね．83歳だから若い頃に肺結核に罹って胸水でも溜まったンじゃない？」

A 「確かに結核性胸膜炎の治癒後，何年も経ってから壁側胸膜に石灰化が起こることがあります．その場合は大抵背部の胸膜面ですが．
胸膜面での病変だったら下行大動脈がハッキリ見える筈ですが，この症例では見えません．つまりシルエットサインが陽性ということです．このことからすると，この病変は肺内病変と考えないといけません」

B 「アッそうか！こんな風にシルエットサインを使うンだ！」

A 「次のCTを見てください」

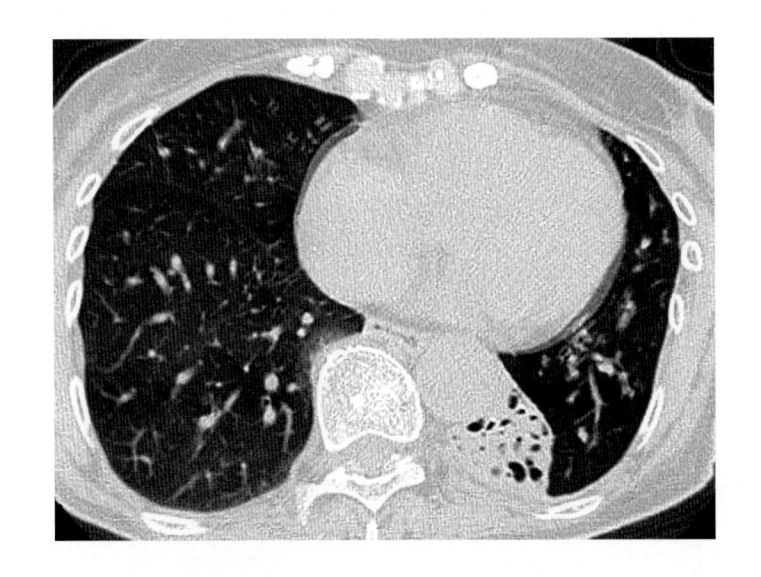

B 「あヽ，これは円筒状気管支拡張症だったンだ．何年も前からあったンだろうネ」

A 「そうです．血痰の症状が4～5年も前から時々あったそうです．けど余り気にもしないでいたといいます」

B 「血痰がでても，あまり気にもしなかったというのは，判らんナ！血痰＝肺癌という風には思わないのかナ」

A 「B先生の診断は左下葉の円筒状気管支拡張症で良いですか」

B 「それ以外には考えられへンナ」

A 「肺葉内肺分画症なども一応は考えておいた方が良いと思います．それだったら左下葉に正常な気管支枝と肺動脈枝が見える筈ですが，これでは見えません

よネ．大動脈造影をしたりエンハーンスCTで，下行大動脈から分岐する動脈枝を確認できれば，肺分画症の診断はほぼ確定的ですが．

左下葉の病変は背腹写真では心陰影に隠れてハッキリ認められないことが多いンです．かといって側面写真だと良く判るかというとそうでもない．左下葉をtargetにするのなら，ベストの方向は第2斜位写真でしょう」

B 「けど医者として出来ることは余りないンじゃない？ 83歳だもんナ」

A 「念のため2年後の背腹写真を見ておいてください」

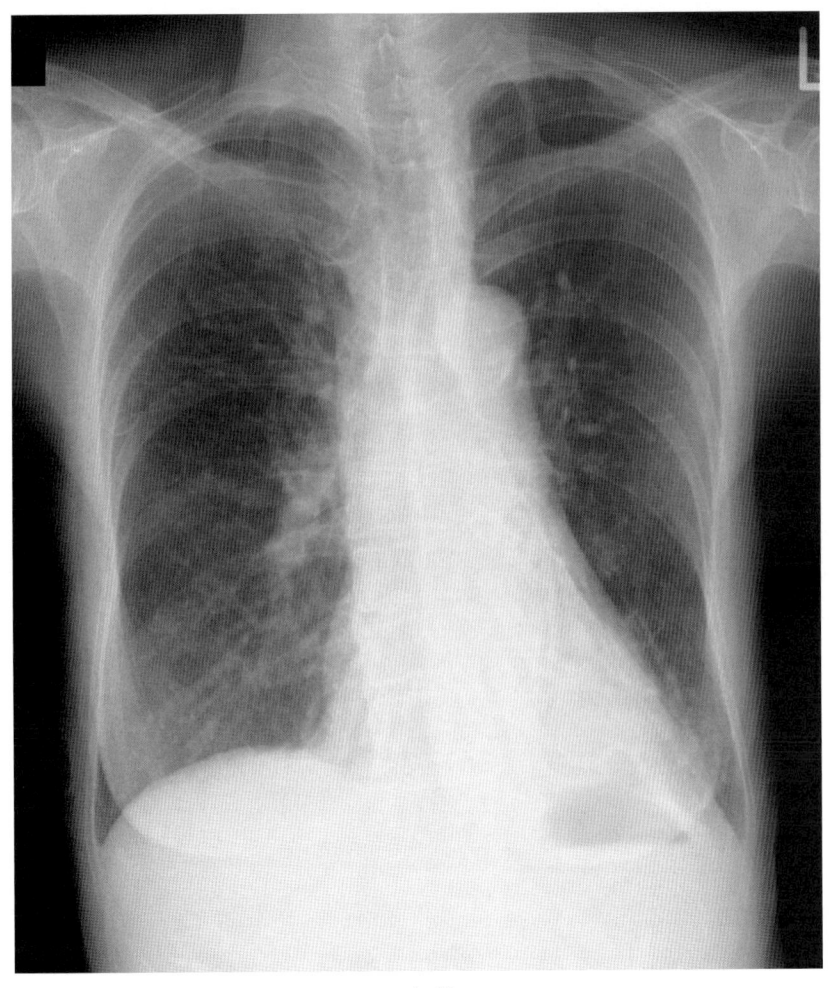

2年後

初診時とほとんど変化はありません．

32　左下はどうなっているノ？

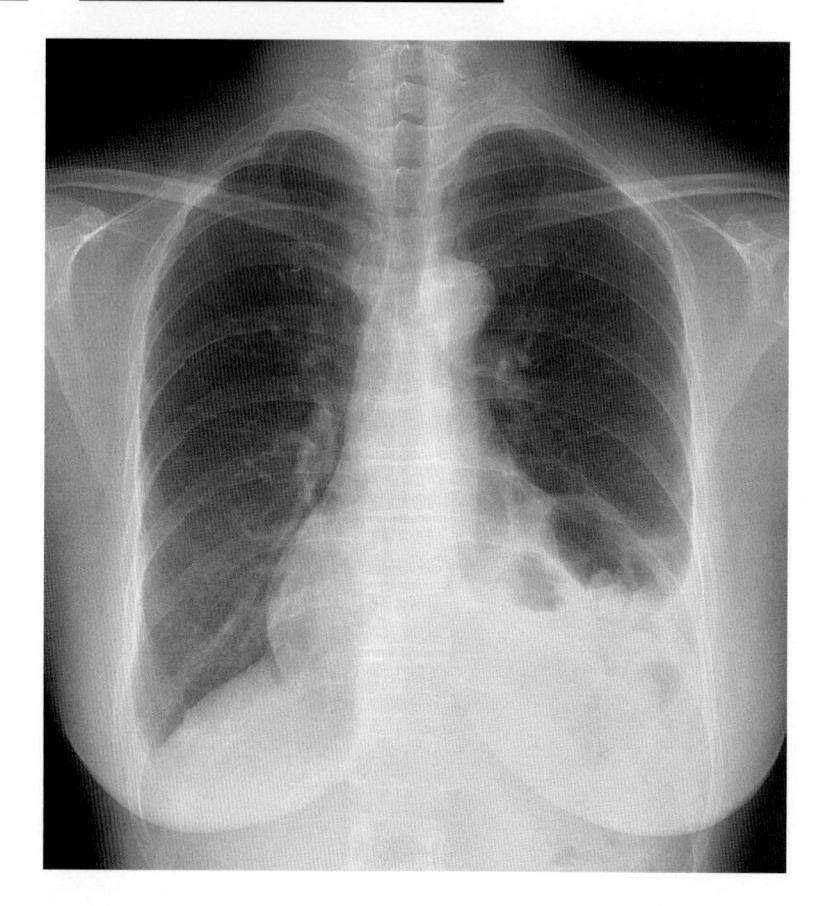

52歳.

左横隔膜挙上の原因は,

1) eventration ?
2) Bochdalek's hernia ?
3) traumatic hernia ?
4) 左肺術後 ?

心陰影が右方へ偏位していることから, 肺術後は考え難い.

trauma によるものと考えると, 胸郭の変形や骨折などが認められないので否定的.

eventration とすれば, 弛緩した横隔膜の形状を呈するのが普通なので, やはり否定的.

Bochdalek's hernia は新生児期に, 左横隔膜ヘルニアを合併, 発症し, 時に致命的なことがある. 心陰影は右方へ偏位する. 肺の形成不全を合併することがある. この症例でも, 左下葉は矮小と思われる.

33　ビッグバンか？

A 「では，この写真は，どうです？ 1年前のものです」

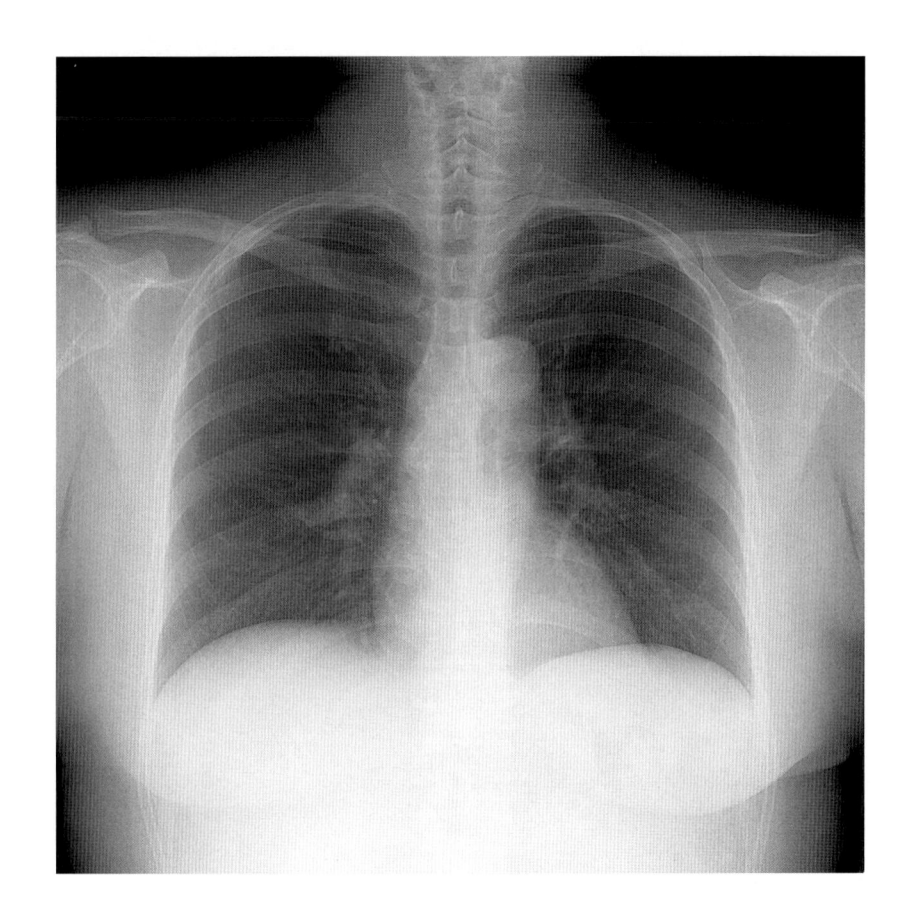

B 「ウーン，異常なし！」
A 「煙草，粉塵の吸入歴はない人です．66歳」
B 「どこもおかしい所はない．フツーのオバさん．どこかで，ひっかけようと思って出した？　左主気管支閉塞とか」

A 「いえいえ，そんなんではないです．私も異常ないと考えます……．では今年のを」

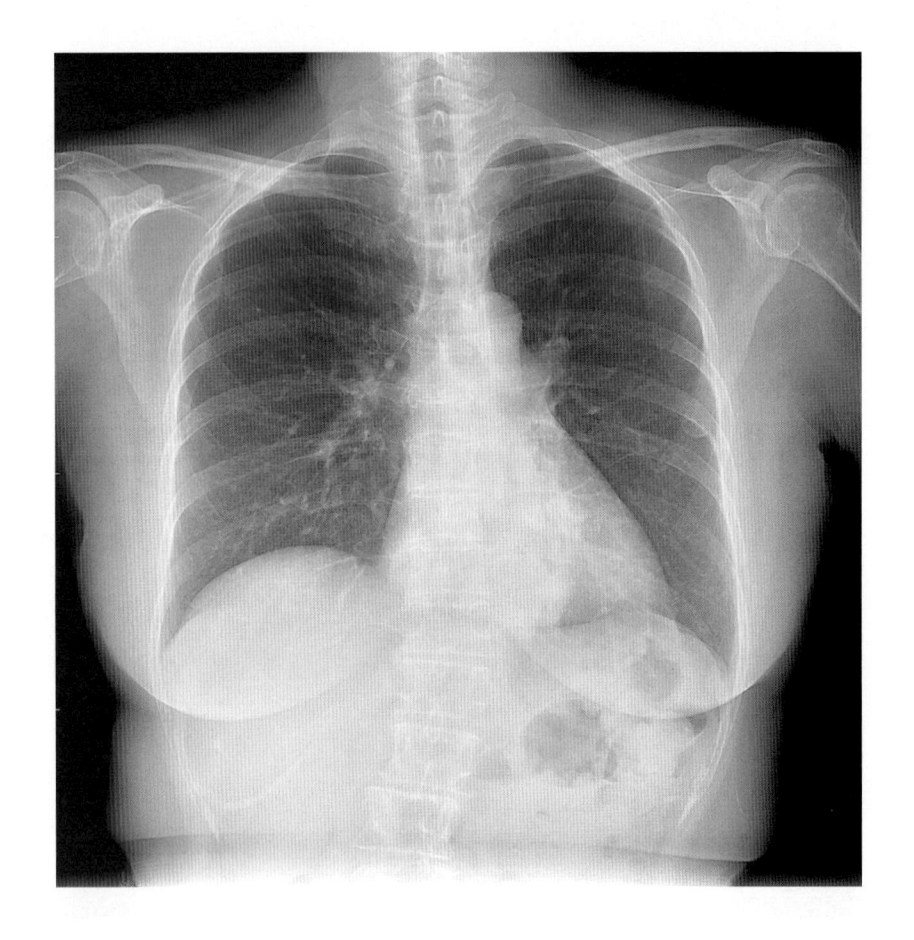

B 「1年間で，これが！発熱や咳などは？」
A 「自覚症状は全くありません．下行大動脈の陰影は，シルエットアウトされています」
B 「葉間肺動脈が，1年前と比べると肺野から消失しているみたいだけど，心陰影が左方へ偏位したせいだろうね」
A 「心陰影の偏位は肺容量の減少によるものでしょうが，この陰影はどうみても典型的な無気肺の陰影にはみえませんね．葉間肺動脈は，心陰影に隠れるとともにより肺門に近づいてますから，やはり下葉の volume loss があると」
B 「air bronchogram がみえるなあ．これだけみたら気管支拡張症や肺分画症，肺結核，Wegener's granulomatosis あるいは普通に肺炎なども疑っても良いんだけどなあ，やっぱり肺癌か？」

A 「CT出します」

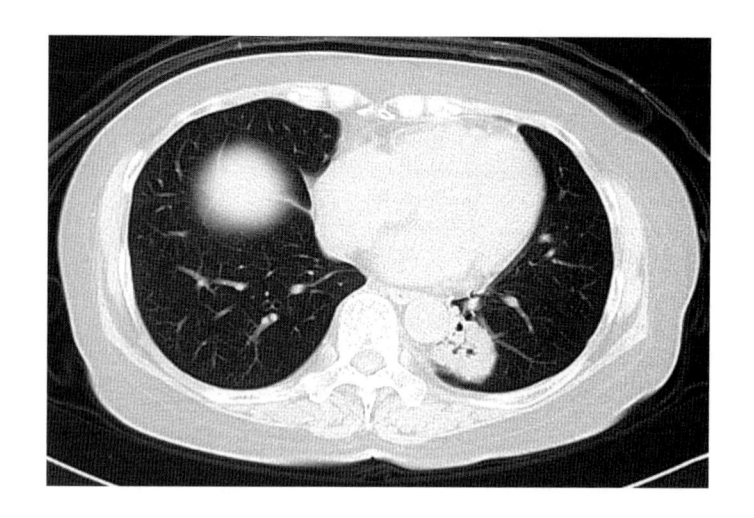

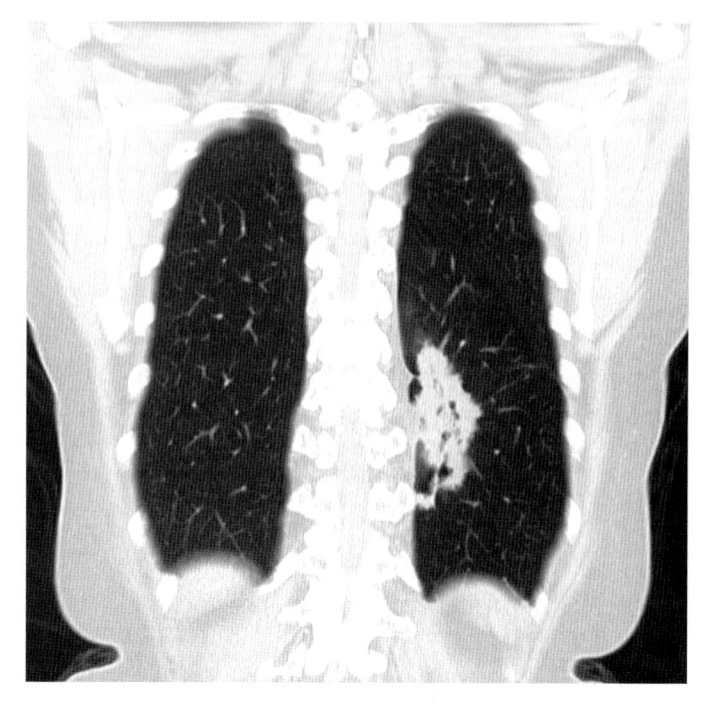

B 「肺癌みたいだなあ．でも air bronchogram がエラクはっきりしてる．BAC みたいなのかな．S^6, S^8 は病変がないから，S^9, S^{10} だけが volume loss か」
A 「気管支は開通しているから，気道閉塞による無気肺の所見はみられないのに，volume loss となったのは，何を考えます？」
B 「肺癌だとすると，気管支内に進展せずに肺胞にのみ進展して，含気をなくし

て徐々に volume loss になったと考えるのが妥当かな……」

A 「とすれば BAC*とか？」

B 「それかな……，BAC で粘っこい mucin を含んだ痰を大量に出す患者がいたよな」

A 「ああ，いました．建築関係のオッちゃんで，遊び人の」

B 「奥さんもあとで，BAC になったんかな？」

A 「そうです．同じ BAC でした．BAC は管内播種もみられることもあるから，ご主人からもらったとか？」

B 「まさか！　……似たようなのに mucinous adenocarcinoma の症例があったけど，気管支鏡や腫瘍マーカーは？」

A 「CEA，CYFRA，ProGRP は正常値です．それから PR3-ANCA も MPO-ANCA も陰性でした．気管支鏡でブラシ，洗浄，TBLB を行いましたが，陽性所見が得られませんでした．」

B 「air bronchogram が明瞭な症例では，時に，気管支鏡で確定診断できないこともあるなあ」

A 「患者さんが，はっきりしない結果なら，もう少し様子をみたいというので，それでも悪性に違いないと思うから，1ヵ月後に CT 撮って比べましょうと……．1ヵ月後の CT ですが，拡大しているでしょう？」

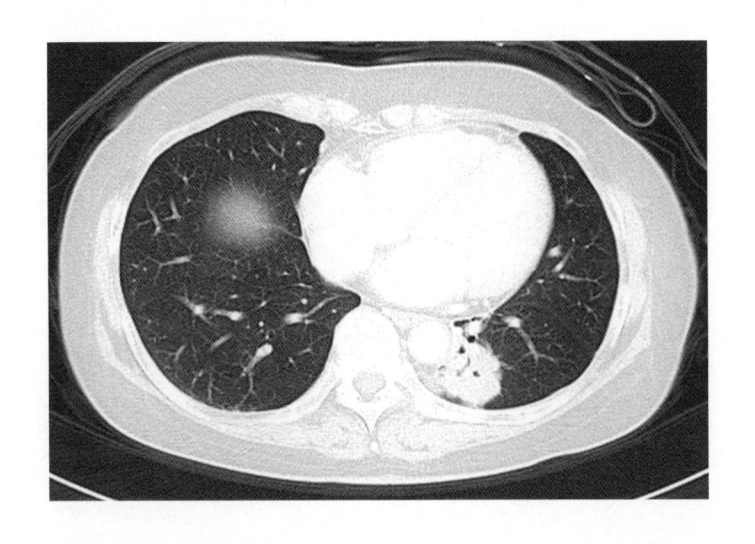

* BAC: bronchiolo-alveolar cell carcinoma．2011 年，腺癌の新しい分類が提唱され，BAC は invasive adenocarinoma 5 種の中の一つ．lepidic predominant 置換性増殖優位型と呼ぶことになった．

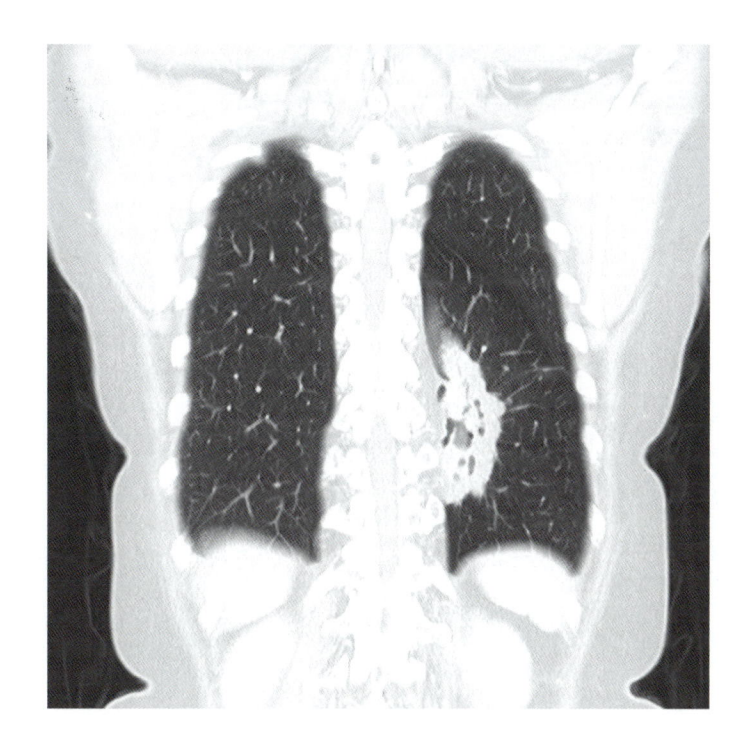

B 「PET 撮って，ゴリ押しでも良いから手術する方がよいよ」
A 「で，PET 撮ったら FDG 集積亢進していましたので，下葉切除しました」

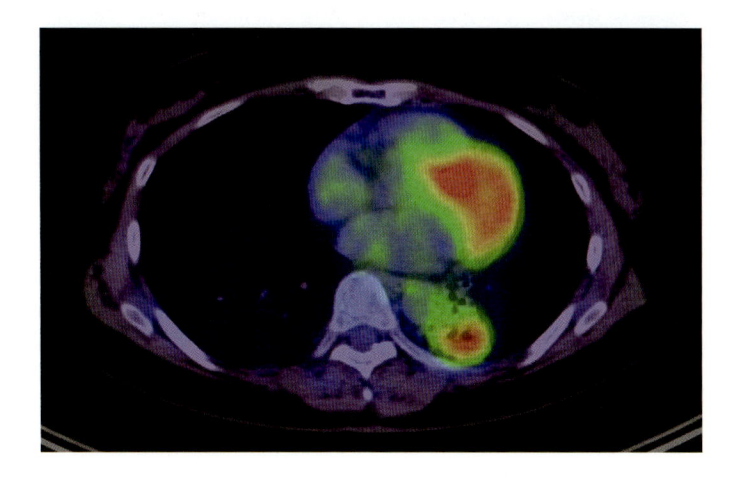

B 「何だった？」
A 「mucinous adeno でした」
B 「やっぱり．……それにしても大きくなり方が半端じゃないな」

34 ワッ！ 肝は何処に行った？

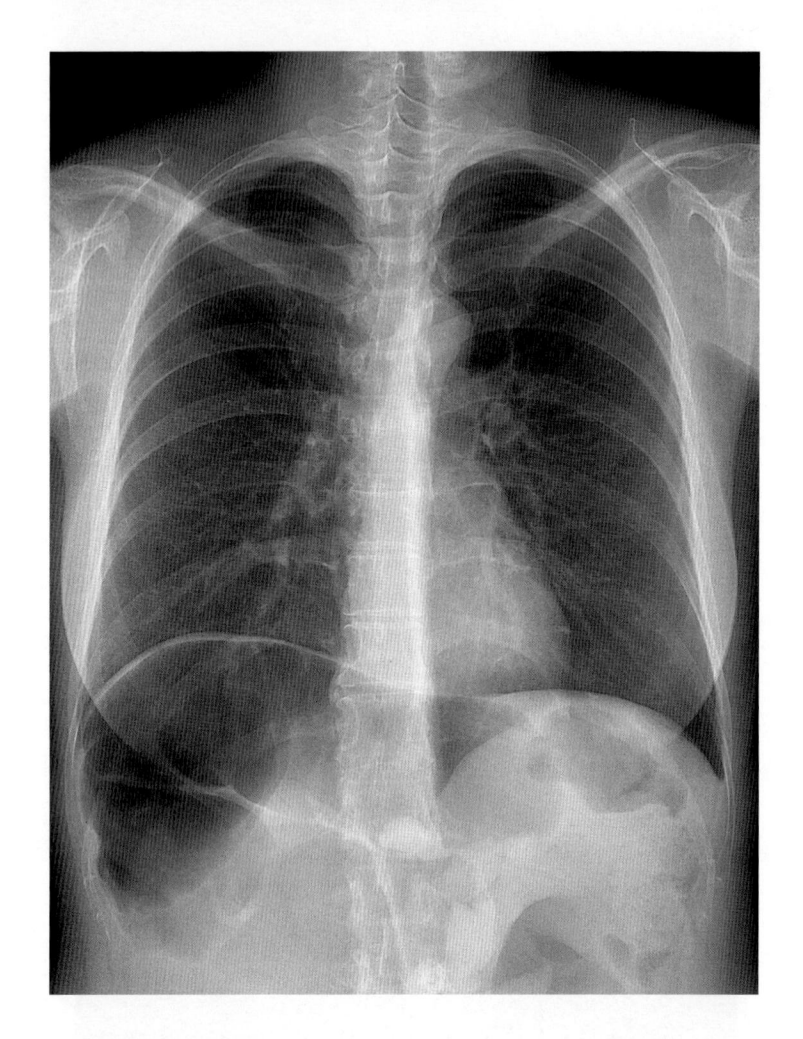

　両側の肺野と縦隔には異常はみられない．しかし，右横隔膜の下方には著しく拡大した腸管のガス像が見られる．弧状の横隔膜陰影は右胸腔の前部の筈だから，腸管が肝の前部から入りこんでいるものと考える．

　本来，Chilaiditi's syndrome（Chilaiditi D: オーストリアの放射線科医）は結腸が肝と横隔膜との間に割り込み，突然イレウス様の疝痛を訴えるものをいう筈である．多くは疝痛のため救急外来を受診して発見されることが多いが，この症例では疝痛はないようだから巨大結腸症 megacolon というべきだろう．

35　右上肺野に熱気球のような塊状陰影

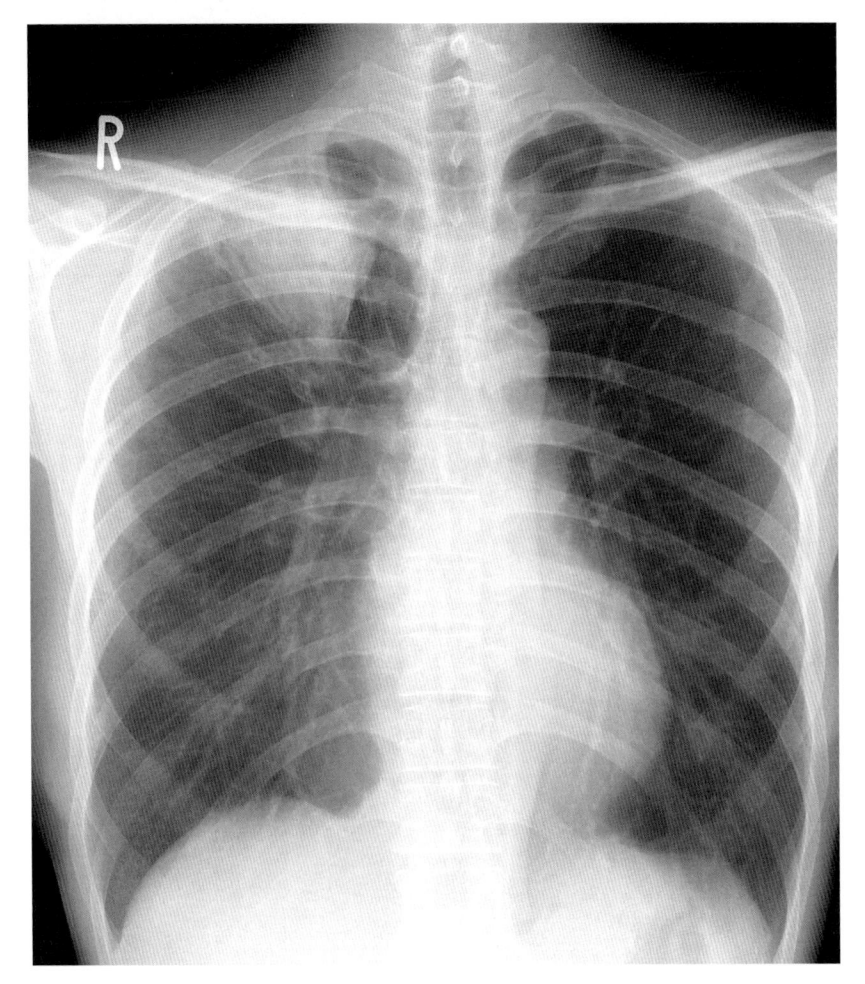

B 「この写真はどうですか？」
A 「これはエライこっちゃ！肺癌でしょう」
C 「熱気球みたいやナ．塊状陰影の肺門近くがすぼんでいて，上に行くほど太くなっていますね．陰影の内部はほぼ均等で外側では索状陰影が2～3本見えます」
B 「そのほかに右の肺尖部には囊胞のような陰影もみられますネ．そういえば左肺尖部にも肺囊胞がみられます．肺門部リンパ節や縦隔リンパ節は腫大していないようです．胸水はみられません．
　実はこの方は4ヵ月前にある検診センターを受診されて，肺囊胞と肺気腫を指摘され精密検査を指示されたそうです．約2ヵ月前から夕方になると背中に悪寒を感じるようになり，咳も多くなったような気がするといいます．微熱があ

るような気がするけど測っても熱はなかったようです．
　さてA先生ならどうします？肺癌の疑いとして，呼吸器外科に紹介しますか？」
A「考えてしまうナ．37歳だよネ」
B「20歳代の肺癌だって結構居ますヨ．年齢は除外する理由にはならないと思うけどナ．

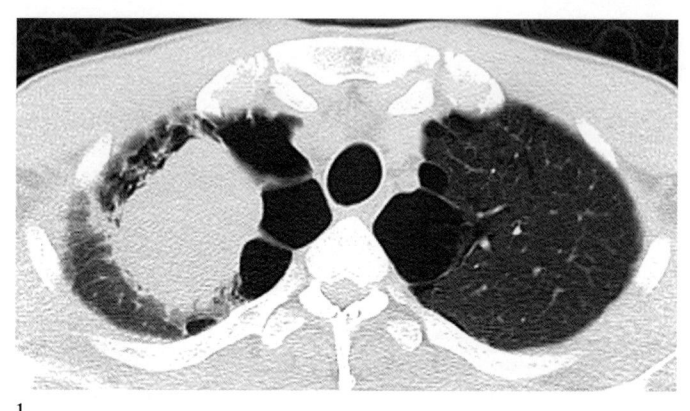

1

肺尖部のレベルでは，塊状陰影の周囲に肺囊胞が見られます．塊状陰影の内部には鏡面像はみられません．左の肺尖部にも肺囊胞がみられます．

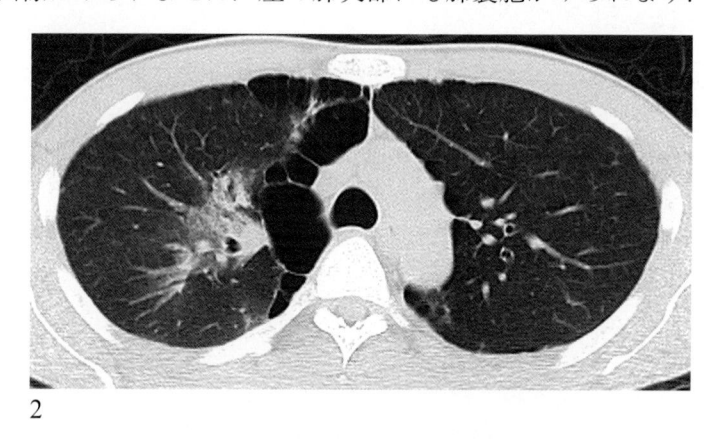

2

気管分岐部のレベルでは分岐部近くまで肺囊胞が延びていて，右B¹は閉塞しその周辺に浸潤陰影がみられます．
　で，A先生は囊胞の一つに感染が起った感染性肺囊胞症と診断しますか？」
A「迷うよナ．塊状陰影の内部に鏡面像はないけど，その可能性はあると思うんだ．ケド，背腹写真で隣の囊胞には鏡面像があるように見えるけど．白血球数やCRPなどの炎症と考える数値はどうだったんだろう」
B「CRP: 5.14, WBC: 10,900でした．CEAは初診時には結果をだすのは無理ですが．で，どうしますA先生！」

A 「エライ結論をせまるナア！CEA が低くても肺癌を否定することはできないよネ．どうしたら良いかな？こういう症例で，感染性肺嚢胞症が起ったあと，その嚢胞が小さく縮小してしまうことがあるでしょう．どうするかナ？
マ，僕だったら 1 週間だけ時間を貰って，抗生剤を使ってその結果で判断したいな」

C 「A 先生．その肺嚢胞に感染が起ると，その嚢胞は小さくなるというのは本当ですか．なんだか信じられヘンな．エビデンスもないンでしょう？」

B 「実はクラビット 500 mg，5 日間使用しました．次の写真をみてください」
全くといって良いほど変化はありませんよネ．というよりチョット大きくなっているような感じもします．隣の嚢胞に鏡面像があるように見えたのは鎖骨の上縁だったのですネ」

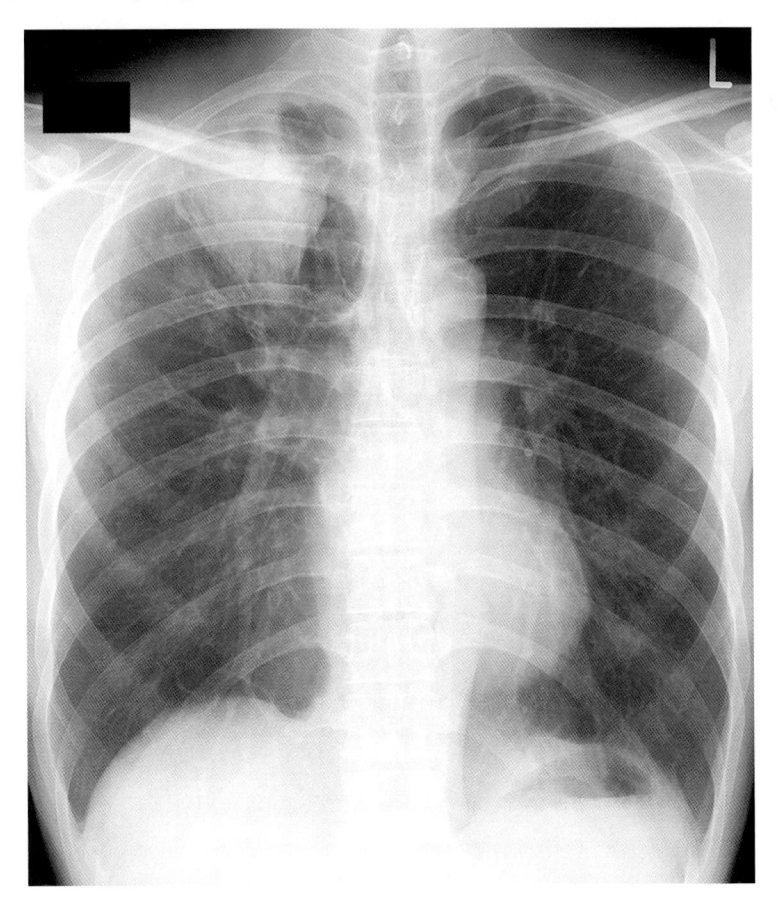

A 「で結局どうなったノ？」

B 「呼吸器外科に紹介して，右上葉切除を受けました．pT3N0M0, 扁平上皮癌でした．腫瘍の内部は充実性で膿などはありませんでした」

36　BHL が翌年には肺野の微細粒状陰影となった　コンペ

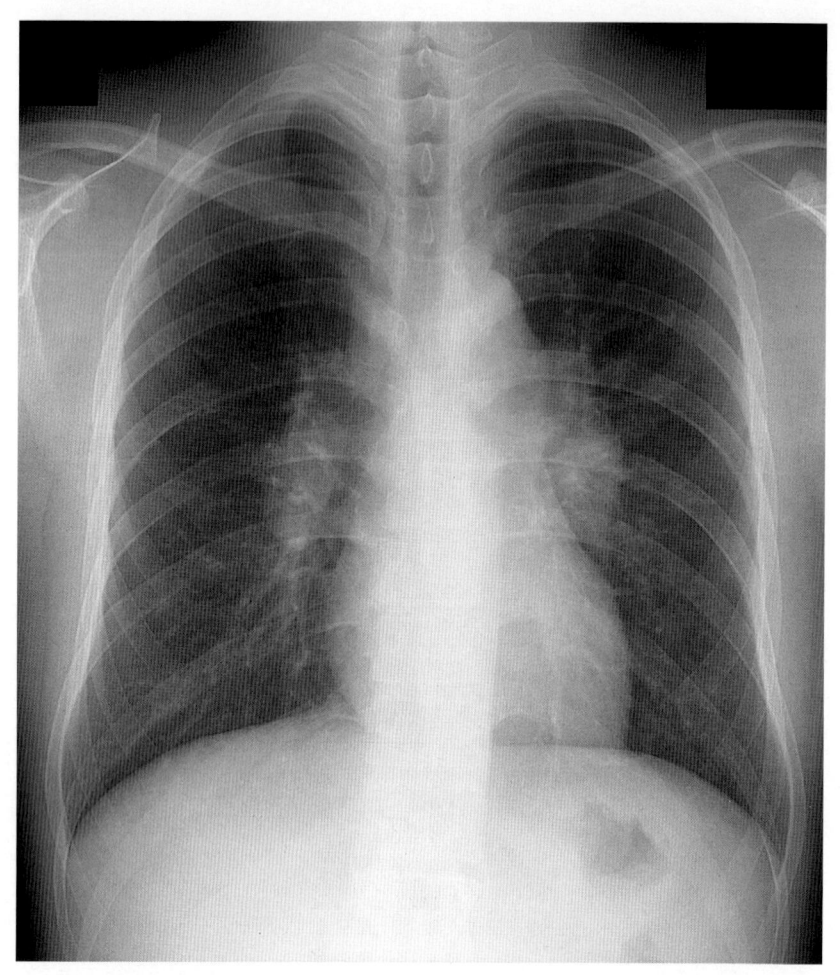

写真 1

A 医師

　両側の肺門に塊状陰影がみられる．大動脈弓の下縁も肺野に向けて突出している．右上縦隔も拡大している．両側の肺野には肺紋理の他に，細い線状陰影が特に中下肺野に交錯している．心拡大も見られず，肺尖部も異常がない．気管分岐部は開大していないし，両側の肋骨横隔膜角も正常である．

　この所見をみれば，サルコイドーシスか悪性リンパ腫かリンパ系の疾患を考える．この段階で両者を鑑別することは先ず不可能といって良い．胸部 CT やリンパ

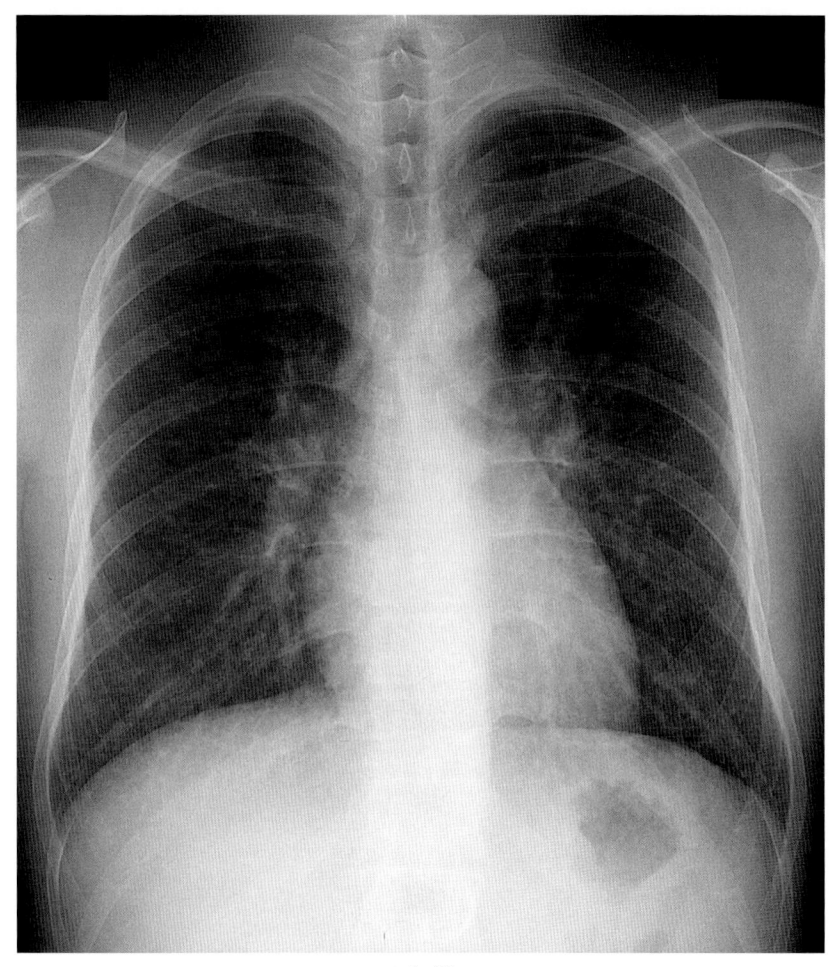

1年後

節生検を受けるように勧告する必要がある．

　この症例では1年後の所見がある．両側の肺門部の塊状陰影は完全に消失していて，右上縦隔の拡大も大動脈弓下縁の腫大も消失している．ところが中下肺野には微細粒状陰影が，むしろ増加している．

　これはサルコイドーシスによる間質の肥厚と推定される．悪性リンパ腫に対して有効な化学療法が実施された可能性も否定はできないが，鎖骨上窩に異常が無いことからサルコイドーシスの可能性がより高いと考える．

B 医師

　1年前の健診フィルム（写真1）では，両肺門の腫大（BHL）と肺野中枢（髄質）にまばらに粒状ないし小結節陰影がみられる．この時点では悪性リンパ腫もしくはサルコイドーシスのいずれかが疑われたので当然，精査の判定となっている．

　1年後にBHLは消褪しているがその代りに肺野の粒状陰影ないし網目状陰影が著明に増大，増悪している．心陰影も増大している．

　悪性リンパ腫と診断されて化学療法を受けたと推定すると，BHLのみ軽快して肺野が逆に進行するとは考え難い．

　サルコイドーシスでは，BHLが消褪したあとに肺内病変が悪化，もしくは新たに出現することもある．

37　肺野が明るいよヨネ

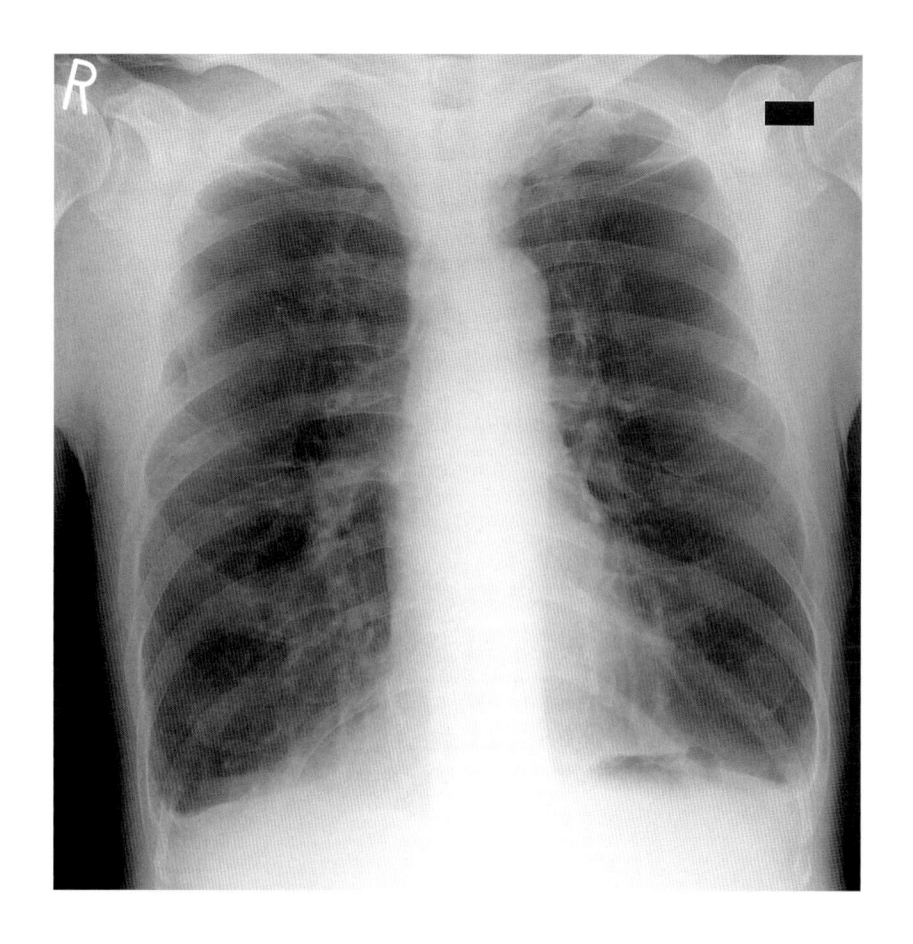

C 「アア，この症例は一目瞭然．典型的な肺気腫ですヨ．両側の横隔膜はドーム状ではなく尾側に押し下げられ平低化しています．それに肋骨横隔膜角はほぼ90度ぐらいに鈍化しています．両側の肺野は明るくて肺紋理は下肺野の縦隔側を除いて減少しています．肋間腔は間隔が開き肋骨の走行も水平に近くなっています．barrel shaped chest ですネ」

B 「このタイプの胸郭は pectus carinatum　鳩胸でも見られるよ．もっとも横隔膜の位置や肺紋理は正常だがネ」

A 「この写真は肺気腫で16年間も経過を観察してきた人で，亡くなる最後の年の所見なんだ．最初は左自然気胸で手術したンだが，次は右，次は左と自然気胸を繰り返して，次第に呼吸不全の状態が酷くなって行ったンだ．勿論，在宅酸素療法も続けていたンだけど」

B 「その CT を見せて下さい」

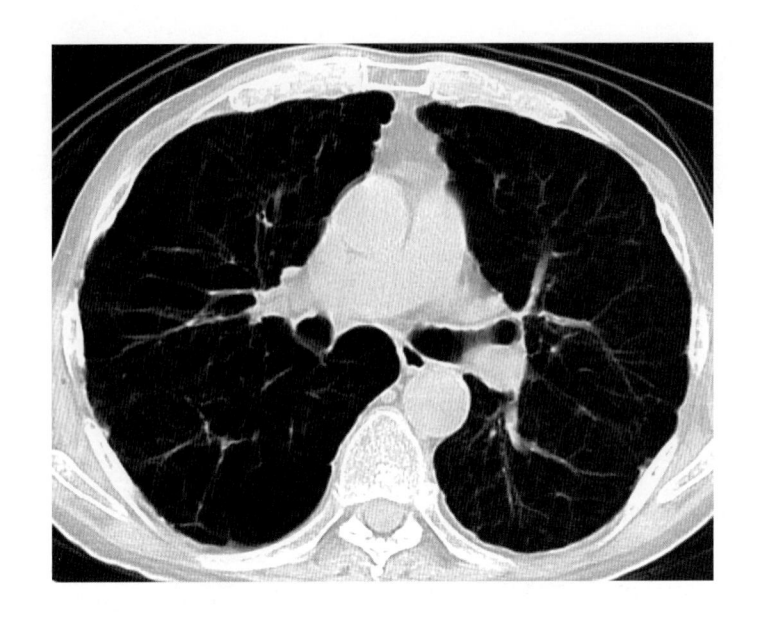

A 「このCTは背腹写真と同じ日に撮影したものです．レベルは左上葉気管支の分岐の高さですが，両側とも肺血管陰影は細くまばらになっていて，まともな肺組織はほとんどありません．右背部の胸椎の横には肺嚢胞がみられるけど，あとはハッキリ判るような肺嚢胞はないといってもよいでしょう」
C 「こういう患者さんは結局どうなるンですか？つまりは呼吸不全の急性増悪とかになって？」
A 「急性増悪といえば何もかも判ったような感じだけど，この患者さんは，また左自然気胸が起ってネ」
B 「勿論ドレーナージしたンでしょう？」
A 「勿論したサ．けど何時までたっても空気漏れが止まらずにネ．見ていたら今度は右の自然気胸が起って，両側のドレーナージに加えて挿管，レスピレーターという経過だった．
患者さんには信頼して頂いたが，16年間，何一つ良いことをしてあげられなかったナ．肺気腫に対しては本当に無力だよネ」

38　肺野に細かな網目状の陰影が

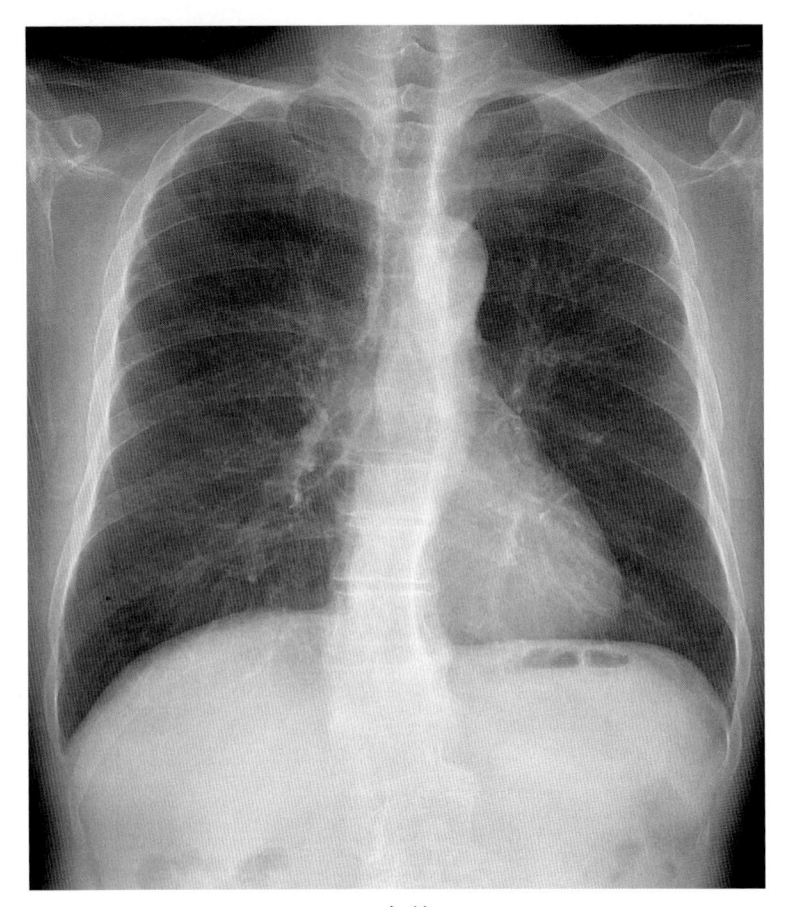

1年前

　1年前は，両肺全野に微細網目状の陰影がみられる．心陰影の拡大や胸水はないようである．昨年の判定医は特発性間質性肺炎（IPF）疑いと判定して，「精査」とした．

　今年はその網目状陰影は軽減し，肺野も明るくなっている．ステロイドが有効だったのではないかという意見がある．

　昨年も今年も，側胸部に接する肺野末梢には網目状陰影も粒状陰影もみられない．

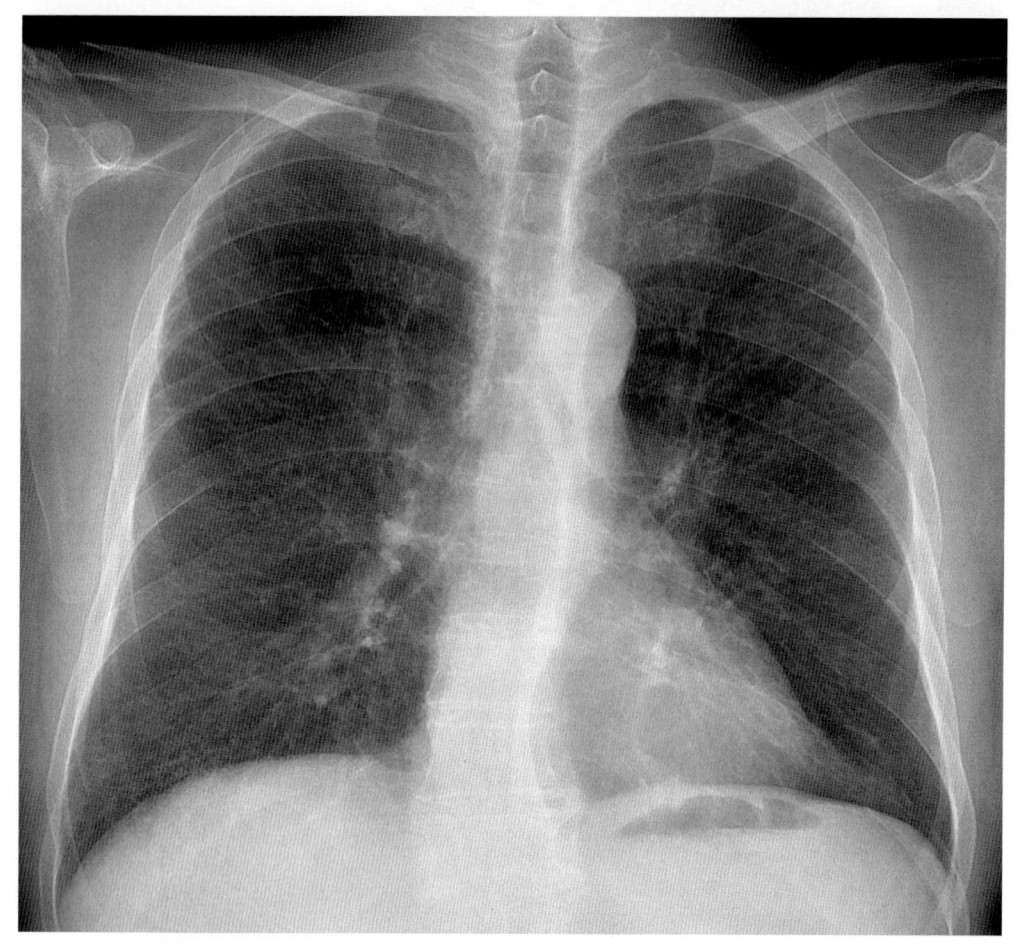

今年

　また，上肺野に小さな気腔嚢胞が多数みられる．
　よって，小葉中心性肺気腫と考えた方がよいのではないか．昨年はびまん性汎細気管支炎などを併発していたのではという意見もある．多くの場合，特発性間質性肺炎は治療にもかかわらず増悪で，5～6ヵ月で呼吸不全に陥ることが多い．

39　左中肺野の円形陰影カナ？

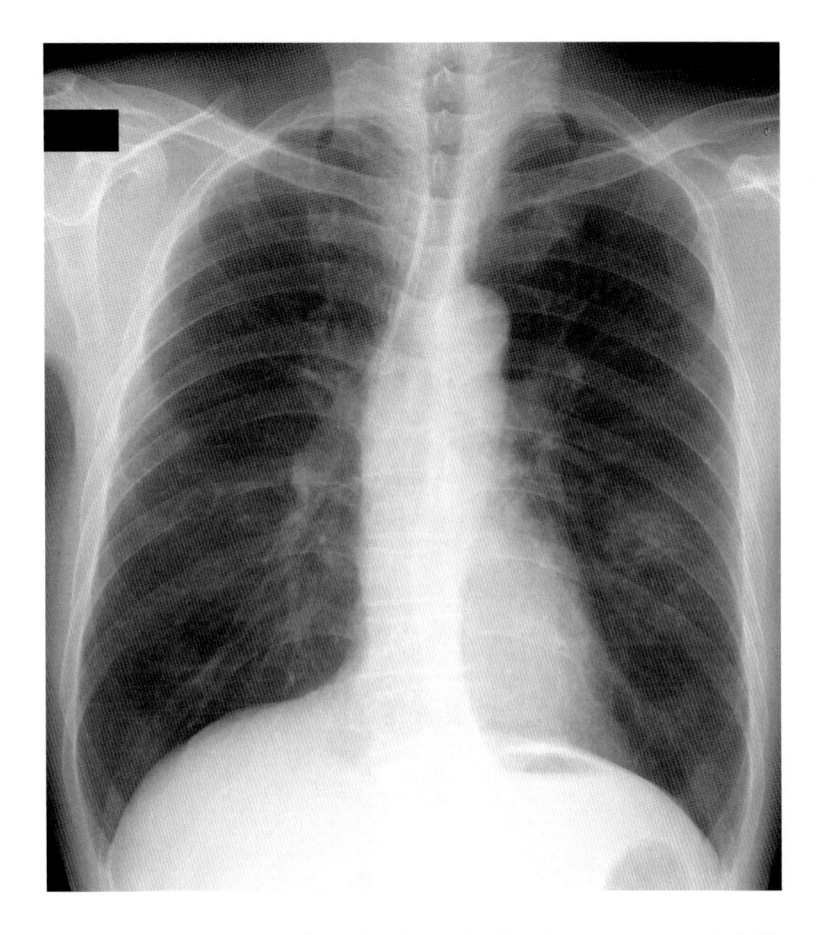

A 「左中肺野に約 25 × 33 mm 大の淡い浸潤陰影があります．円形陰影にも見えますが，辺縁は不明瞭で内部は均等ではなく，浸潤陰影と表現した方が良いかも知れません．左下肺野の血管陰影には異常はみられません．もう一つ，右の中肺野の第 8 肋骨に重なった結節陰影がみられます」
　さて，これは何でしょうか？

B 「これは肺癌ですヨ．けど右の中肺野の陰影は何だろう？肺転移の可能性はないと思うけど」

C 「そう簡単に断定しても良いのかナ？器質化肺炎でも，こんなほぼ均一な浸潤陰影が見られますヨ」

B 「だとしても，ヤッパリ気管支鏡検査をして細胞診で肺癌を否定しないと駄目だヨ．で，右の中肺野の小結節陰影は何だと思う？」

C 「これは辺縁が鮮明だし肋骨陰影の中に収まっているから骨島です．間違いな

い！」
B 「右の肺門陰影の下の方に，なんだか結節陰影が見えるような気がするけど，まさか対側の肺門リンパ節転移なんていうことはないよネ．A先生，結局どうなりました」
A 「実は背腹写真と同じ日に撮影したCTがあります．
このスライスは左下肺静脈のレベルで，部位は左S^9とS^{10}の区域間の胸壁に接して，内部に含気腔を伴った結節陰影が見られます．一部にはspiculaも見られるので，肺癌の可能性が高いと考えて呼吸器外科に紹介しました．

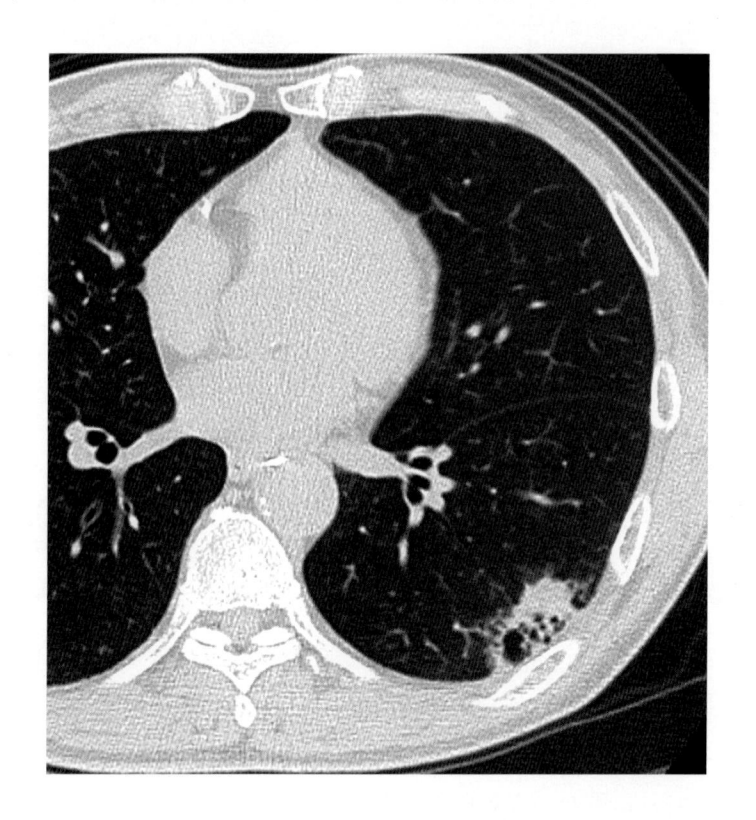

その結果，Stage IIbの細気管支肺胞上皮癌 bronchiolo-alveolar cell carcinoma でした（症例33を参照）．胸腔鏡下（VATS）で左下葉切除を受けました」
B 「やっぱりそうだろう！こうゆうのは迷っては駄目なんだ！」
C 「先生は，昔は呼吸器外科で「切らないと判らない科」だったでしょう．そうそう簡単に切られては堪ったモンじゃないですヨ．患者の気持ちも考えて，丁寧にstepを踏む必要があると思うけどナ」
A 「いや今日この症例を提示したのは，そういう問題ではなく，Doctor's delayの問題なのです．実は2年前に市民検診で右中肺野の結節陰影を指摘されて，当

院を受診されているのです．次の背腹写真がそれですが，
確かに右中肺野の第8肋骨に重なる部分にそういえばそうかナ？という陰影があります．この背腹写真で左中肺野に注目して下さい．どうです？異常がありますか？そういえば少し浸潤陰影があるかナ？といった感じですか？これが問題なのです．

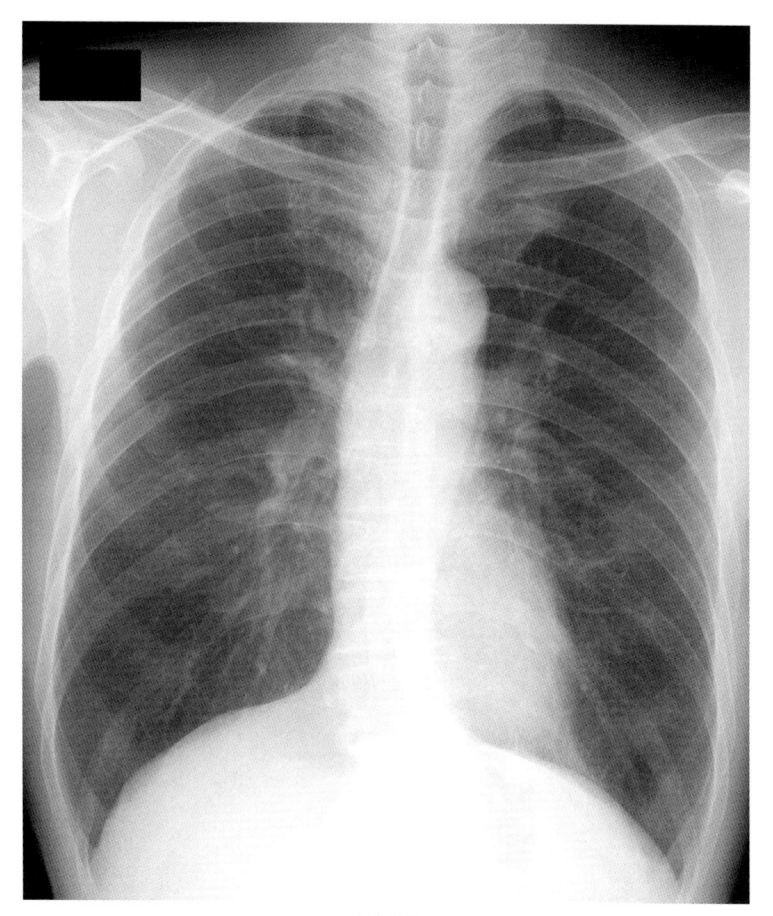

2年前

勿論，市民検診で指摘されて紹介されてきたのですから，チャンと胸部CTも撮影しています．
その結果，右中肺野の結節陰影は骨島と判定しましたが，問題は左中肺野です．確かに左S^9とS^{10}の区域間に，どう表現したら良いのか難しいのですが，僅かな肺紋理の乱れというか間質の増生というか，肺皮質に異常が見られます．2年前には，この変化を非特異的間質性肺炎と判定しました．この陰影について3ヵ月後に再度胸部CT撮影を行ないましたが，変化なしと判定しました．

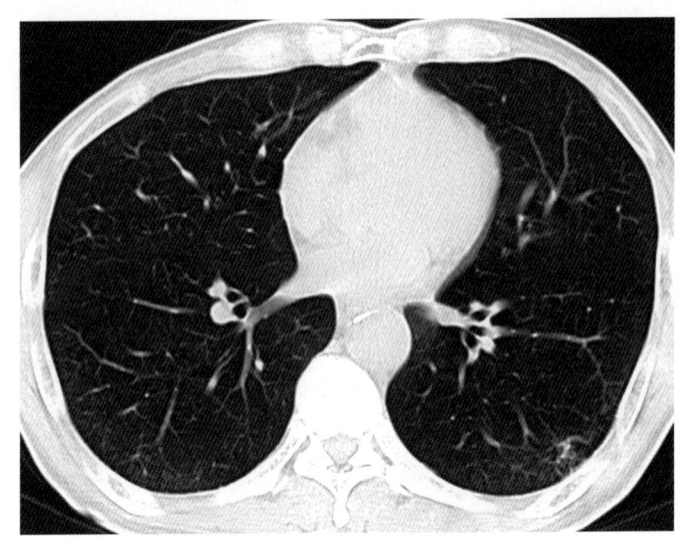

2 年前

　2 年後の今回の市民検診では，左中肺野の浸潤陰影が指摘された訳です．つまり 2 年前に左中肺野の異常陰影は発見されていたのですが，これが経過観察を続ける必要があるとは我々は判定しなかったのです．Doctor's delay と云えば，まさにそうです．
　けど問題は，この程度の異常で経過観察を開始するかどうかです．肺炎の治癒後でも，こんな間質の増生というか肺紋理の乱れがみられることは多いと考えています．これが doctor's delay と追及されたら堪ったもんじゃないナという気がするンですが」

B 「ウーン，これは精検でも結論を出せないヨネ」

C 「ウーン．2 年後に市民検診で再び指摘された訳ですが，もし 1 年後に再度 CT 撮影をしていれば，どうだったか？ですよね」

B 「ケド，そうすると検診で異常が見つかったらほとんどが経過検診に回す訳だね．CT 検診のコストは誰が負担する？」

A 「いやそういう問題ではなく，どの時期に気管支鏡検査，更には VATS 生検までを勧めるかというのが問題だと考えます．勿論，過剰診断もあるでしょうし，delay も起るでしょうが，患者さんにとってのメリットはどの時期が最適なのかという問題です」

B 「侵襲の少ない決定的なチョロッとした方法で，肺癌ではないという診断ができれば良いんだがナ！」

C 「それは不可能ですヨ！」

40　オヤ！　大動脈弓がみえない

40歳代の男性．悪性リンパ腫の治療の既往あり．

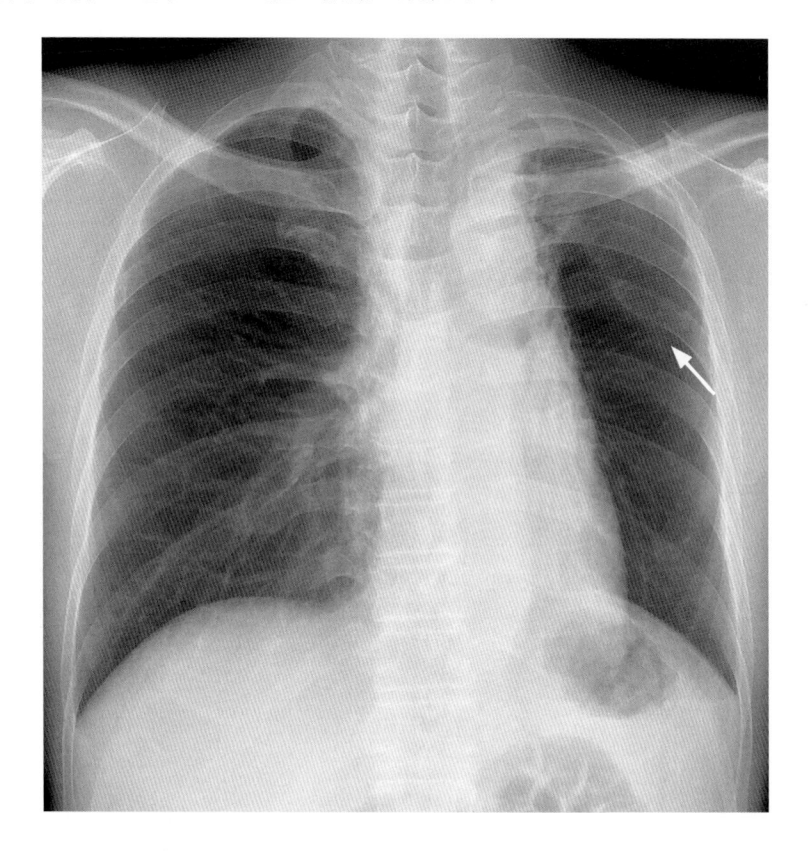

　縦隔も気管も左へ偏位している．

　左主気管支は左下方へ向かう正常の走行と異なり，途中で水平となっている．疾患が悪性リンパ腫であったことから，左上葉切除が施行されることはありえない．

　従って，左上大区枝は，頭側へ向かい集束していると思われる．

　左上肺野の淡い透過性低下の広がりは葉間胸膜の肥厚と考えられる（矢印）．

　左肺尖部から左肺門までの縦隔陰影は一直線となっている．

　悪性リンパ腫に対して，化学療法後に放射線治療を追加した結果，放射線肺炎を合併したと推定できる．

左上葉の萎縮の程度が高度であることから，悪性リンパ腫は肺野にも及んでいたのかもしれない．

41　高度の自然気胸と心嚢気腫

　約1ヵ月前に左自然気胸のため入院して治療をうけた既往がある．昨夜から左前胸部に前回と同じ重苦しさがあるので，左自然気胸の再発と考えて受診した．

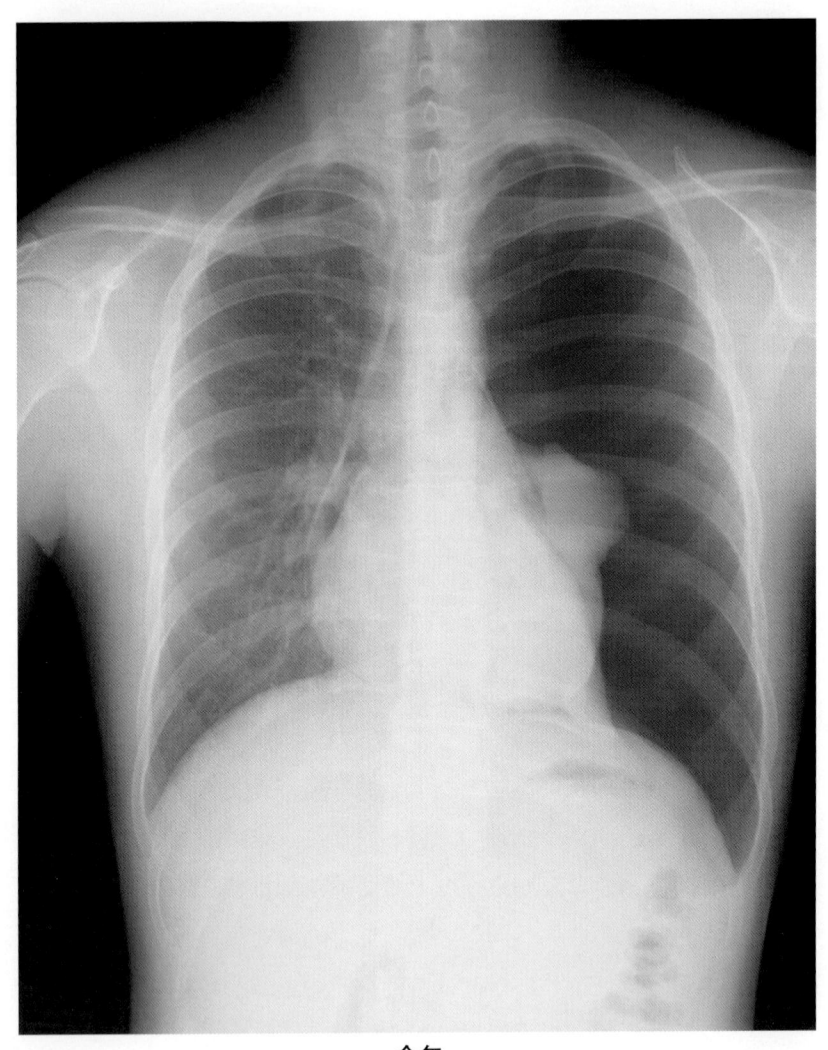

今年

B 「どうです！これは見事な気胸でしょう」
C 「こんなんやったら気胸か巨大肺嚢胞か迷うことはないネ」．
A 「縦隔がチョット右に変位しているよ．横隔膜は下に下がっているけど，胸水は溜まっていないみたい」
C 「胸水は気胸が起って何日目ぐらいから始まるのかな？」

A 「サアーテネ．気胸の程度にもよるンじゃないかナ」

C 「患側の胸腔内圧の程度によって決まると書いてあるのを読みましたヨ」

B 「胸水論議は別にして，それ以外に所見はありませんか？」

AとC 「左肺門部に虚脱した上葉と下葉がみられるけど．ここまで上葉と下葉とも虚脱した気胸は珍しいといえば珍しいけど」

B 「ここに提示したのは，そんなことではなくて，右の肺門部，とくに右主気管支の透亮像の外側に線状陰影が見えるでしょう．これが珍しいのです．CTを見て下さい」

A 「自然気胸でCTを撮るかな．やり過ぎじゃないかナ」

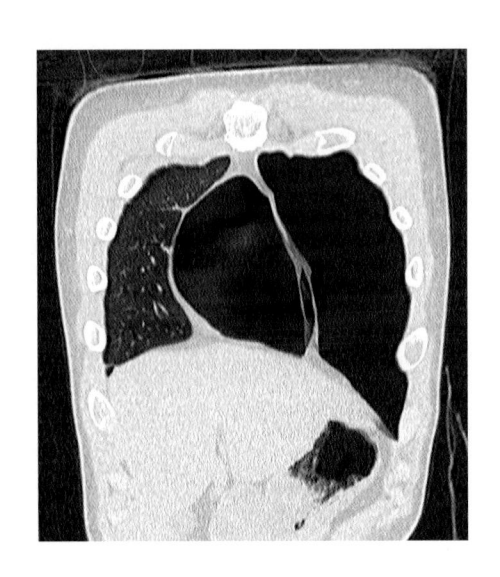

B 「このCTを見て下さい．心囊の中に心臓がないでしょう．空っぽの心囊です．患者は仰臥位だということを頭にいれておいてくださいヨ．これは高度気胸のときに稀にみられるものですが，心外膜に先天的に欠損があるから，こんな風な所見が起るのです．つまりエアーは左胸腔から欠損部を通って，心膜腔に入ったというわけです．この欠損部は左肺門前部にあって，横隔神経のチョット後というのが多いのですが．開胸手術をやっていると心耳が顔を出していることがありますヨ．

だから右主気管支の外側の線状陰影は心外膜の矢状断が写っている訳です．一枚の背腹写真でもここまで推理ができるのです」

C 「デどうでした？ 手術の所見は？」

B 「左主肺動脈の前に心膜の欠損部（約1cm径）があって，1針かけて終りでした」

42 　左上縦隔が拡大し辺縁が直線状である　　コンペ

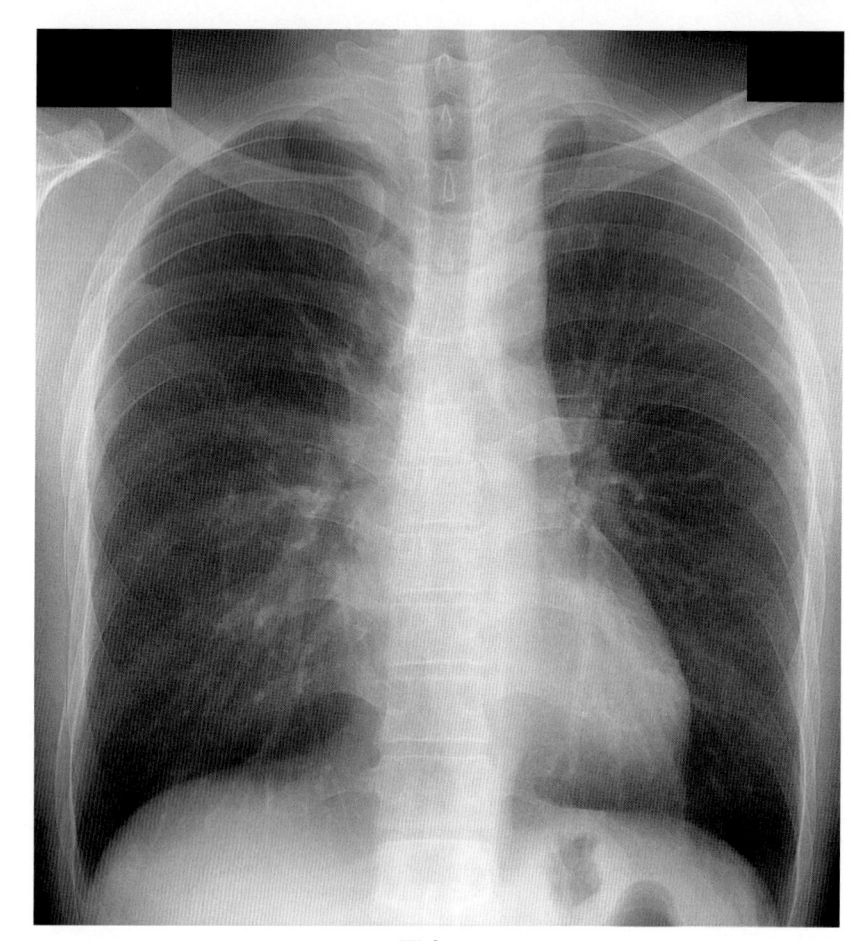

写真1

A 医師

　まずすぐ気づく点を列挙してみよう．

　写真1では左上縦隔が右に較べて拡大し，辺縁が直線状である．この拡大した左上縦隔陰影のために，胸骨柄の左縁と大動脈弓が見えずシルエットサインが陽性である．しかし，この左上縦隔の拡大は1年後（写真2）もほぼ同じで増大傾向はみられない．

気管陰影のほぼ中央に胸椎の棘突起がみられるが，左右の鎖骨の中枢端をみると，やや右に偏っていることがわかる．

　左上肺野の肺紋理は1年後と変化はなく，正常である．

左主肺動脈より下方には下行大動脈がシルエットサイン陰性となり，腹部に移行している．この左上縦隔の拡大は，左肺尖の最上部では見えなくなっている．

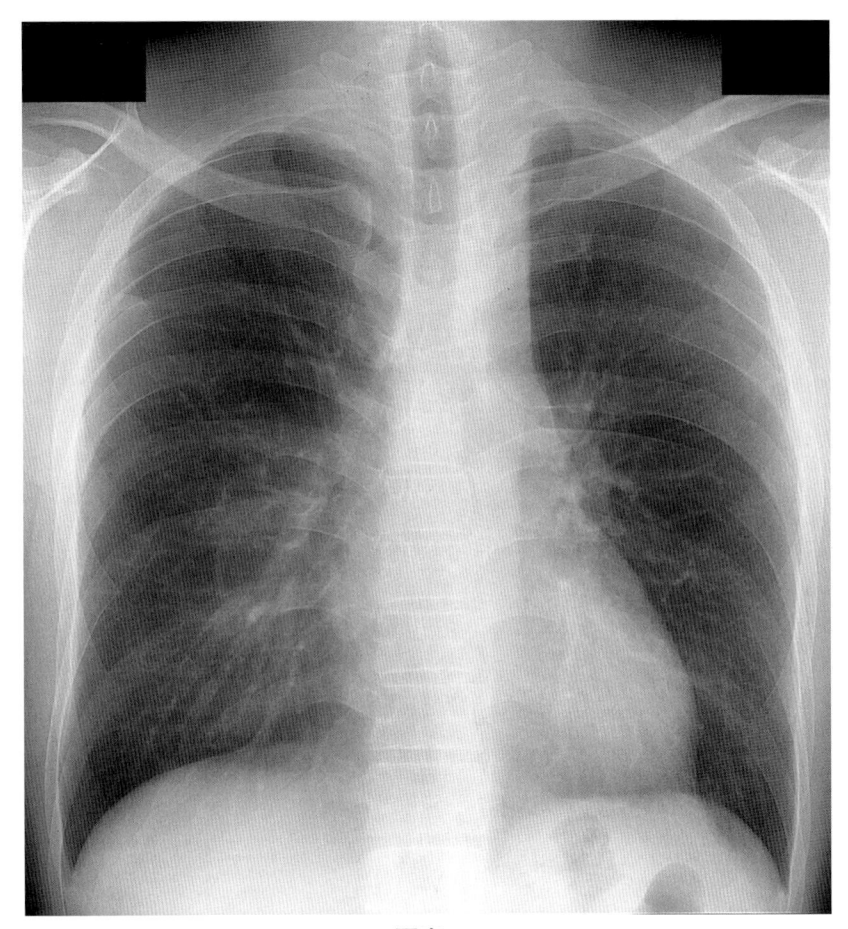

写真 2

この辺縁が直線状の上縦隔の陰影は正常なのか，異常なのか？

胸骨柄の左縁と大動脈弓が見えないため，この陰影は左前縦隔から肺尖部にかけてあることが判る．左肺門部を丁寧に観察すると，気管分岐部のレベルから左下方にかけて，前縦隔の脂肪組織の陰影が左主肺動脈の前方を下方に延びて心陰影の第4弓に繋がっている．左上葉と前縦隔の脂肪組織とがつくりだす境界面であると考えれば，1年後もほぼ同じ陰影であることも納得できる．

左上前縦隔の腫瘍としては，甲状腺腫や胸腺腫，まれに神経鞘腫などの可能性が考えられるが，1年後も形状に変化がないことから否定される．

〔結論〕
　このような直線状として撮影されることは珍しいが，正常な前縦隔の脂肪組織である．

B 医師
　左上縦隔に脊柱と平行して幅広い帯状陰影が肺尖から肺門部まで一直線に伸びている．心陰影に異常はない．大動脈弓はシルエットアウトされていて，ここに何らかの病態が隠されていると考える．気管の右側には上大静脈に合致する透過度の低下がみられない．写真1は昨年，写真2は今年．変化はない．

　このことから，胎生期に左右一対の上大静脈のうち，左が通常は退縮するが時に左側も遺残することがある．この場合は，左腕頭静脈となって遺残し右とは僅かな交通をしながら本流は大動脈弓を越えて左肺門の前を通り左房の裏に回って冠状静脈洞と合流する．

　右腕頭静脈は椎体と重なっているのではっきりと見えないと考える．

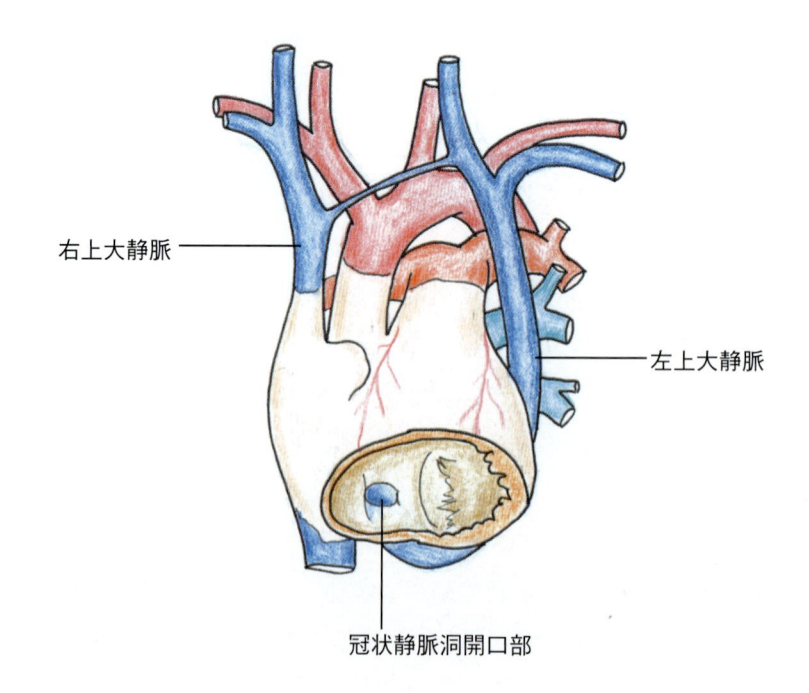

43 惑星の誕生の瞬間が見えたのかな？

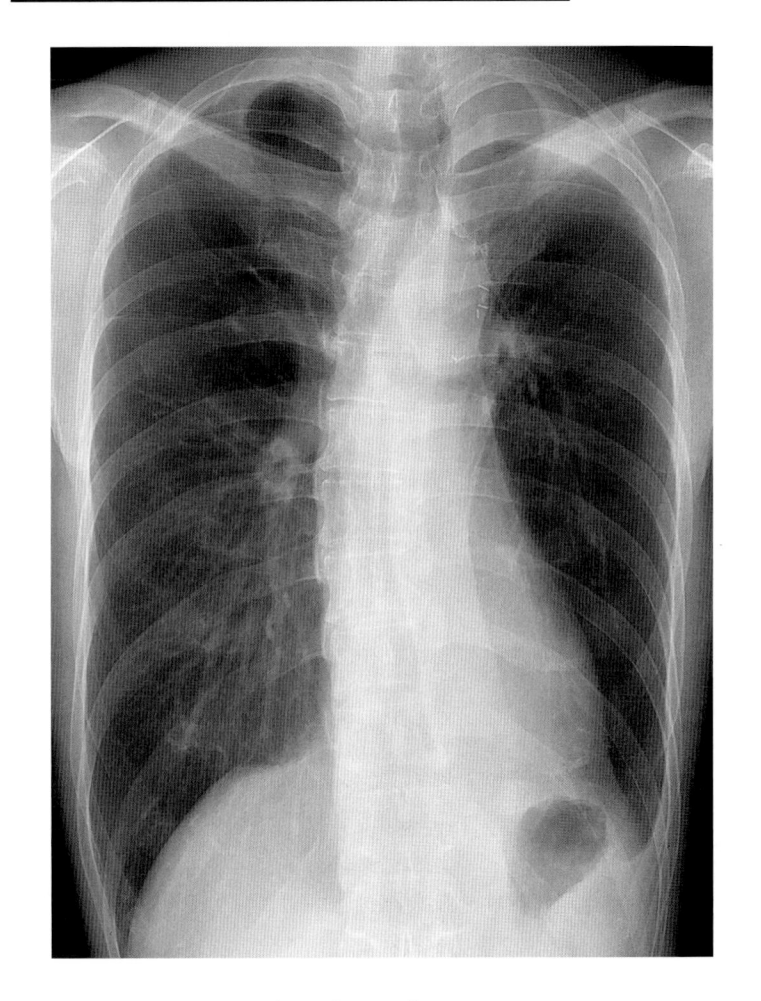

A 「この写真を見て下さい．どうですか？」
B 「アアッ！左肺の手術を受けてるョ」
A 「そうです．左肺門陰影の上部に autosuture の staple と止血クリップが見えています．左肺門陰影は上方に吊り上っていますネ．それに左肺尖部に不透明な陰影があります．これは再膨張した左下葉の上縁がここまで膨らんでいることを示しています．こういった陰影の内部は，開けてみるとフィブリン塊が充満していて，エアスペースはほとんどありません．というよりも死腔をフィブリン塊が埋めたと表現した方が正しいかもしれません．胸膜肥厚といいますが，胸膜は決して肥厚していません．心陰影も左胸腔内に偏位していますよネ．気管陰影も気持ち左側に偏位していませんか？これは典型的な左上葉切除術後の所見です」

C 「去年の検診の写真はありませんか?」
A 「実はこの写真です」
C 「左上肺野で第2肋骨前縁に接するように淡い円形陰影が見えますね.やっぱり思った通りだ.円形陰影の内部にindentationがみえるから肺癌でしょうね.勿論,精検の指示を出したんでしょうね」
A 「いや詳細は判りません」
B 「C先生.先生は左上肺野と云ったけど,これは中肺野と云うべきですョ.第2肋骨前部から第4肋骨前部までの肺野を中肺野とすると定義されているンだから」
C 「ハイハイ,判りました,判りました」
B 「ついでだから云っとくけど,淡い円形陰影に重なってindentationが見えるといいましたが,そうかなあ?肺紋理と違う?
もう1年前の写真はありませんか?」
A 「倉庫を探したら,もう1年前の写真がでてきました.これがそうです」

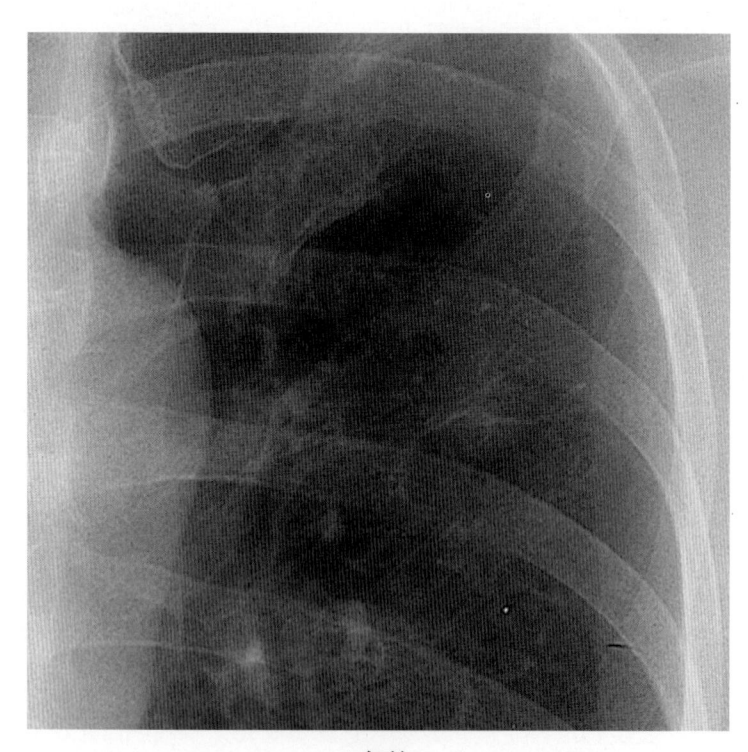

1年前

B 「そうでしょう！やっぱり肺紋理なんだ．左下葉 S6 の肺紋理が淡い円形陰影を透かして見えていたんだ．けどここに淡い浸潤陰影が見えるかナ．僕にはみえないよ！」

C 「みえないといえば，1年前の写真でも見えませんよ」

A 「後医は名医といいますからね．この術後の写真をみてから去年，一昨年の写真と見比べてゆくと，「なんで，この陰影が見えないの？」と不思議な気がしますが．先入観なしに読影して行くと，この陰影は見えないのです」

C 「後出しジャンケンですが，2年前から去年までに肺癌が発生して，みえるようになったという訳ですネ．惑星が誕生する瞬間を見ているようですね」

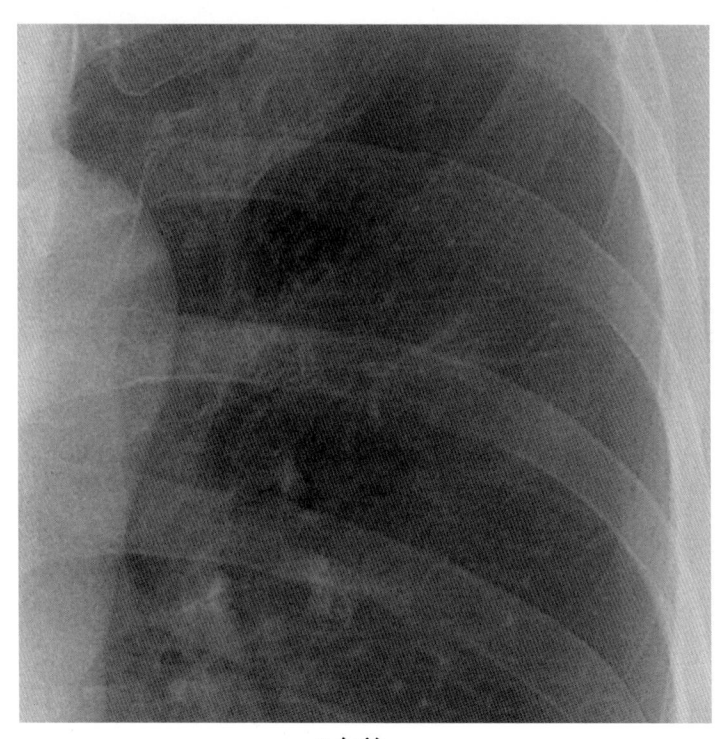

2年前

A 「またまた，ゴズミックフロントを見過ぎたンじゃないかナ．けど幾ら注意しても，この症例のような場合は読影の限界を感じますね」

44 コンナン異常があるの？

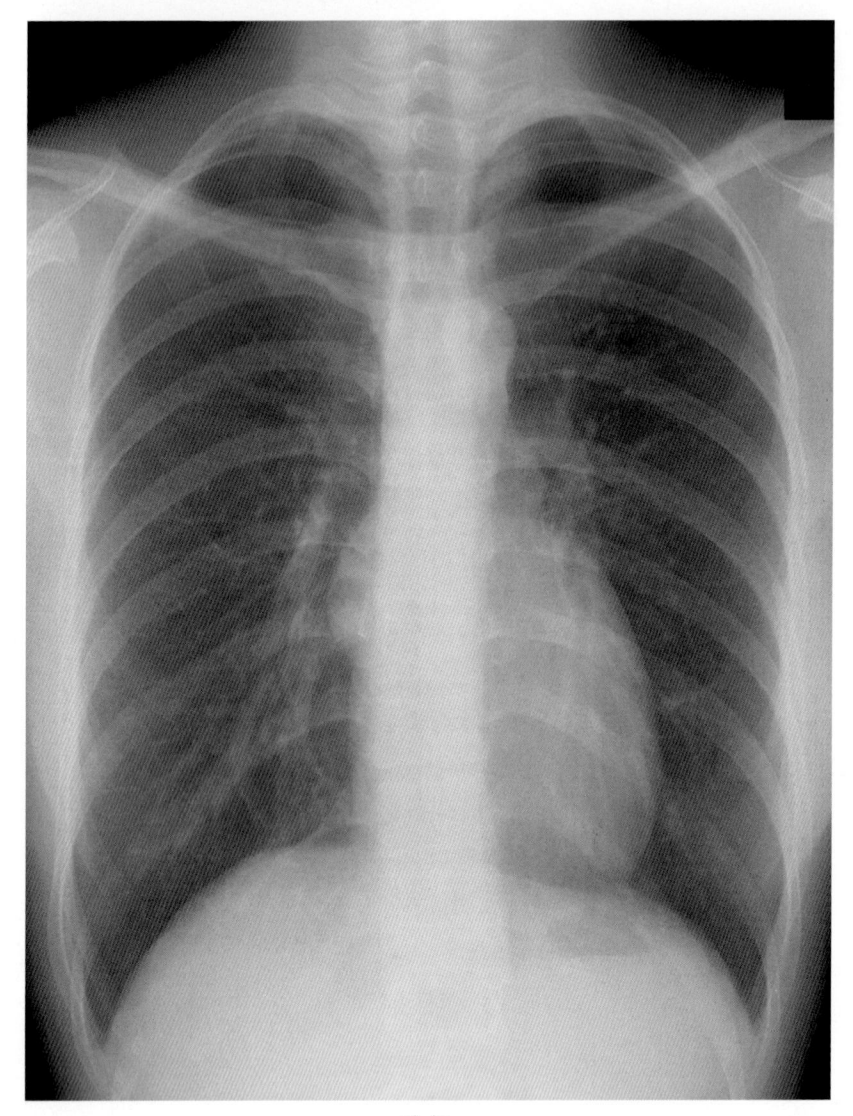

昨年

30歳代，女性．

昨年は右中縦隔に，心陰影とシルエットサイン（+）の半円形の陰影がみられる．辺縁は円滑で縦隔腫瘍が疑われる．胸腺腫や胸腺嚢腫の可能性を考えるのが一般的である．

が，今年の写真では消失している．

摘出？　これが第1候補である．ただし，止血クレンメやantosuture line はもと

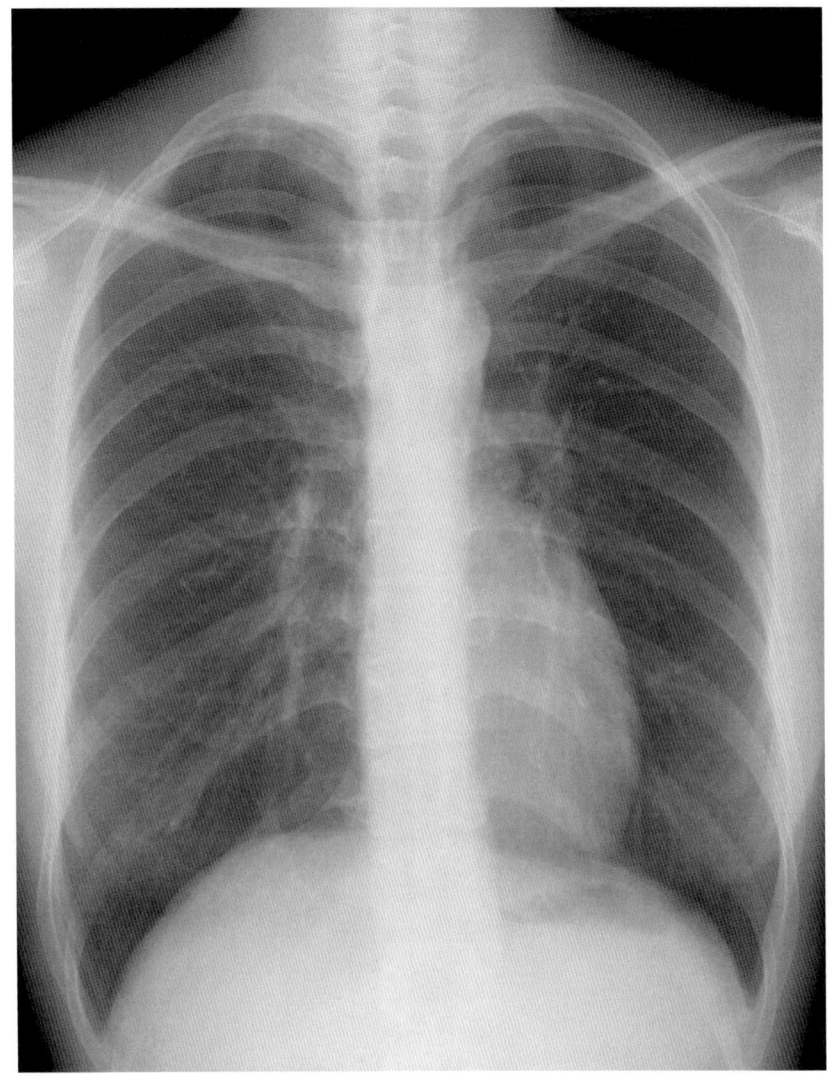

今年

より，術後に合併する胸腔内の変化や肥厚もみられない．よほど，素直に摘出できたと思われる．胸腺嚢腫や pericardial cyst, lymphangioma, bronchial cyst などがそれである．

　手術されてなかったとしたら……心嚢内と交通のある pericardial cyst は考えられないか？　CTR が昨年は 44％，今年は 40％であるのが何かのヒント？
病歴が明らかでないと，要らぬ推測がはびこる．それがまた面白いことでもあるのだが．

45　アッ！　左肺が真白ダ！

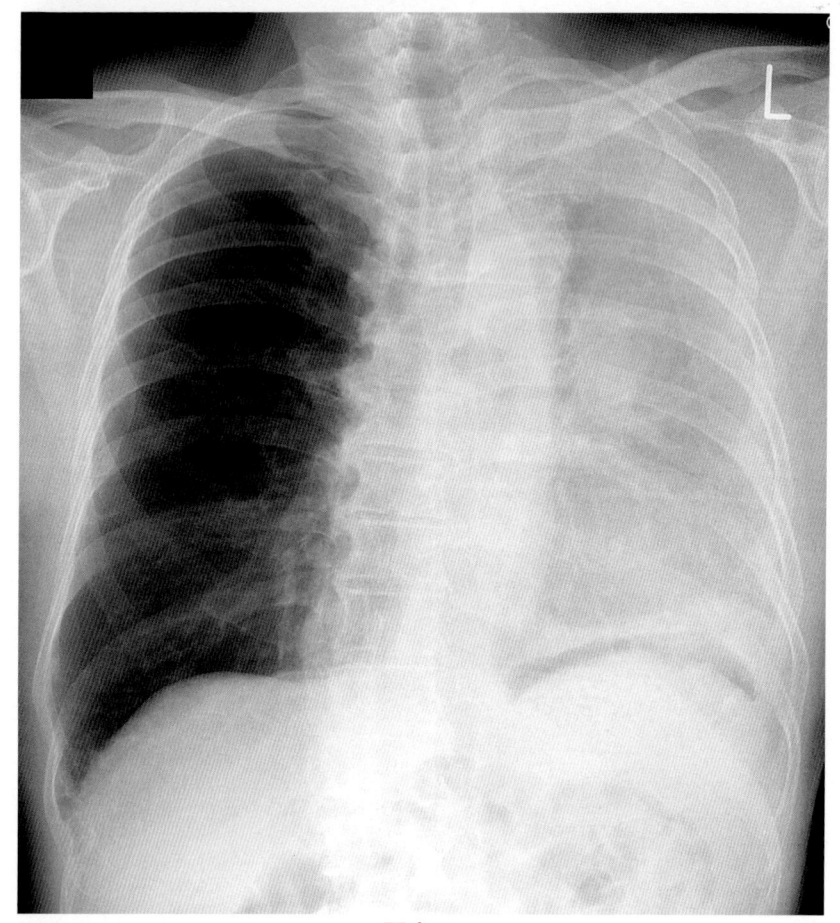

写真1

A 「今日は普段見慣れない写真の勉強をしようか」（写真1）
C 「ハイ，でもこれは普通の平面の写真です」
A 「まあ，そのうち出て来るよ……．で，これをどう読影するかですよ」
C 「ハイ，えっと，左肺野全体が曇っています」
A 「そう，透過度が低下してるね．で，何を考える？いつもの君の癖のように疑わしい所見を次々と答えても良いよ」
C 「ハイ，済みません，左の胸水ですか？」
A 「胸水？この写真は立位？臥位？」
C 「そうですね，胸水じゃないみたいです……肺炎かなあ？」
A 「ハイ，残念！肺炎で気腔内に細菌やウイルスが全く均等に拡がって全く均等に炎症を起こすことはありえません」

C 「病気じゃなくて着衣とか撮影の時の何かが邪魔したとか，そういうのはないですか？……すみません，ないです」

A 「右が透明なガラス窓としたら左は紗のかかった窓ガラスと考えたらどうかな？」

C 「カーテンみたいなのですか……，あの……無気肺とか？」

A 「ピンポーン！……で，君のスタイルで解説してみて」

C 「右上葉の無気肺とかだったらすぐ判るんですが……これは左肺全部の無気肺…ですか？」

A 「アハハ……それが正解でなかったら次の答えは左上葉の無気肺で，それが間違ってたら次は左下葉の無気肺では？となるんだよね」

C ………．（⊹）

A 「左肺野に肺紋理は見えない？」

C 「アッ，見えます，見えます．中央に腫瘤陰影もあるみたいです」

A 「お！良いことを見つけたね．それで心臓は？」

C 「え？心臓……の陰影がはっきりしません」

A 「普通の写真で心臓がはっきり形がみえるのはなぜ？」

C 「心筋と血液が詰まっているからです」

A 「小学生か！まあそうだけど，そういう心臓と空気を沢山含んだ肺とが隣り合わせになっているからコントラストがはっきりするんだよ」

C 「ということは心臓が空気を含まない無気肺とが隣り合わせになっているから境目がはっきりしないということですか？」

A 「そうそう，そういうこと．シルエットサイン陽性というんだけど，あとで勉強しよう．それで無気肺はどの部分？」

C 「上葉は肺尖から下の方は心尖部の近くまで拡がっていて，下葉は，その後方にあります．ですから，上葉が無気肺で，背景にみえる肺血管は無気肺になっていない下葉だと思います」

A 「そうだね．下行大動脈がはっきりみえるということはすぐ傍らの下葉が健在だということになるよ」

C 「とても勉強になりました」
A 「では側面写真（写真2）をみましょう」

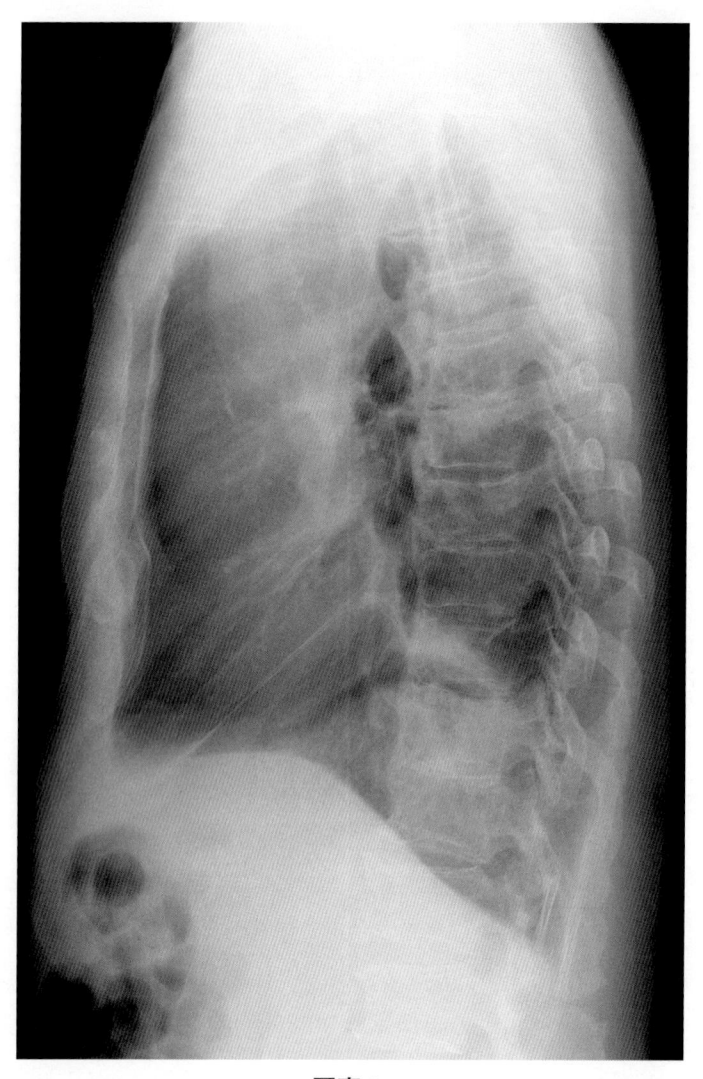

写真2

C 「あれ？上葉が無気肺だったら前胸部に真っ白の無気肺が見えるはずですが……」
A 「そうだね，頭側の方は透過性が低下しているようだけど，尾側ははっきりしないのは多分，舌区が前胸部を占拠しているか，もしくは心陰影が左胸腔へ大きく偏位しているのが原因でしょう．……で，このような写真はみたことない？」（写真3）

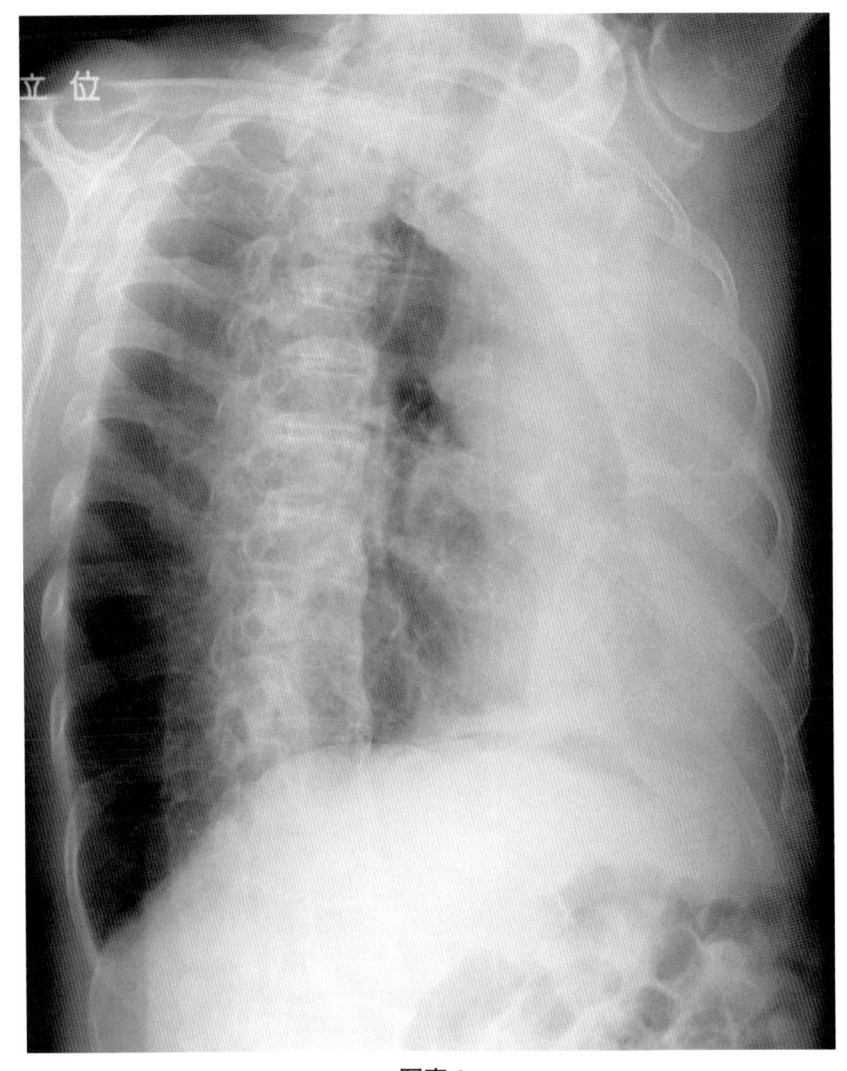

写真3

C 「あ，右前斜位ですね．実際にオーダーしたことがありませんし，大体，正面と側面で検討して，あとはCTでチェックしますから」
A 「最近はそうだよね．でもこの写真はどうだね？」
C 「無気肺がすごくはっきり見えるんですね」

A 「側面よりもきれいに見えるでしょ．ついでに左前斜位，第Ⅱ斜位のことですが，これも見て下さい」（写真4）

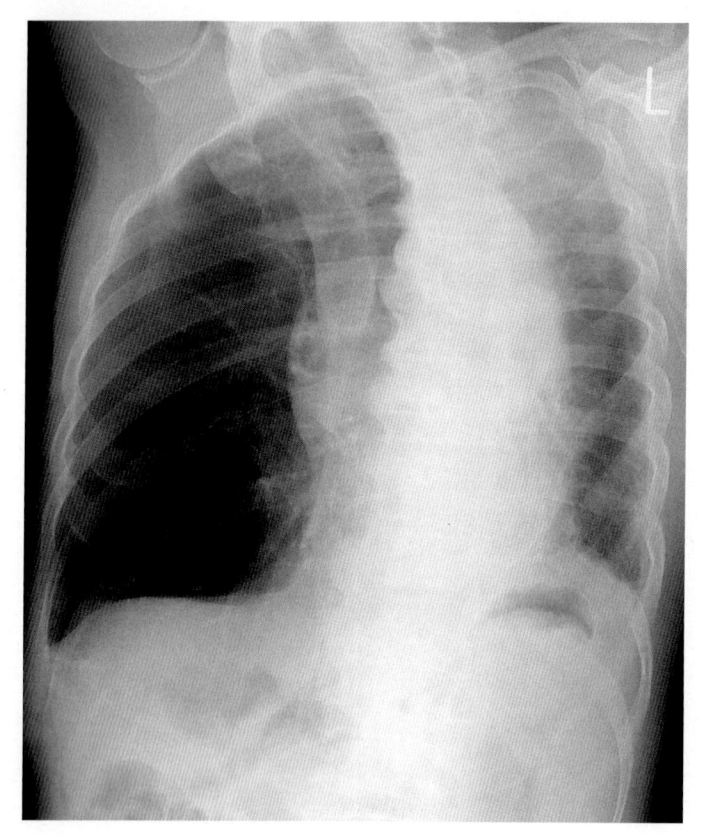

写真4

C 「無気肺が見えないのは脊柱と重なっているからですか？」
A 「そうだね．この写真でね，胃泡と肺の間に約2cmの帯状陰影があるでしょ．これは胸水貯留が疑われるよ」
C 「側面ではわかりにくいですね」
A 「そう．時に胸部写真で正面と右側面，左側面の3枚を撮る方がおられるけど，それなら，正面と第1，第2斜位の方がよほど情報が得られるんだよ」
C 「たまに左右の側面写真をみますが，その差がよく判りません」
A 「臨床上は，私も有意義な方法とは思えません」

46　ワァ！　左右の縦隔腫瘍ダ

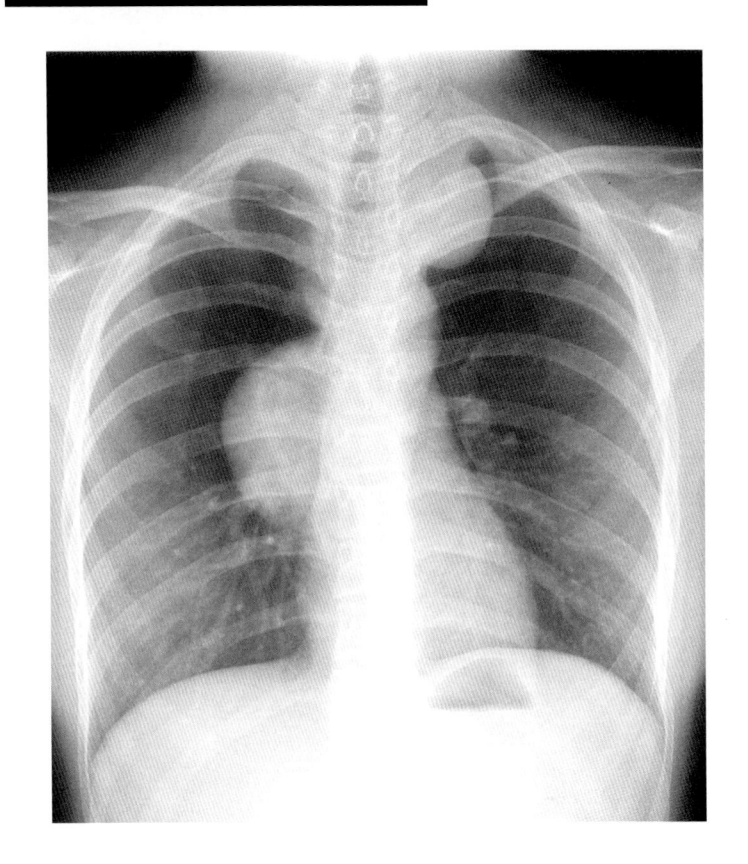

　左上縦隔と右肺門に半円形の塊状陰影がみられる．明らかに縦隔腫瘍と考えられる．

　この二つの陰影は左鎖骨下動脈および心陰影をシルエットアウトしてないことから後縦隔発生の病変と考えられる．従って，前中縦隔に好発する胸腺腫，胚細胞性腫瘍，奇形腫，胸腔内甲状腺腫などは除外できる．二つの陰影はよく似ていることから同時期に発生した同じ病変と考えられる．

後縦隔の腫瘍は

　　1）Neurilemmoma, Ganglioneuroma
　　2）Meningocele
　　3）Neurofibromatosis Ⅱ型
　　4）Extramedullary Hematopoiesis

感染症としては

　　1）Echinococcus
　　2）結核性脊椎炎

しかし多発性であることを考えると最も疑えるのは神経線維腫Ⅱ型であろう．

neurofibromatosis 神経線維腫症（NF）
常染色体優性遺伝で2型に分類される

1. NF Ⅰ型

生下時より大きさや色合いはさまざまな褐色斑がみられる．これをカフェオレ斑（café au lait spots）といい，6個以上が診断基準となる．思春期になると，神経線維腫と呼ばれる神経鞘の腫瘍が皮下や皮下の末梢神経に沿って神経根から遠位部までのあらゆる部位に多発する．皮下組織を浸食したり骨の増殖を伴うことがあり，容姿が著しく損なわれたりする．腫瘍は2個以上が診断基準．他の腫瘍（視神経膠腫，褐色細胞腫，カルチノイドなど）の発症率も高い．時に認知障害などの神経症状も見られる．（写真1）

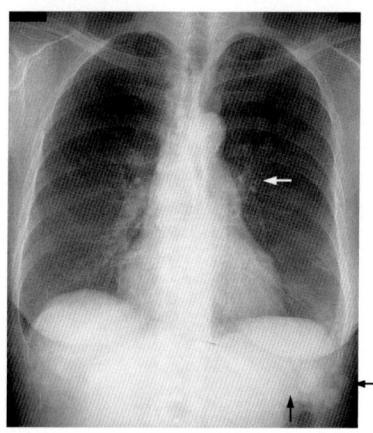

（写真1）

2. NF Ⅱ型

Ⅰ型に比べると格段に少ない．Ⅰ型のような皮膚病変は稀．思春期以降に，神経関連の腫瘍が多発する．脊髄や脳内の腫瘍が予後を左右する．主な腫瘍は神経鞘からのものが神経線維腫系で両側聴神経腫瘍，神経鞘腫，髄膜腫などが好発する．また神経膠腫が三叉神経，脊髄，頭蓋内に出現する．

	NF1	NF2
有病率	1/5,000	1/210,000
café au lait 斑	生下時から　100%	1%
雀卵様色素斑	70%	0%
NF2 斑*	0%	48%
眼疾患	虹彩小結節（90%） （Lisclr 結節）	白内障 80%
神経系	ほぼ全て神経線維腫 時に悪性腫瘍	両側聴神経腫など schwannoma か neurofibroma
予後	学習障害，認知障害	頭蓋内や脊髄の腫瘍のため不良

※辺縁明瞭な隆起性病変．散在性で直径は20 mm以下．有毛のこともあり．軽度の色素沈着あり．

47　両側の上縦隔と肺門の拡大陰影　　　　コンペ

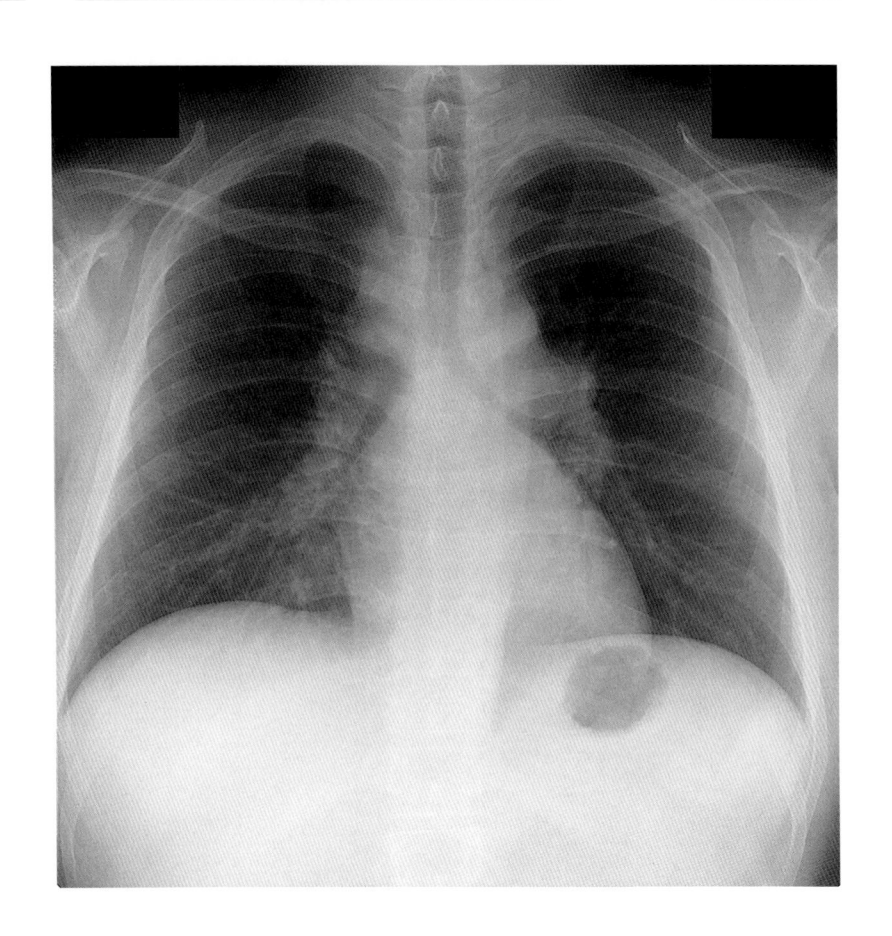

A 医師

　両側の上縦隔とくに右上縦隔が拡大していることに目を奪われる．次に両側の肺門陰影の拡大にも気付く．気管陰影は正常で狭窄はみられない．気管分岐角は正常である．

　左右の肺尖部をみるとリンパ節腫大による陰影はみられない．
肺野を見ると右下肺野の縦隔側にやや肺紋理が増加した印象がある．

　1年前の背腹撮影では異常がなかったことが確認されている．サテ診断は？

先ず両側の肺門と縦隔の腫大が見られる疾患としては，サルコイドーシスと悪性リンパ腫などのリンパ系疾患の可能性を考えなければならない．
　サルコイドーシスの場合には，縦隔リンパ節が巨大に腫大することは少なく，肺門リンパ節が腫大することが多い．しかし気管陰影は偏位することはない．
悪性リンパ腫の場合には，縦隔リンパ節が巨大に腫大することが多い．一方，肺門リンパ節が両側共に腫大することは少ない．気管や主気管支の陰影は圧排されて狭窄や偏位が見られることが多い．
　その他の上縦隔の拡大陰影としては，胸腺腫や気管支嚢胞なども考えられるが，両側の肺門陰影が拡大することはない．
　サルコイドーシスよりも悪性リンパ腫の可能性が高いが，このような症例では経過を観察するよりも，縦隔鏡検査によりリンパ節生検により診断を確定すべきであろう．

B 医師

両肺門および両上縦隔のリンパ節腫大が著しい．
　鑑別診断としては，
1. サルコイドーシス
2. 肺癌あるいは他臓器の悪性腫瘍からのリンパ節転移
3. 結核性リンパ節炎
4. 悪性リンパ腫

　サルコイドーシスで両側肺門リンパ節腫大（BHL）がみられるが，リンパ節は一つ一つが融合せずに独立して腫大するので肺門，縦隔の塊状陰影の辺縁に切れこみが認められる．この症例にはこれが認められない．
　悪性腫瘍からのリンパ節転移も BHL をみることがあるがこれほど対称的な例は少ない．多くは一側の肺門や縦隔の腫大である．結核リンパ節炎も一側性のことが多い．ただし HIV（+）例では BHL も認められる．
　悪性リンパ腫では，各々のリンパ節が融合して一塊となることが多くサルコイドーシスのような切れこみのある凹凸は示さない．左主気管支が狭窄しているのは，気管支周囲のリンパ節が全周性に増殖したためと考えられる．

48　左肺尖部の結節陰影

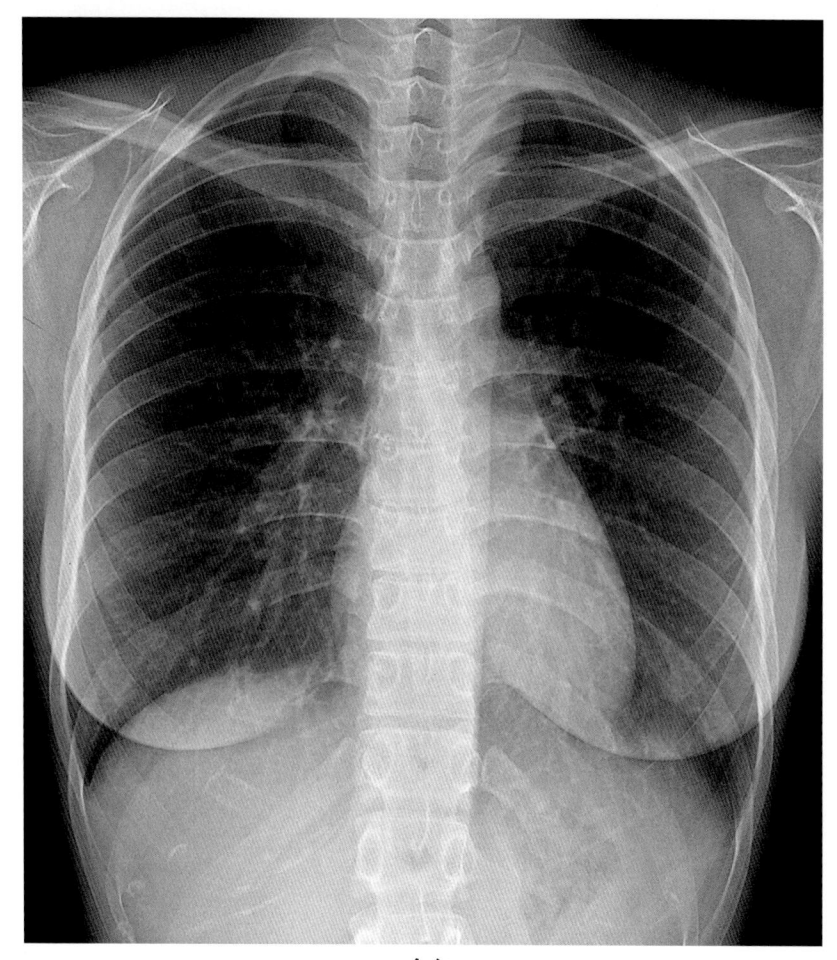

今年

B 「前回は異常なし．今回も一次読影では異常なしで通過．鎖骨上窩の縦隔側は読影の盲点になり易い場所なんですネ」

C 「甲状腺腫かな？」

A 「頸部を前部と後部に分けて考えれば，前部には気管と甲状腺，後部には頸椎がある．中間というか鎖骨上窩は両側の鎖骨陰影の上部になる．この症例では，気管陰影は正中にあって左右に偏位はみられない．だから甲状腺腫は否定できるだろうネ」

B 「1年間では左肺尖部の縦隔側の結節陰影は大きさが変わらないから，少なくとも悪性腫瘍は否定できるよね．鎖骨上窩も明るくてリンパ系の腫瘍も否定できるし．さてネ？」

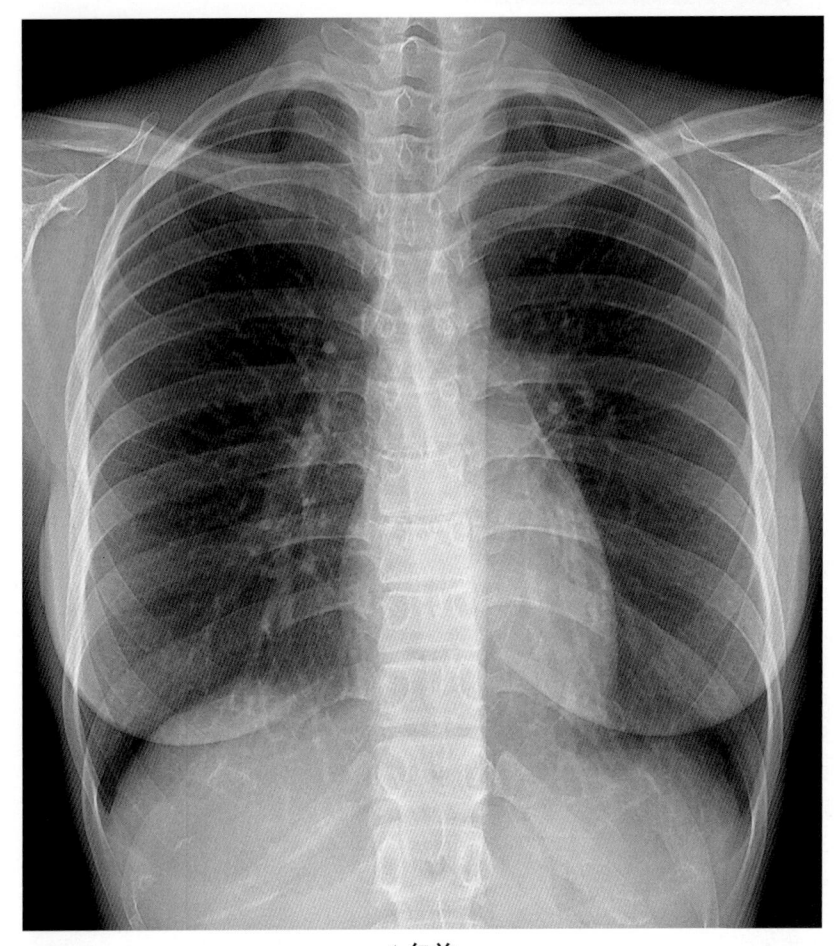

1年前

A 「陰影の内部は均一だし，囊胞系の腫瘍も考えにくいネ．どちらかといえば神経鞘腫の可能性が高いと思う」
B 「神経系の良性腫瘍で，緊急性はないけど，要精査という結論だね」

今回の検診の受診後(8週間後)に，精密検査の勧告を受けCT撮影を受けられた．

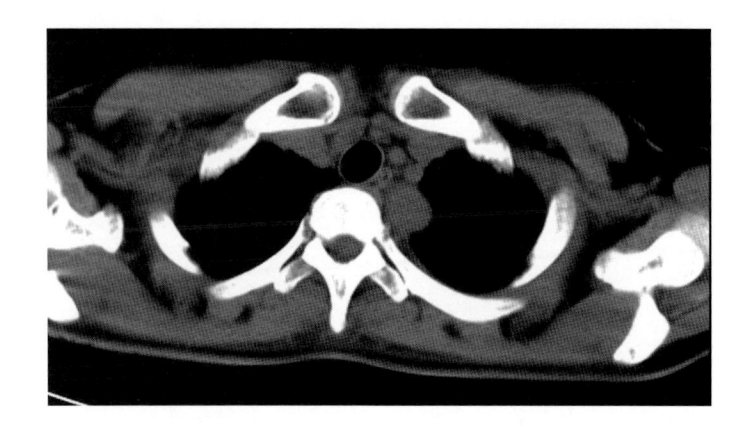

このCT所見では、腫瘤陰影は胸椎椎体と肋骨小頭に接してあり，良性の神経性腫瘍と考えても良さそうである．

49　左右の下肺野のリング状の陰影は？

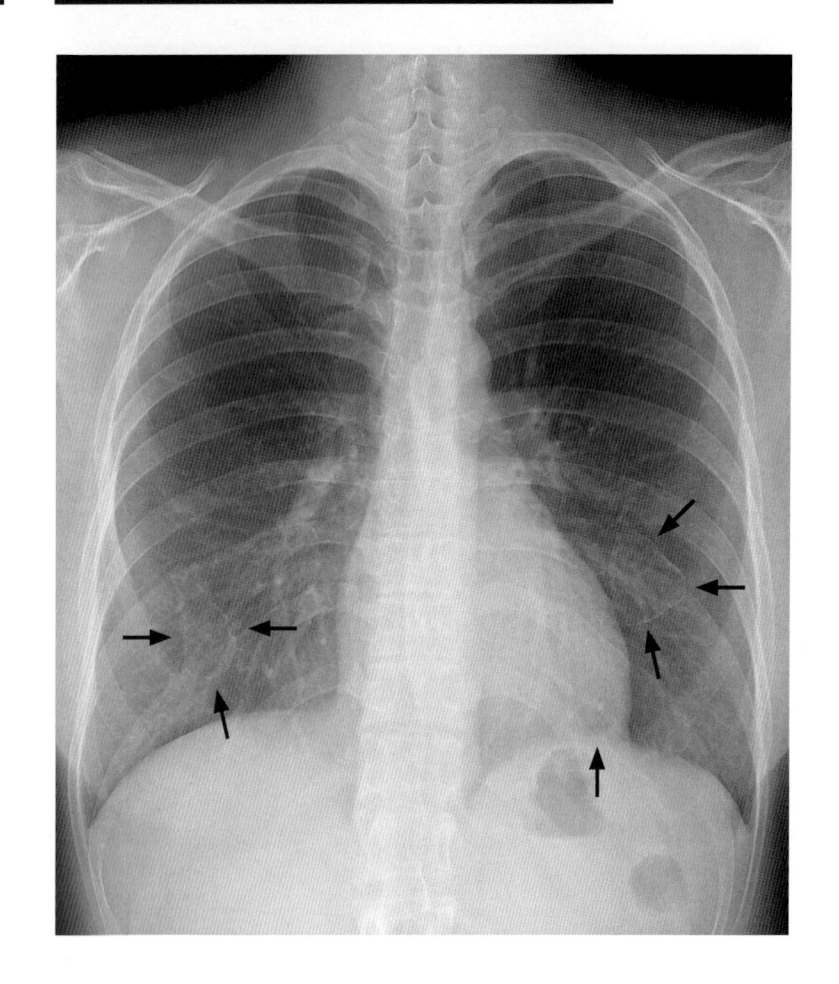

30歳代，女性．

右下肺野に1個，左下肺野に大小2個の不整形の環状陰影．

大方の意見は「豊胸術に使ったシリコンバッグではないか」．

大柄な女性であるが太りすぎではないので，この乳房に対して豊胸術をしょうと思うのだろうか．しかも，こんな小ぶりのバッグで？

とはいうものの，他の疾患でこのような陰影を呈する乳房もしくは皮膚の疾患があるとは思えないのだが．

それとも胸膜の病変？

肺嚢胞や気管支嚢胞とは考えられないのだが……．アスベストによる胸膜石灰化の症例で似たような所見がみられたが，30歳女性ではちょっと……．

50　右肺尖部の結節陰影

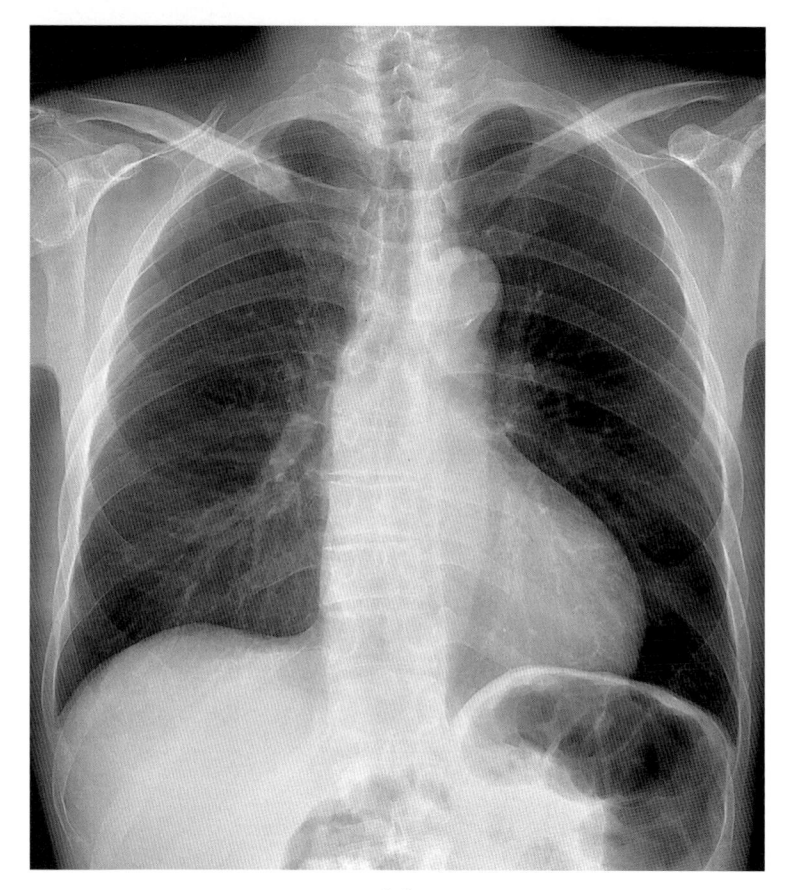

今年

A 「この症例はどうですか？」
C 「どうといってもナ．心陰影の形が気に食わない感じ」
B 「左第4弓が僅かに大きい感じだけど，肺紋理も増強していないし，胸水もないようだし，正常範囲じゃないかナ」
A 「ウーン！僕が見て欲しいのは右肺尖部の鎖骨に第一肋骨が重なったとこなんです」
C 「アアこれか！これは先生方の大好きな右肺尖部陳旧性陰影そのものじゃないですか！」（すこし軽蔑をこめた口調で）
A 「C先生ならそういうだろうと思っていたヨ．よく見てよ．壁側胸膜が引き込まれていて，短い索状陰影で小さな結節陰影につながっているでしょう」
C 「そんな所見は陳旧性病変ではありふれていますヨ．第一，鎖骨の髄質に重なっ

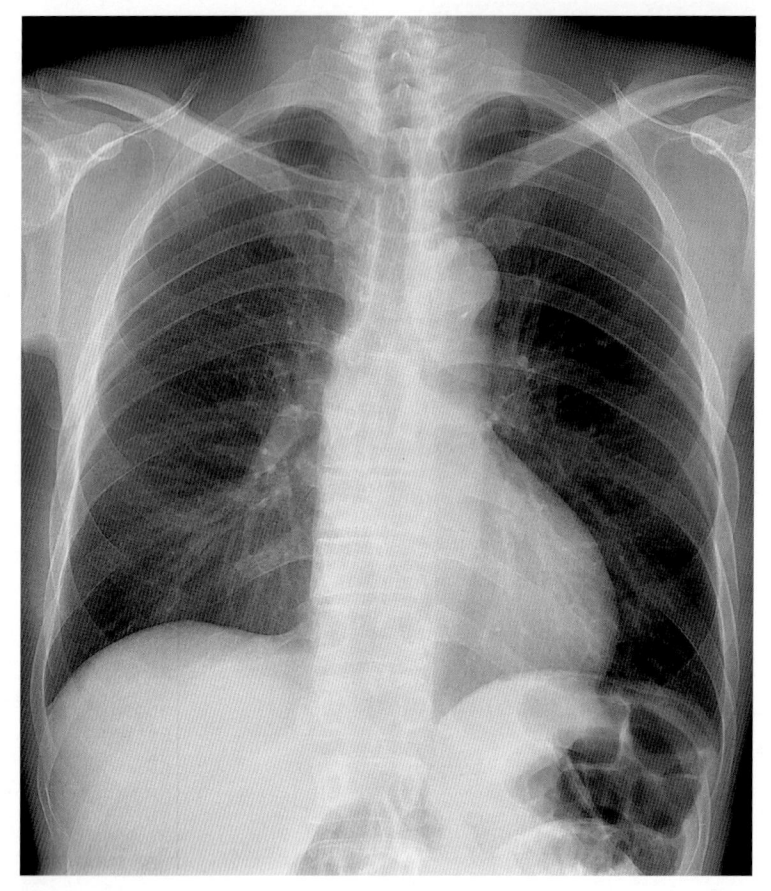

2 年前

ている結節陰影は石灰化しているじゃないですか！」
A 「それじゃ，ここに2年前の写真があるんだ．これをみてよ．胸膜の引き込み像も結節陰影も何にもないじゃない！」
B 「ここは嫌なとこなんだ．僕はここで何遍もチョンボしたからネ．胸膜の引き込み像があるからといって，すぐ肺癌とはいえないけど．ウーン．2年前にはこの所見がないことが確実だから，要精査とすることには異議ありません」
C 「胸腔鏡で覗いてみたらどんなんかナ」
B 「C先生！それは呼吸器外科医の発想だよ．A先生が良くも見つけたということでマルということにしょう」

51 両側の上肺野の粒状陰影と肺門の石灰化陰影

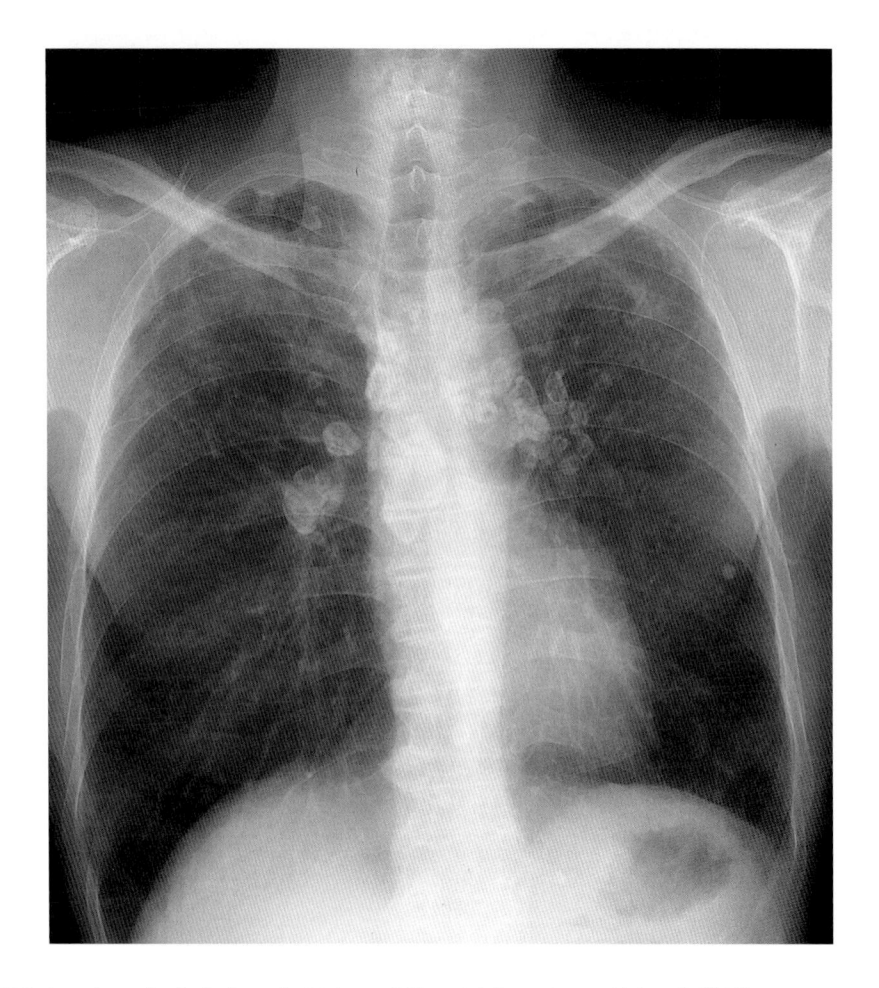

　最近はほとんど出会うことがない珪肺の写真です．両側の上肺野に2～3mm大の微細粒状陰影がみられます．左の上肺野では粒状陰影が重なり合ったためか，一部は浸潤陰影のようにみえます．

　その他に目を奪われる所見は両側の肺門部に大小さまざまな輪状の石灰化陰影が見られることです．これはリンパ節の皮質の石灰化によるもので，卵殻状石灰化陰影 egg-shell node として知られる珪肺症に特徴的な所見です．縦隔の気管分岐部の下部にも重なり合った陰影が塊状陰影として見られますネ．

　この症例ぐらいのレベルの珪肺症は，大陰影がないので第Ⅲ型に分類されます．最近は作業環境が改善して防塵マスクの着用が厳しく指導されるようになったので，粉塵環境での作業者でもほとんど見ることはありません．

52　右上の浸潤陰影は肺炎カナ？

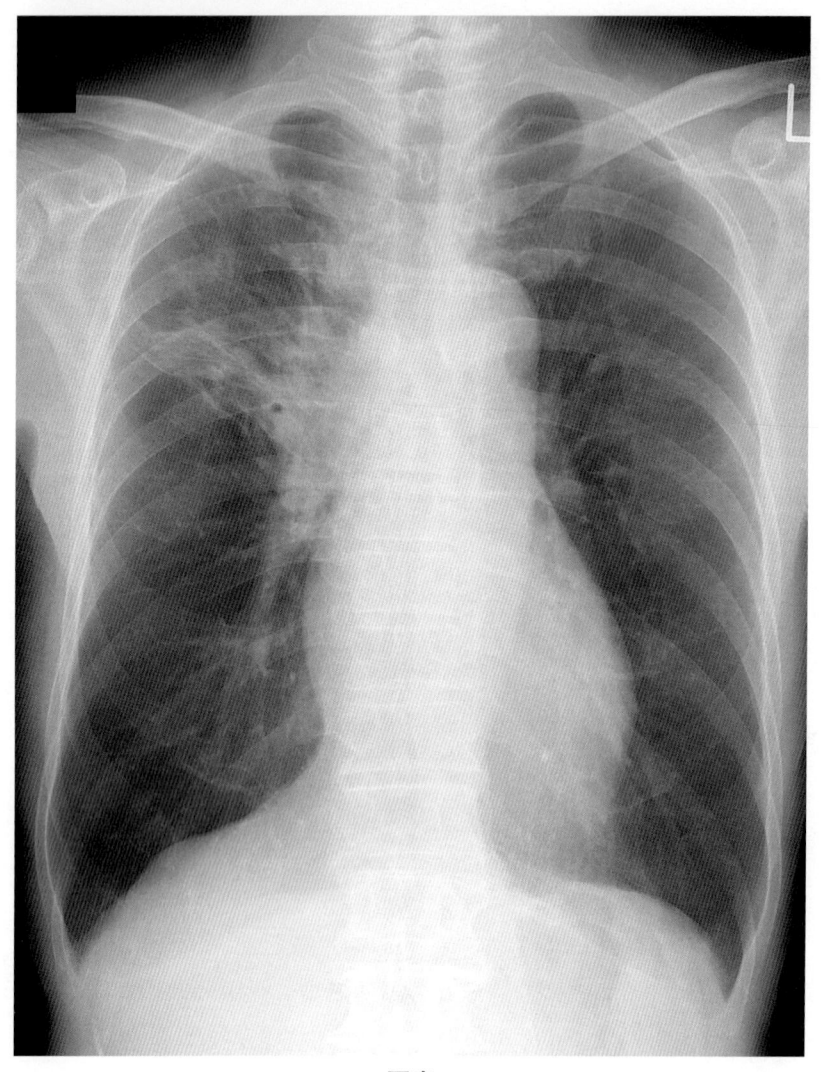

写真1

A 「この写真はどうですか？」（写真1）
C 「右上葉の肺炎と思います」
A 「それ以外は？あるいはどんな肺炎？」
C 「どんな肺炎か……といわれても検査をしないと……」
A 「それはまあそうだけど，せっかく写真を撮ったんだからもう少しよく見ないと…」
C 「なんか，右主気管支も上葉気管支の分岐もあまりはっきりしないみたいですが…」

A 「そうだね，そうなると肺癌が疑わしくなるよね」
C 「でも，肺癌で気管支が閉塞すると無気肺になるのでは？」
A 「ピーナツを吸いこんで一気に無気肺になる時などは数時間で典型的な無気肺になることもあるけど．肺癌は徐々に狭窄が進んで，最後は，換気が途絶したり再開したりしながら閉塞するから，一気に無気肺にならずに，あちこち少しずつ無気肺になって行くもんだよ．側副路からの換気もあるしね」
C 「では，このあとの写真はないんですか？」

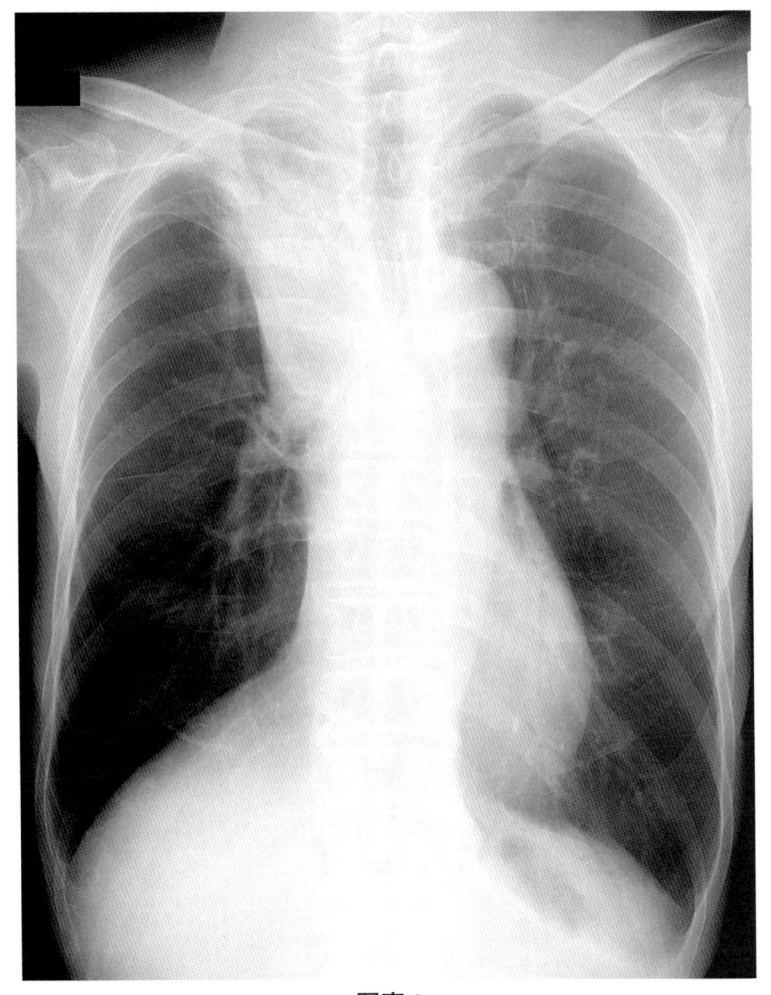

写真 2

A 「あるよ，これだよ」（写真 2）
C 「無気肺ですね」

184

A 「更にその5日後の写真はこれだけど……」（写真3）

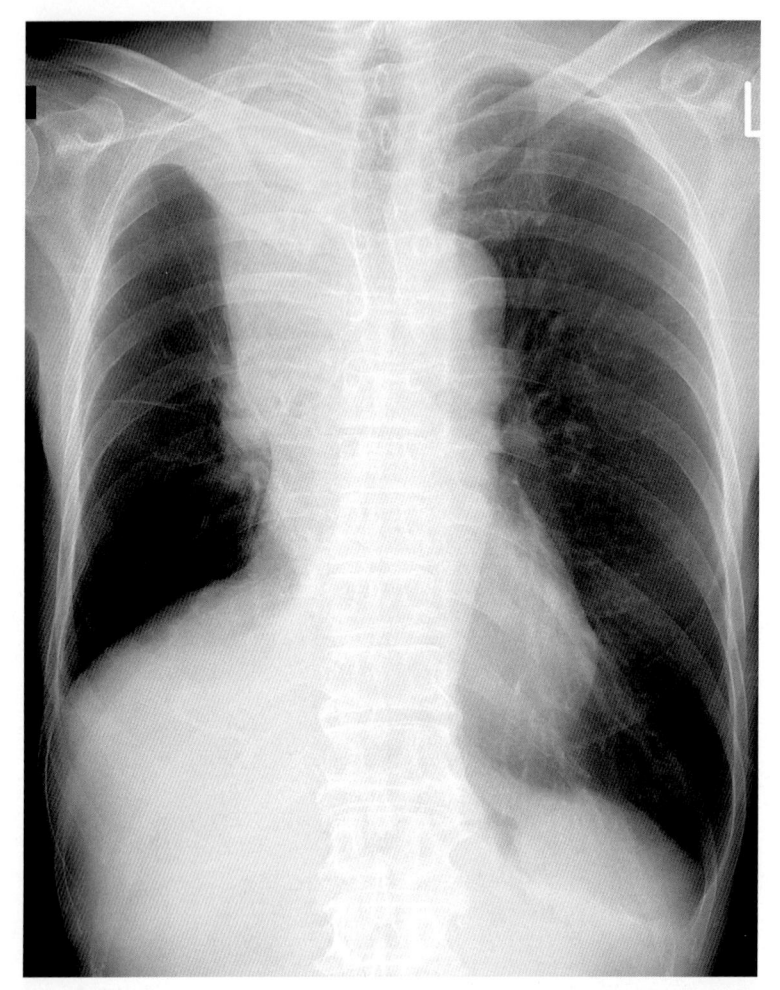

写真3

C 「右肺のvolumeが減っています．胸水が貯留したんでしょうか？」
A 「横隔膜ドームの下に何も見えないの？」
C 「いや，肺紋理が見えます．……だとしたら水ではないことになるんですね」
A 「そうだよ」
C 「右横隔膜が挙上しているということですね……麻痺ですか？」
A 「右肺門辺りの横隔神経が癌浸潤で麻痺したんでしょうね」

53　両側の肺野に撒布する斑点状陰影　　コンペ

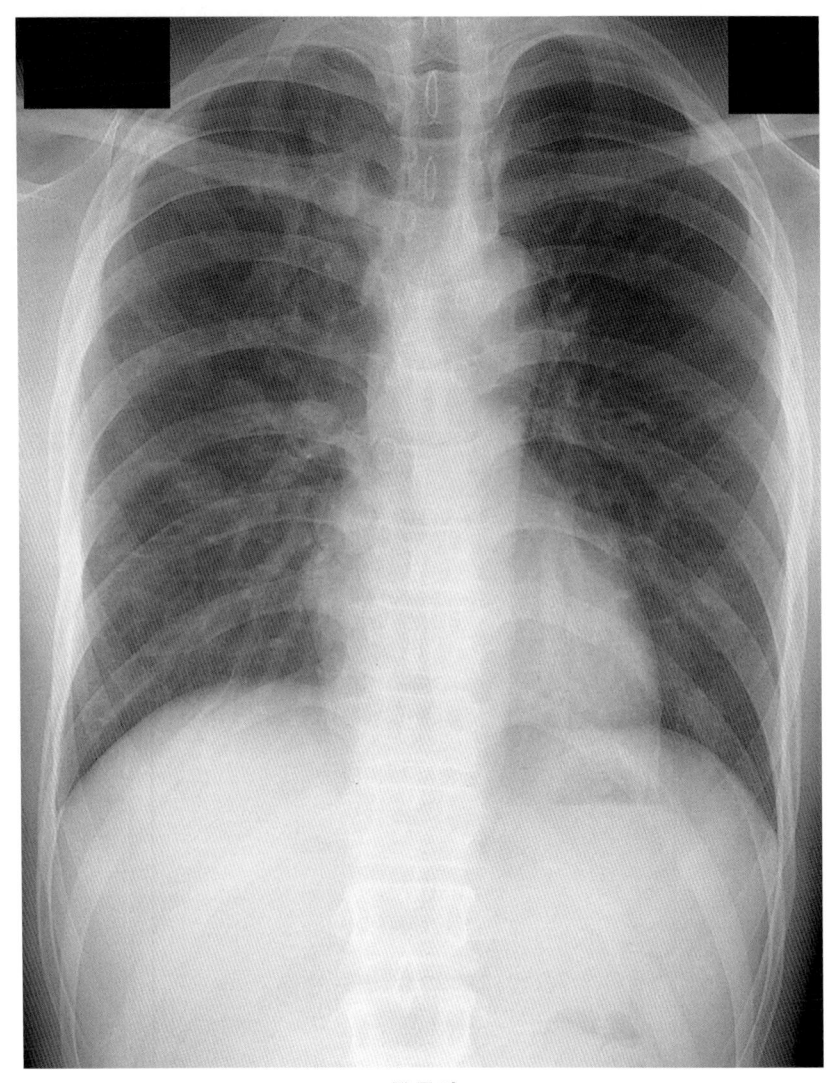

発見時

A 医師

　まず発見時の背腹写真をみる．左上肺野を除いてほぼ全肺野に，2〜3 mm大から10 mmを越えるさまざまな大きさの斑点状陰影が撒布している．とくに右の肺尖部と上肺野の縦隔寄りには，結節〜浸潤陰影といってもよい陰影がみられる．注意してみると右中肺野と左下肺野には15〜20 mm大の円形陰影がみられる．左右の肺門陰影の腫大はみられないし，左右の肋骨横隔膜角も鋭角であり胸水貯留はみられない．

これらの所見から可能性のある疾患を考えると，右上肺野から始まり，経気道的に左右の肺野に撒布した疾患，つまり感染性疾患の可能性が高い．なかでも肺結核を初めとする慢性炎症性疾患の可能性が高い．非結核性抗酸菌症も否定はできないが，このように左右の肺野に病巣が撒布していることは稀である．真菌症でもこのように病巣が撒布していることは肺クリプトコックス症を除いて稀である．サルコイドーシスの肺野型では，間質の肥厚による間質性陰影が多く，この症例のような肺胞性陰影がみられることはない．

　1年後の検診の背腹写真と比較してみよう．最初の発見時に呼吸器科を受診するよう勧告されているが，この間に医療を受けたのか，どのような検査結果であったのか全く情報はない．発見時と比較すると意外にも初発と推定される右上肺野の陰

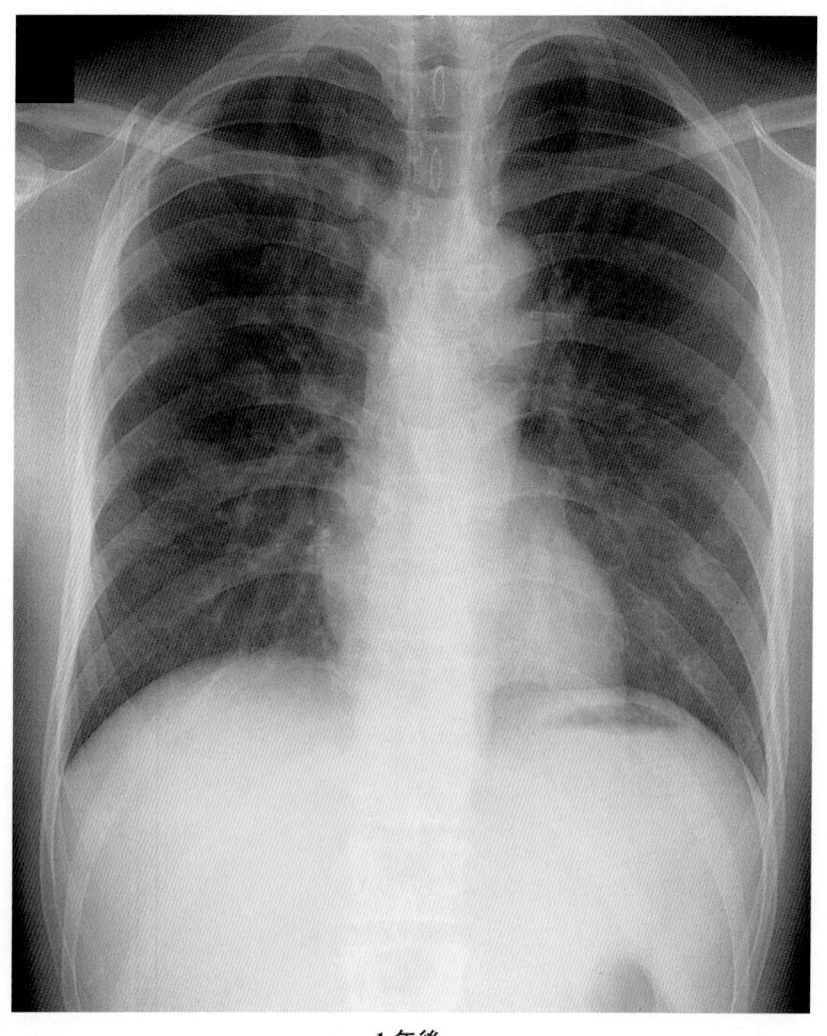

1年後

影も他の撒布病巣にも増悪の傾向はなく，むしろやや縮小の傾向がみられる．真菌による感染症の治療中に好酸球性肺炎が合併した報告もあるが，このように長期間にわたり病変が持続することは珍しい．

このように考えてくると，この症例は肺結核の可能性が高いと考える．勿論，背景にHIV感染症があることも考慮する必要がある．

B医師

中国からの留学生．

両側の全肺野に大小の結節陰影が播種状にみられるが1年前と比較してみても増悪も軽快もしていない．

縦隔リンパ節の腫大もない．胸水もない．病状は安定していると考えられる．結節陰影がほぼ同じであれば血行性転移を疑うが大小不揃いなので気道経由の散布と考える．

やはり第一に肺結核が考えられる．これ以外に真菌症，HIVに合併した日和見感染症，東南アジア特有の肺感染症という意見もある．

54　右下肺野の結節陰影

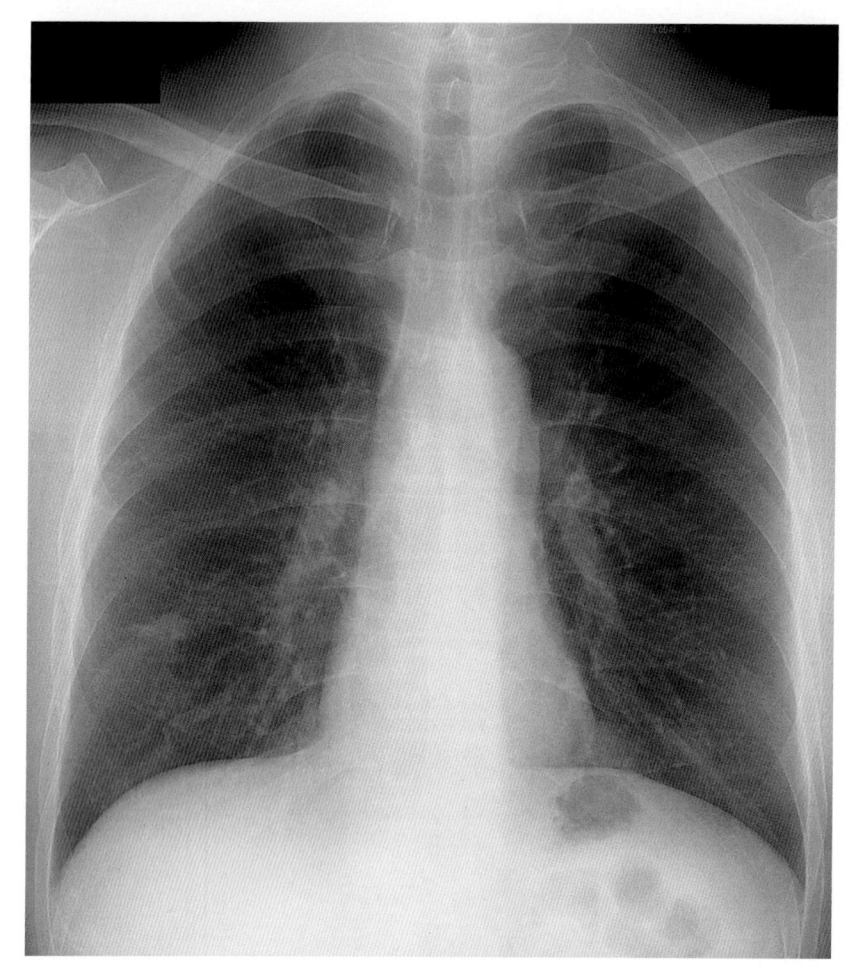

今年

B 「48歳の男性です．今年の写真と昨年の写真を一緒に見て頂きます．昨年は右下肺野の結節陰影ということで，経過観察の判定でした．つまりは『1年後には注意して観察してネ』というマークですネ」

C 「これは明らかに大きくなっていますヨ．経過観察という判定はマズかったんじゃないかな」

A 「昨年の結節陰影でも何だかゴツゴツした感じだしネ．胸膜面に向う線状陰影は，そのまま太くなってる感じ．短径 10 mm，長径 20 mm 強といった感じだナ．肺門リンパ節や縦隔の腫大もないから，万が一肺癌でも小型，T_1 といってもよいかもネ」

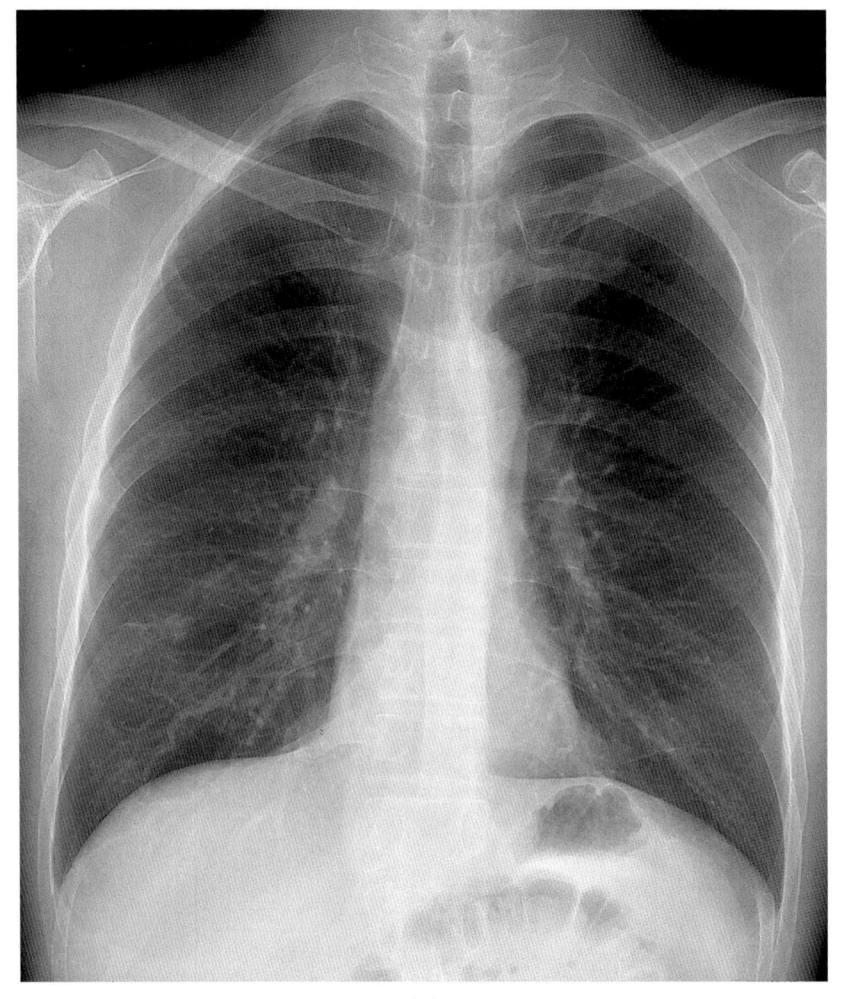

昨年

C 「僕はいつも先生方が「どうかな？」思った時には，すぐ経過観察と判定して済ましているでしょう．その態度って，気に入らないんだナ．やっぱりギリギリ考え抜いたという感じではなくて，決断の先延ばし，できたら来年は俺のところに回らないようにという一種の「逃げ」じゃないですカ．だいたい先生方は卑怯なんだよ」（と喋りながら自分の言葉に興奮してくる）

A 「マアマア．冷静に冷静に．この右下の結節陰影が肺癌であるという証拠はないんだよ．可能性は高いけどね．周囲の血管陰影の集束像もみられないしな．右第2肋間の胸壁からつながる索状陰影には変化がないしな．だいたいC先生のようにすぐ気管支鏡だ，CTだと叫んでいたら，大変だよ．職場検診を依頼してくる企業にだって，信用されなくなるしね」

何時も「ノミのキンタマ」をみつけては CT なんぞ撮ってられるか！（といきなり怒りが込み上げてきたみたい）

B 「マアマアお二人とも落ち着いて．1 年間でこの程度の増大速度だったら，むしろ slow growing と判定しても良いんじゃないかな．良性腫瘍や慢性炎症の可能性も完全には否定できないしね．
けど，C 先生のいう経過観察の判定が結論の先送りという指摘は，A 先生ともども反省します」

55　正常でないことは判るンですが！

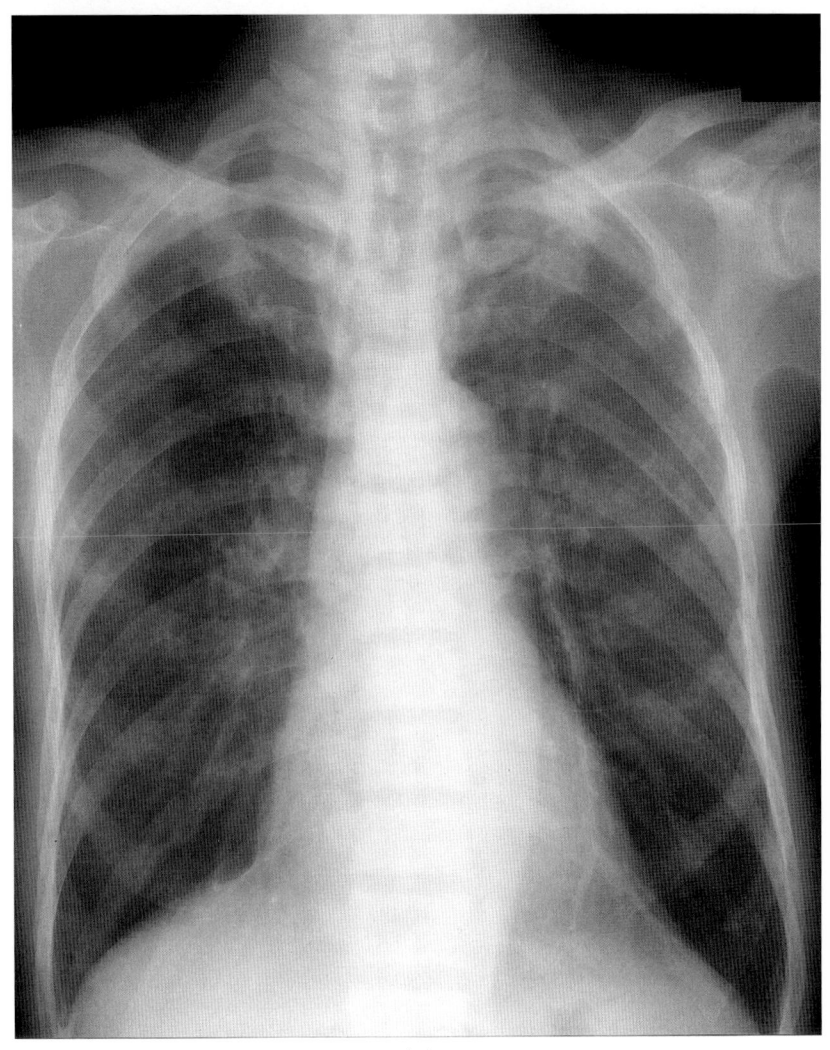

今年

80歳代，男性．

　何となく，落ちつかない．何かあるような，でもないような写真．小さな結節陰影や粒状の陰影があるみたいだが．

　……椎体が特徴的である．

　大理石病のようである．そのため，肋骨も椎体などには骨化が強くないが肋骨が重なっている交叉部は，透過性が低くなって読影には疲れる．

　そのため，この写真で何かを指摘することはかなり困難であるが……．

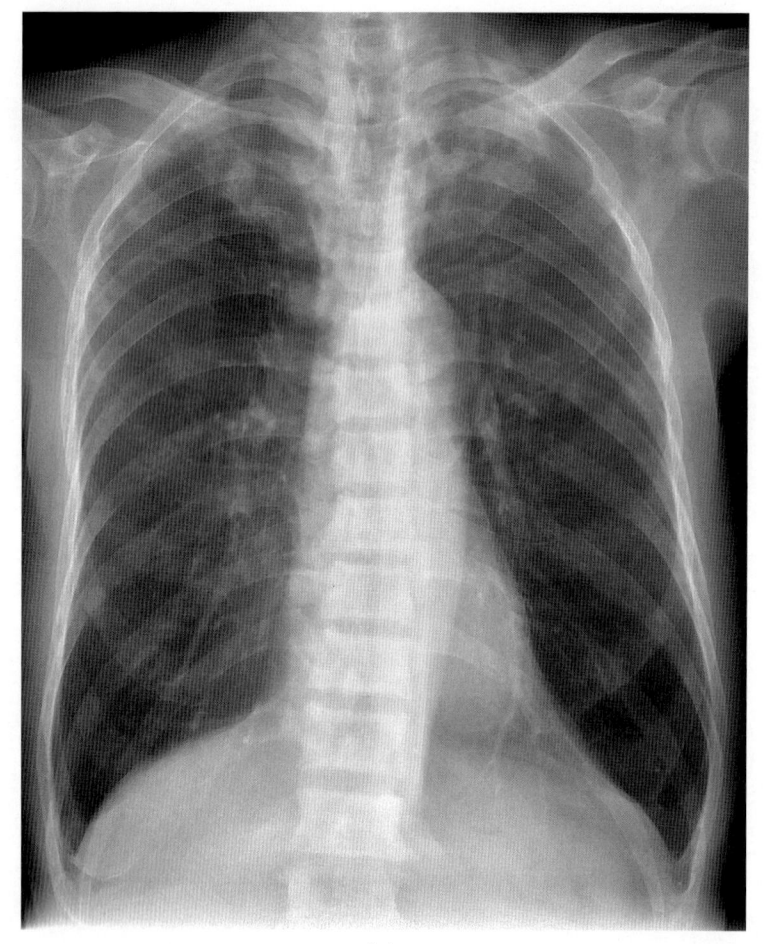

昨年

　今年の写真では左中肺野に 3cm を越える円形陰影がみられる．悪性か？　悪性とすれば昨年の写真にその芽が既にあったのかどうか……．あるようなないような，やっぱり去年は無理．悪性でなければ，肺膿瘍や真菌症も鑑別診断に入れておく必要がある．

　また，心陰影が昨年の CTR 40％から今年は 51％と大幅に拡大していることから，phantom tumor も否定できない．

　大理石病（osteopetrosis, marble bone disease）は破骨細胞の異常による骨吸収障害によって骨硬化が起こり病的骨折をきたし易い．また骨髄腔形成障害のため貧血，易感染症，骨髄炎を合併し易い．成人になると骨梁の消失，脊椎のサンドイッチ様変化（ラグビージャージー様とも），頭蓋底の硬化のため血管孔や神経孔が圧迫されて種々の神経症状が出現する．
　大理石病には 2 型がある．
　1）先天性（常染色体劣性遺伝）
　　　生下時に頭蓋骨の神経孔の硬化・狭窄で水頭症様の脳神経症状が出現．四肢発育不全で骨は脆く骨折し易い．出血傾向があり易感染症もあるので短命．
　2）遅発性（常染色体優性遺伝）
　　　先天性と比べて症状は軽いが骨折し易い．時に貧血や神経症状がみられる．

56　左心横隔膜角の鈍化はヨクあるヨネ

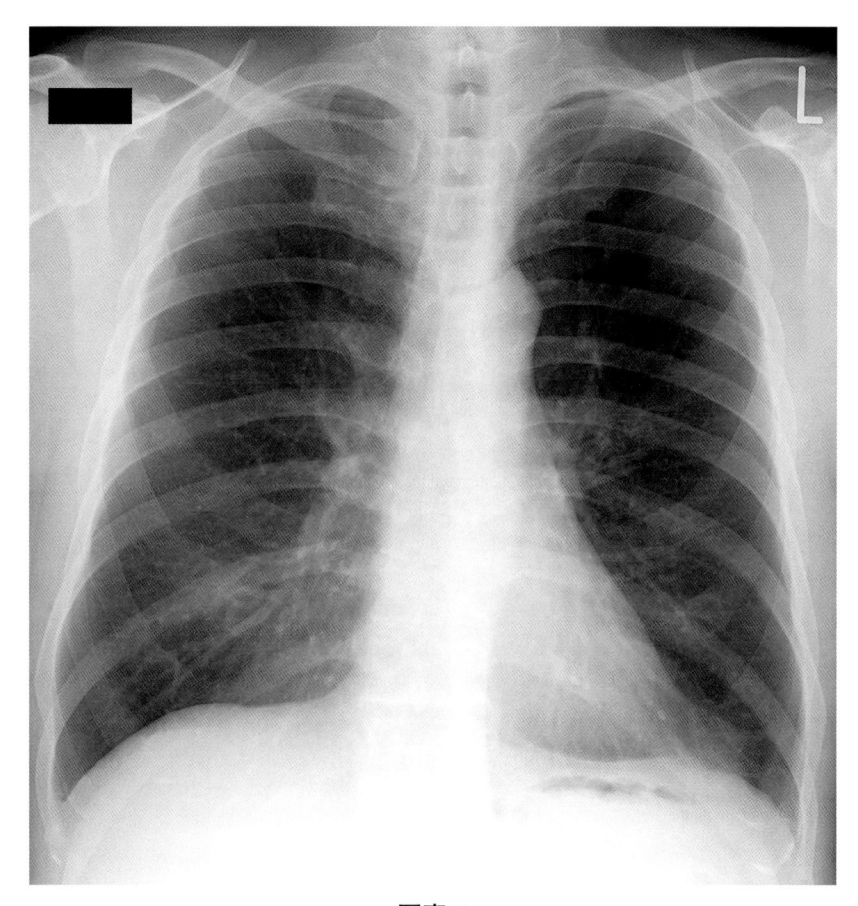

写真1

A「C君，この写真は正常としますか？」（写真1）
C「えーと，ハイ，正常です」
A「左心横隔膜が鈍というか明瞭でないというか，心尖部に浸潤陰影が付着しているように見えるけど……」
C「あ，それは心膜周囲の脂肪組織です」
A「お，えらく簡単に片付けたな，…では，これは？」（写真2）

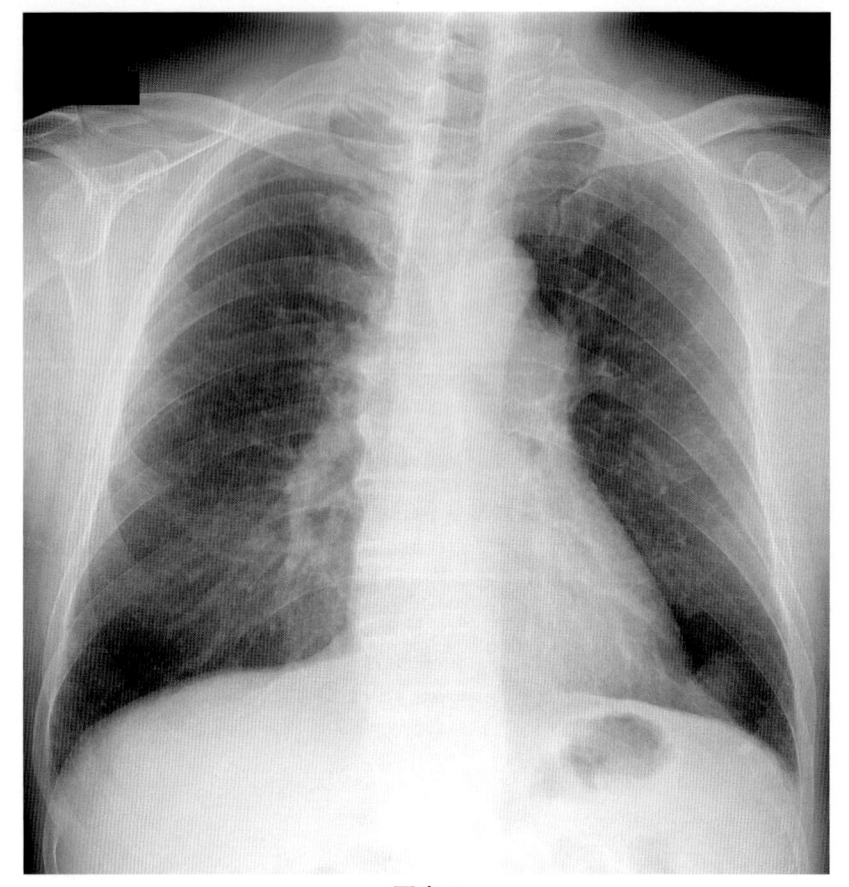

写真 2

C 「ああ，これも同じでしょう」
A 「シルエットサインって知ってる？」
C 「ハイ，初めの写真で心尖部が不明瞭なので脂肪と判断したのですが，今度の写真も….
　…あら！シルエットサインはないですね．陰影は円形陰影らしくて心陰影とは境界がはっきりしています」
A 「そう，だからこれは脂肪ではなくて肺内の病変を疑いますね」
C 「これを見逃したらだめですね」
A 「そう，もしこれが肺癌だったら大変だ」
C 「そうですね，でも小さいから手術できると思います」
A 「多分，オペは無理」
C 「え？なぜです？」
A 「A-P window が見えないから縦隔リンパ節，つまり♯5に転移してるのではないかと思いますよ」

57　毎年心陰影異常で良いのかナ？

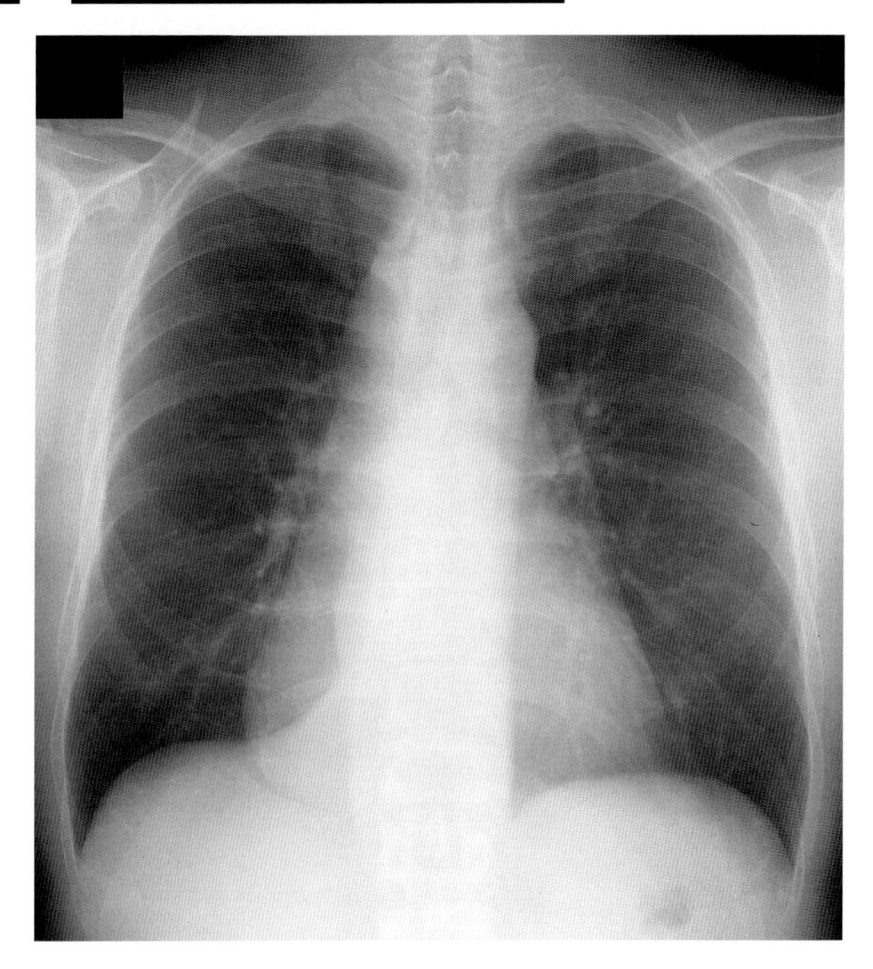

42歳，男性．

前回も今回も「心陰影異常」と指摘されているが，増大傾向はない．

「心陰影異常」と判定された根拠は，CTRが58％と測定されているからである．

しかし，幅広い「心陰影」をよくみると，右横隔膜から心陰影へと辿ってゆくと，本来の右第2弓に達する．すると，CTRで測定した「心陰影の右縁」は心とは異なるものと判る．よくみると，右第1弓とも明瞭にみられることから，心陰影とはシルエットサイン（－）のmassであることから後縦隔のmassと考えられる．

透過度はそれほど低くないので，脂肪腫などが考えられる．

脂肪と同じdencityのものに，thymolipomaがあるが，この例と異なり，心陰影とはシルエットサイン（＋）であり，多くは両側に幅広くみられる．

58　左下肺野の所見は横隔膜挙上なのか？

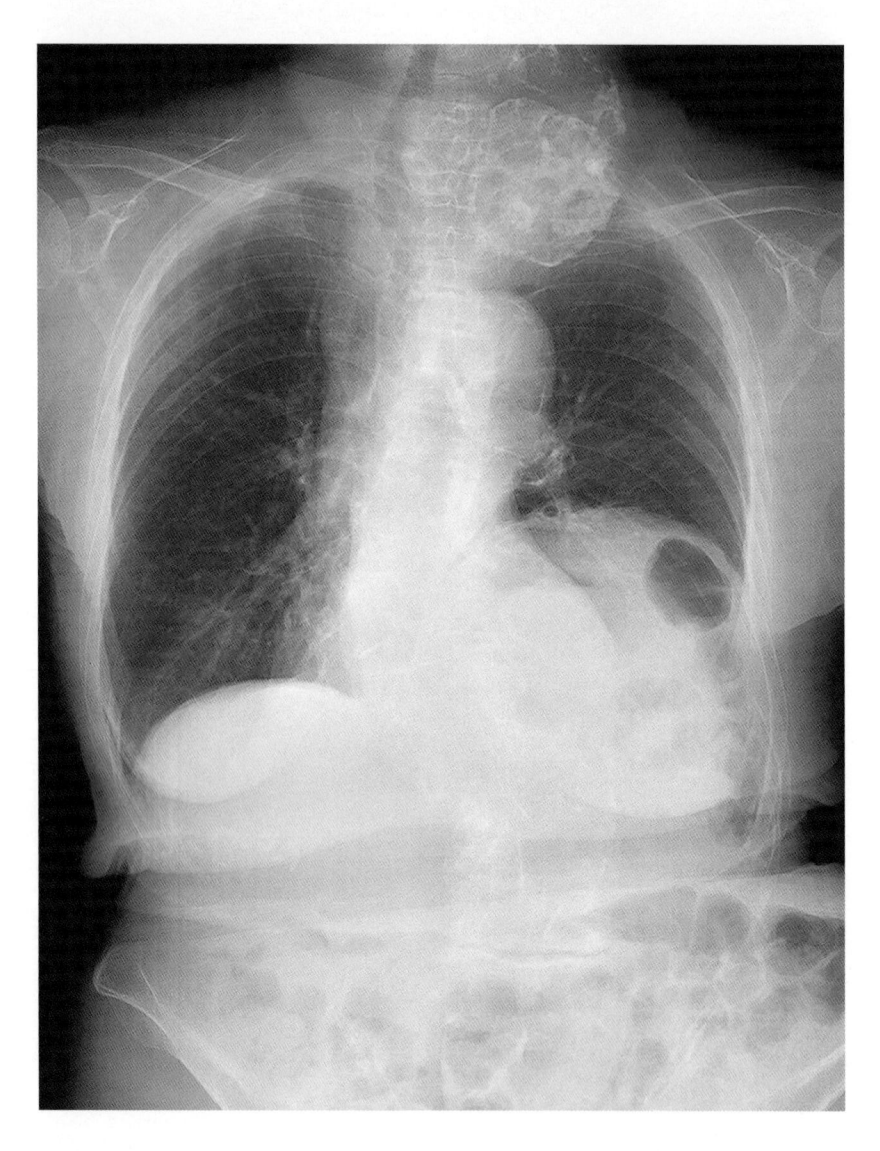

A 「左頸部に直径が約 5 cm ぐらいの内部が不均一な石灰化陰影があります．チョット離れて上方にもさらに石灰化陰影があります．この塊状の石灰化陰影のために，頸部気管は右に圧排されて偏位しています．気管の内腔は狭窄していないように見えます．

大動脈弓は気管の左端から約 45 mm で，女性にしては太い感じです．

腸骨稜のすぐ上まで胸郭が迫っていますし，胸椎の下端から腰椎にかけて側弯があるようです．高齢のお婆ちゃんで，腰が曲がっているのでしょうね．けど

撮影ポジションは立位で背腹撮影なんですよ．

サテと．問題は左中・下肺野を占める塊状陰影は何かです．C先生，診断は，どうします？」

C 「心陰影の第4弓とシルエットサインが陰性の塊状陰影があって，縦隔よりには鏡面像みたいな部分と大腸のガス像がみえます．このことから病変は心臓よりも背部にあると考えます．食道裂孔ヘルニアは食道裂孔から胃が胸腔内に侵入する状態ですから，大腸が一緒に胸腔内に脱出することは稀でしょう．だから食道裂孔ヘルニアは否定的です．

そうなると胃泡と大腸のガス像が共存する状態はなにかと考えると，さらに石灰化した左甲状腺腫瘍と考え合わせると，左横隔神経麻痺による左横隔膜挙上だと考えます」

B 「というと横隔神経麻痺をおこしたのだから甲状腺腫瘍が悪性で浸潤性であるといいたい訳だね．フーン．甲状腺腫瘍でもこのくらいの大きさになると，周囲のものが誰でも気付くよネ．それでも切除などの治療を受けていないということは，余り自覚症状がないともいえるよネ．横隔神経麻痺による横隔膜挙上説を頭から否定する訳ではないけど，もう一つボクダレクヘルニアの可能性はどうだろう．余り多いものではないけどネ．

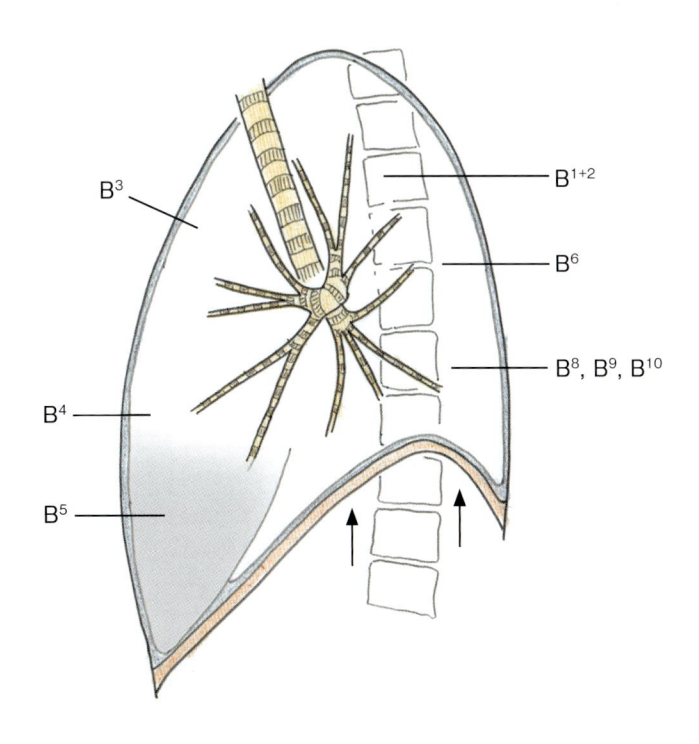

ボクダレクヘルニアは横隔膜の背部から発生して，程度にもよるけど胃，腸管，脾まで脱出していることがあるんだ．つまり甲状腺腫瘍は偶発的な事象で以前からボクダレクヘルニアがあったという説サ」

A 「大腸のガス像に重なって左下葉の肺紋理が見えるよネ．横隔膜の後部が挙上したとすれば，左下葉は頭側に押し上げられるはずだ．そうだとすれば左下葉の後部（S^{10}）の肺紋理はみられないはずだヨ．

あくまで蓋然性を考えての結論だけど，横隔膜ヘルニアのうちのモルガニヘルニアと考えます」

C 「A先生，今日はヤケに理詰めダナ．僕はモルガニ説には同意しかねるナ．ヤッパリ横隔神経麻痺による左横隔膜の挙上説をとります」

B 「嗄声があれば決まりなんダケド」

59　右下肺野に逆三角形の陰影が！　　コンペ

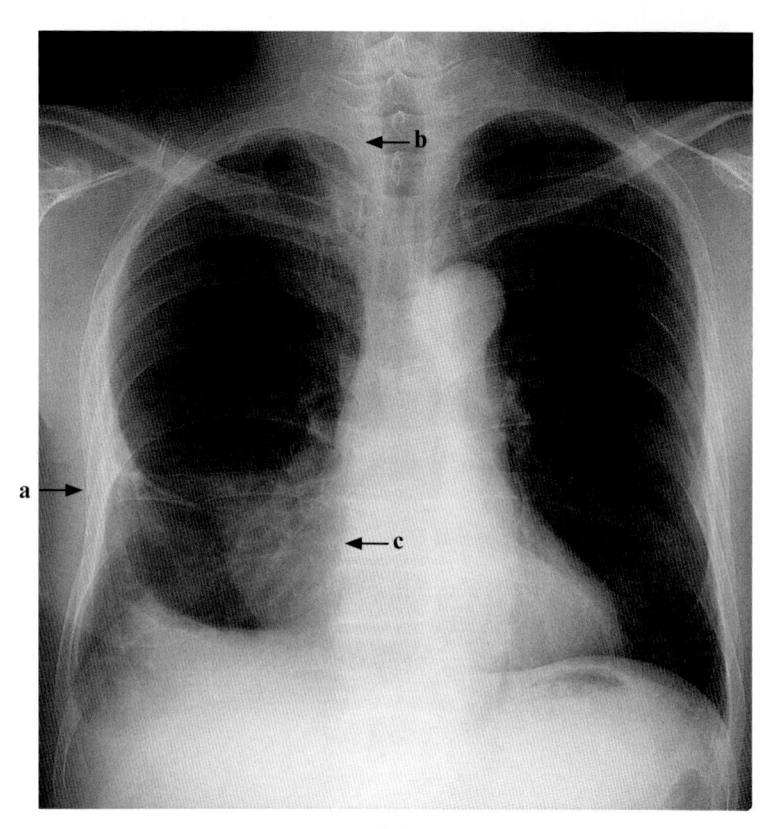

今年

A 医師

　今年の写真は一目でアッ！まずいことが起っていると判る．まず右の下肺野に不透明な逆三角形の陰影（c）が見られる．また胸壁の近くに胸膜肥厚（a）と右横隔膜の挙上がみられる．胸膜肥厚の部分を良く観察すると autosuture の staple がみられるほかに，索状の陰影が2本ほぼ水平に走っている．さらに右肺尖部（b）に注目すると，ここにも autosuture がみられる．

　右肺の手術を受けていることは明らかであるが，何のためにどんな手術を受けたのだろうか？

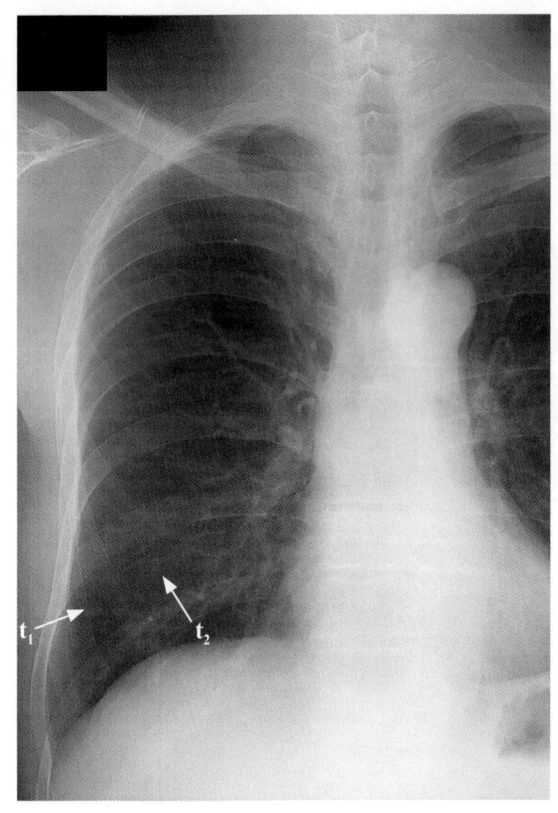

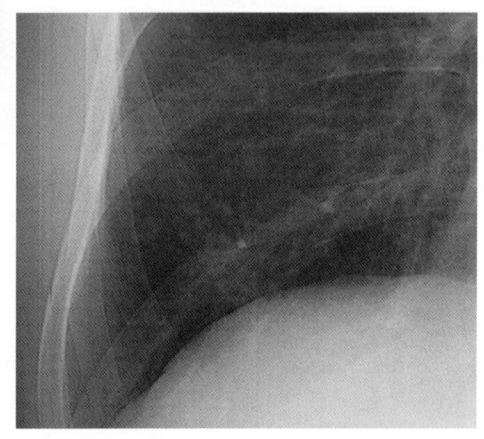

1年前

　1年前の検診の写真と比較してみよう．右中肺野から肺尖部にかけては肺紋理にも異常がない．右下肺野には胸壁にやや近く 7 mm 大の結節陰影（t_1）と中枢よりに辺縁の不鮮明な淡い浸潤陰影（t_2）が 2 個みられる．下肺動脈の陰影は正常である．比較すると 1 年後には右下肺動脈が胸壁側に偏位していることが判る．

　これらの所見から色々な situation が考えられる．まず目立つ右下肺野の逆三角形の不透明肺陰影はなんだろう．

　一つの推理を示してみる．右下肺野の結節陰影を目標に開胸肺生検が行われた．この 3 個の結節陰影は右 S^8 の斜裂の葉間面に近くにあり，autosuture を用いて比較的大きく部分切除が行われた．このときに中葉は上葉と完全に分れていて分葉不全はみられなかった．肺尖部には広範囲の胸膜癒着がみられたので，この部分を autosuture により縦隔から切離した．術後に上葉と下葉はほぼ期待通りに再膨張したが，中葉は肺門部で軸捻転を起こして，中葉の動・静脈の還流が不十分となり consolidation の状態となり逆三角形の陰影を残した．しかし臨床的には自覚症状もないので経過観察をおこなっている．下葉の葉間面は autosuture を使用しているた

め再膨張したものの引きつれていて，容積は減少して縫合面が索状陰影となってみられる．下肺動脈は不透明な中葉の陰影を透かしてみられるが，術前にくらべて外下方に開いている．下葉の前部 S^8 の容積が減少しているので，横隔膜は前部で挙上している．

　勿論，正解は術者だけが知っていることであり，この推理のほかに意外な正解があるのかもしれない．

B 医師

〔1〕　1年前の写真．右下野に2個の結節陰影があるようで，t_2 はもしかしたら乳頭かもしれない．t_1 は病変の可能性がある．

〔2〕　今年の写真．不思議なことに staple line が a と b にある．術前病変は右下肺野にあったはずであるが，右肺尖にも術前 CT で小さな病巣が見つかって切除の対象になったのかもしれない．鎖骨と重なったり縦隔に接するような病変は胸部 X 線写真では指摘し難い．それにしても a には staple line が3本見られるので，よほど広範な病変であったのか，あるいは肺尖部の病巣なのでスムースに摘除できなかったのか？二つの病変が異なる病変だったのかあるいは同じであったのか，良性か悪性か，それが判ると術式も納得できるかもしれない．

　一方，右下肺野の陰影を見ると，目的の病巣を側胸部から直接に部分切除を行ったようである．区域切除を行えばこのような三角形の瘢痕陰影は残り難いのである．横隔膜の peak 形成は術後では止むを得ないかもしれない．

　さて，もう一つ．心陰部の右に派手に存在する塊状陰影（c）をどう判断するかである．この陰影は頭側および外側の辺縁が鮮明である．内部の濃度は均一で，しかも背景にみられる bronchovascular bundle は術前と比べてほぼ同じである．また水平裂も術前と同じ高さにはっきり見える．とすれば心陰影とシルエットサイン陰性なので，中葉の無気肺や下葉の一部の肺炎などは考えられない．また急性期の病変であれば気楽に集団検診にきて胸部写真を撮ってもらうようなことは考えられない．このように考えると，術後相当期間が経過して一応は安定した状態であると思われる．つまり後胸壁に存在するがあまり厚みのないもの，すなわち胸水（つまり被包化胸膜炎）あるいは血腫が考えられる．胸部の術後には肺の再膨張不全，術後血胸，あるいは膿胸などの合併症がある．

60　気管陰影が細すぎないか？

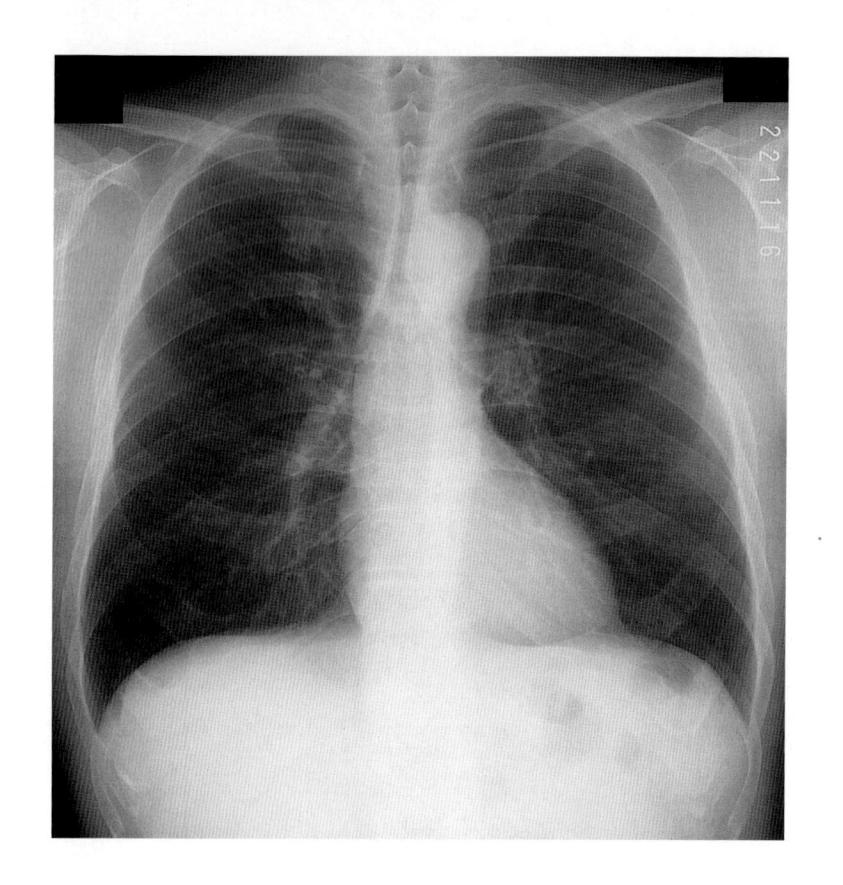

A 「この写真を見て下さい．肺野ばかりに気を取られていると気付きませんが，気管陰影が細すぎるとおもいませんか？
　　フィルム上で測ると大動脈弓のレベルで幅が 5 mm しかありません」
B 「これは気管狭窄といっても良いナ．刀鞘型の気管軟化症でしょう」
A 「この背腹写真は典型的な刀鞘型気管軟化症といっても良いでしょう．気管の内腔が，刀の鞘を上から覗いてみたように，左右から押し潰されたような形をしている訳です．剖検例の気管の軟骨輪を組織学的に検討したことがあります*」
C 「こんなに気管が細かったら，普段から呼吸困難があるンじゃないかナ」
B 「一概には云えないな．ただ風邪を引いたりして痰が増えたりすると大変だよナ．こうゆう患者さんに気管支鏡検査をすると，気管支鏡自体が挟まれてしまうことがあるンだ．咳が突然起って失神発作，いわゆる cough syncope を起こす症例も経験したヨ」

*：池田貞雄，船津武志，人見滋樹，甲斐隆義：気管気管支軟化症．胸部の異常陰影．金芳堂，265-268, 2010.

A 「この症例では，左右の鎖骨の中枢端つまり胸骨上窩から気管分岐部までが細くなっていますが，左右の主気管支は正常の太さのようですネ」
C 「背腹写真で見る限り気管陰影の左右壁がそれぞれ 3 mm ぐらいの帯状にみえていますね．これが年々酷くなって呼吸不全になるという不安はありませんか？」
A 「気管軟骨輪が左右から圧迫されたようになり，軟骨輪の前部が断裂していることが多いのです．気管の左右壁が分厚くみえるのは背腹方向に気管の径が長くなるためです．

次の写真を見て下さい．

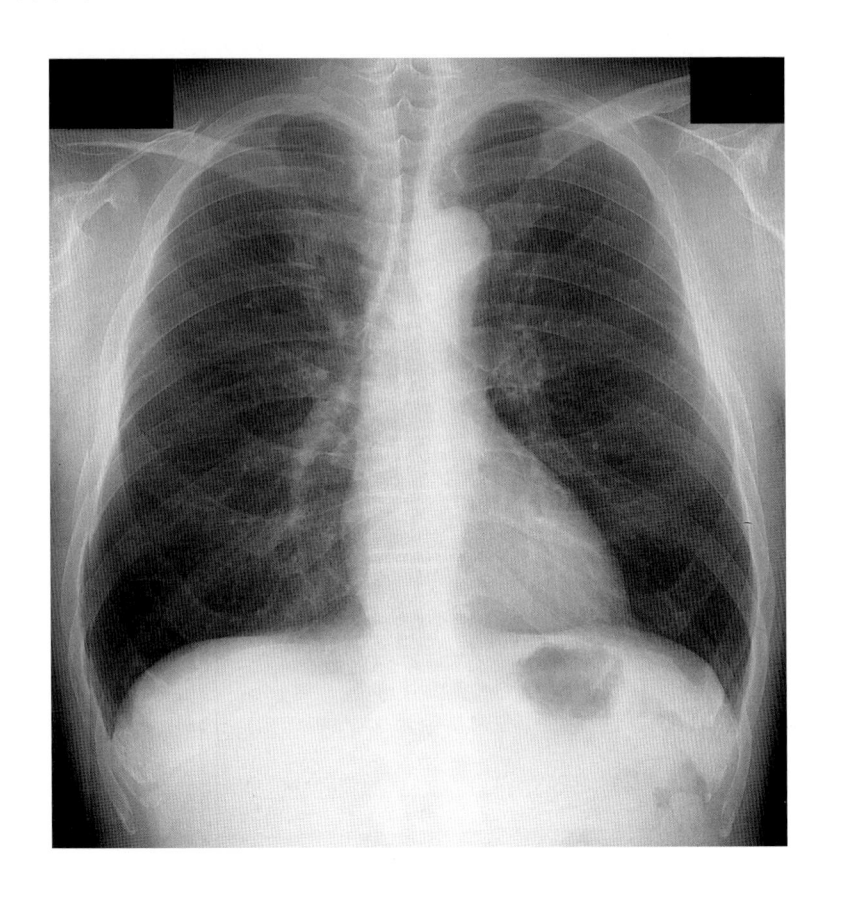

これは 1 年前の所見ですが，今年と全く変化はありません．
年々増悪することは余りないようです．自覚症状が強ければ，気管壁を強化する手術が必要な場合もあります．
こんなハッキリした気管狭窄は珍しいものですが，漫然と読影していたら見落とすかもしれません．10 × 10 cm のいわゆる間接撮影では発見は不可能でしょうネ」

61　左肺門がオカシイのだケド

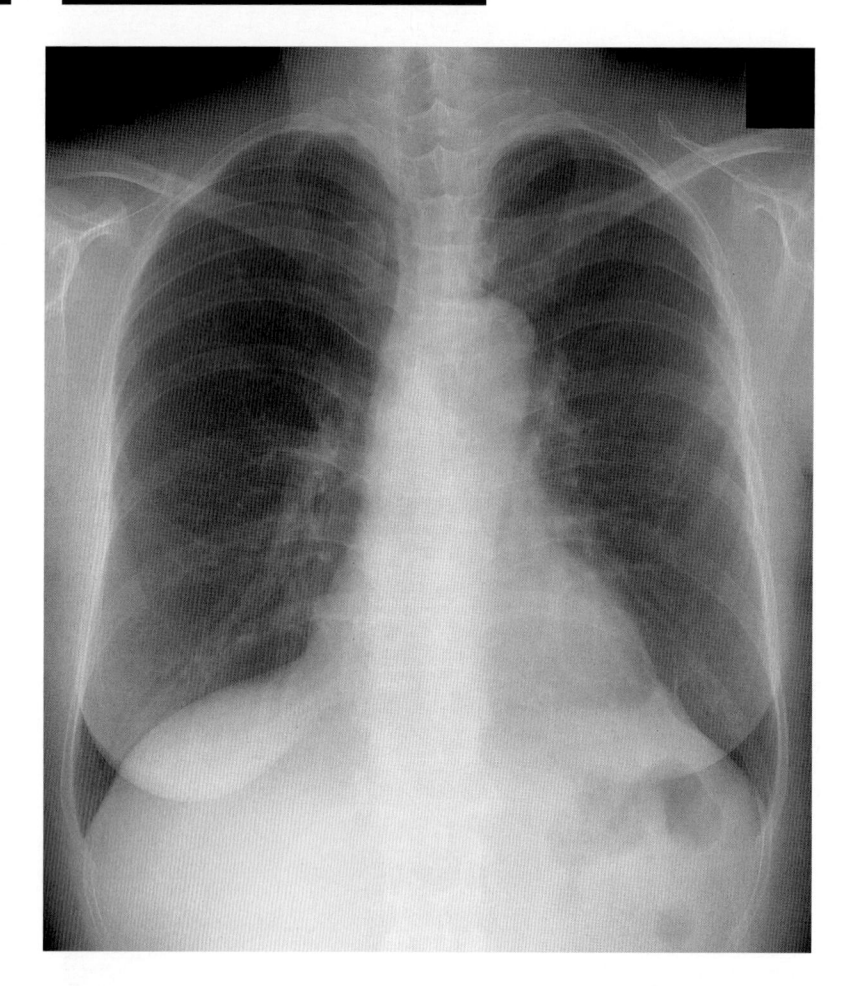

52歳，女性．

①左肺紋理の減少

②左第4，第5肋骨の変形

③左主気管支は左下方向へ向かう（左上葉切除後にみられるほとんど水平に走行するのとは大きく異なる）

④心陰影の中に，下肺静脈に相当する陰影がない．

⑤肺野に索状陰影がbronchovascular bundleの走行とは異った角度で存在する．

⑥縦隔の偏位はない．

⑦術中に使用する止血クレンメやオートスーチャーのstaple-lineはみられない．

以上，①③④⑤の所見から，左下葉切除が行われたと考える．

また，②⑦から胸腔鏡下の手術ではなく，通常の開胸手術が行われたと考える．

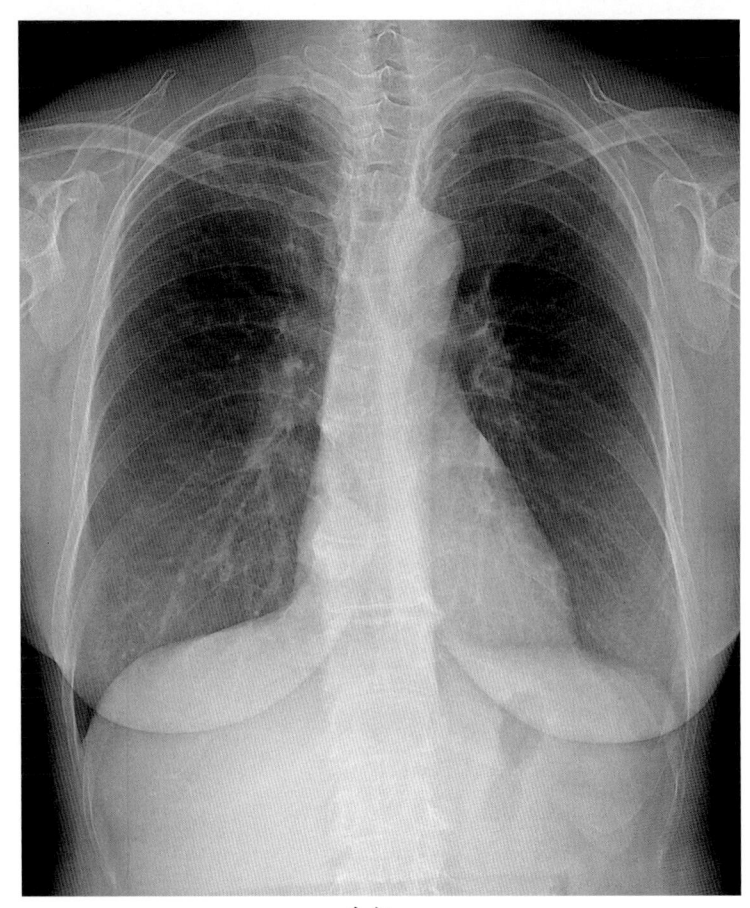

62　右下肺野の心陰影に重なる円形陰影はなにか？

今年

B 「昨年の写真では，異常なしでした．今年の写真でオヤとなった訳です．今年の写真では右下肺野の心陰影に重なる円形陰影がみられます．直径 30 × 33 mm ですが，昨年と較べて size-up はないようです」

A 「この場所はなかなか気が付かないんだ．
右の肺尖部には索状の陰影が重なり合っているから，C 先生が嫌がるいわゆる陳旧性病変と云っても良いネ．これも昨年と較べて変化はないようだ」

C 「size-up がないから良性の腫瘍といっても良いでしょうが，何が考えられますか？」

B 「今年の写真では，第 10 肋骨と胸椎が明瞭でしょう．
だから脊椎骨棘（osteophyte）ではない．胸椎とシルエットサインが陰性だから，脊柱の右前方に突出した腫瘍，例えば神経鞘腫などの可能性があると思う」

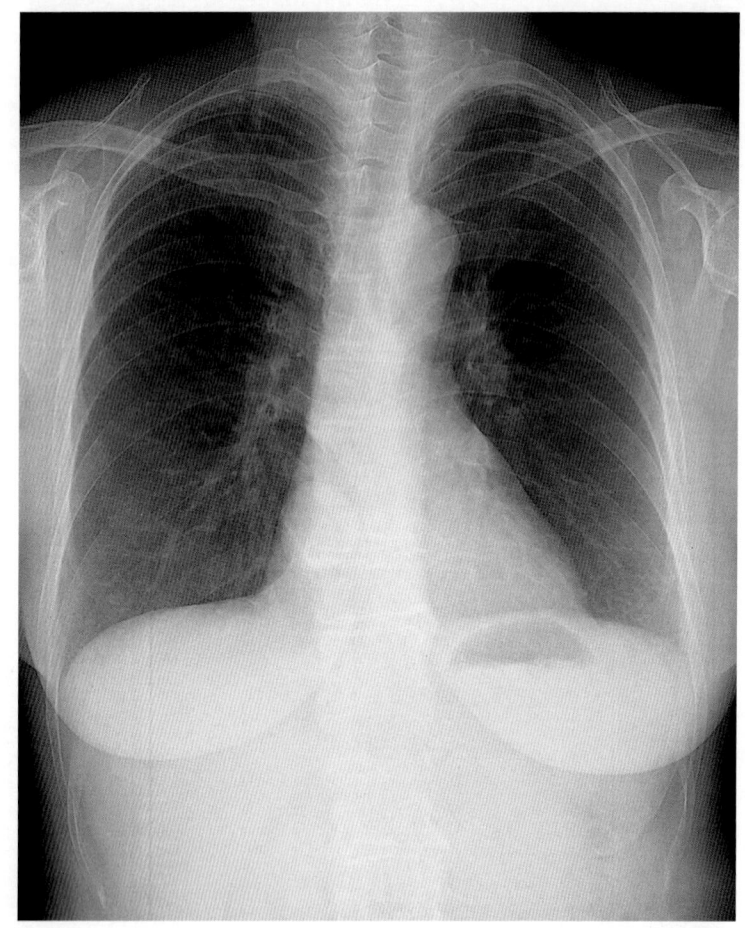

昨年

C 「骨腫瘍なんかは考えられないかな？たとえば軟骨性過誤腫とかはどうです？」
A 「その可能性は少ないんじゃないかナ．右第10肋骨と円形陰影との関係を昨年と今年で較べたら，今年のほうが少し下がっているように見えるけどな．ということは椎体の前部と肋骨小頭のレベルよりも前にあるか，後にあるか，すくなくとも同じレベルにはないといえると考えるんだ．チョット予想外の診断で申し訳ないけど，僕は背部正中の皮膚腫瘍，たとえば atheroma アテロームの可能性が高いと思う．こんな場合は当の本人が一番良く知っていて，「アラまた云われチャッタ」てな具合で CT 撮影には来ないんだ．ドクターもブラジャーを外させて，一目みればすぐ判るンだけどナ」
B 「マ，昨年と大きさは変わらないようだし，指摘しておくだけでよいかもネ．先生方も経過観察，1年後で納得してネ」

63 左肺尖部の陳旧性病変と片付けますか？

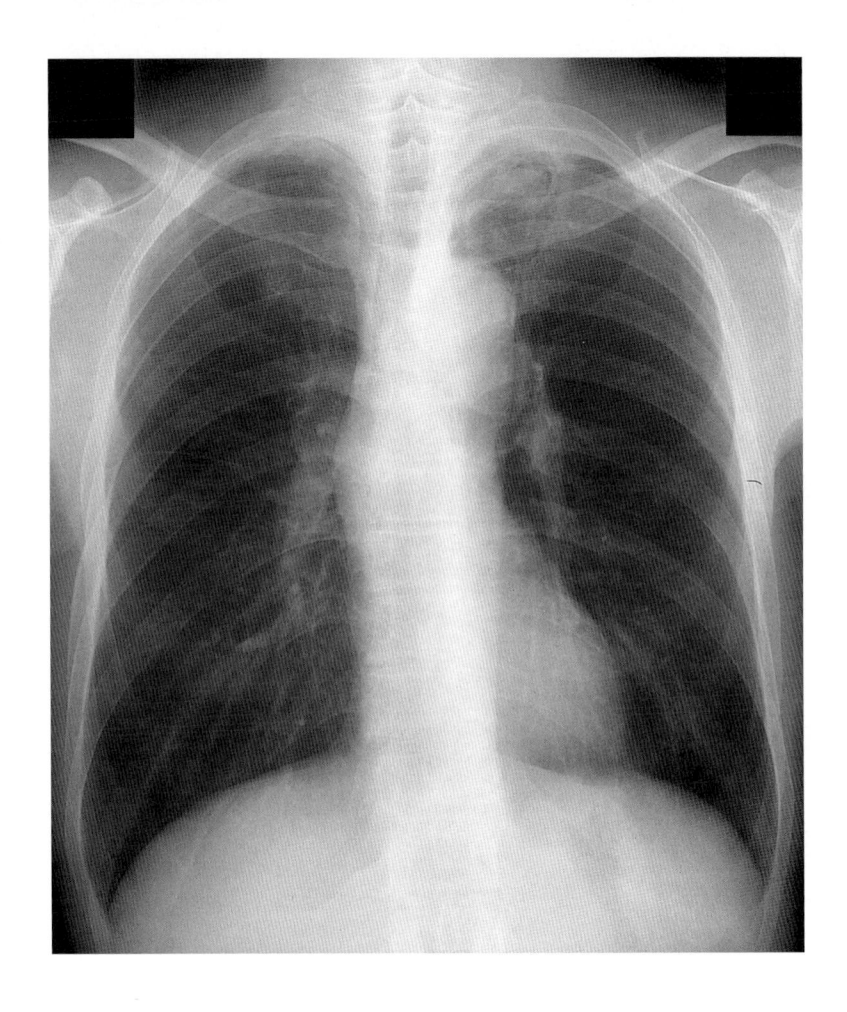

A 「これはどうですか？左肺尖部の陳旧性病変と考えて，読影の評価は経過観察として記録しますか？」

B 「コンナンいっぱいあるデ！経過観察でエエんとちがう？」

C 「右肺尖部にも陳旧性病変があると思いますけど」

A 「確かに右肺尖部にも少し病変があるようですね．しかし，肺尖部の陰影はありふれているだけに，余計に本当カナという疑いの目で見る必要があります．左肺尖部の第一肋骨の内側に，円弧状の陰影が目につきます．
ここで1年前の検診の所見と比較してみましょう」

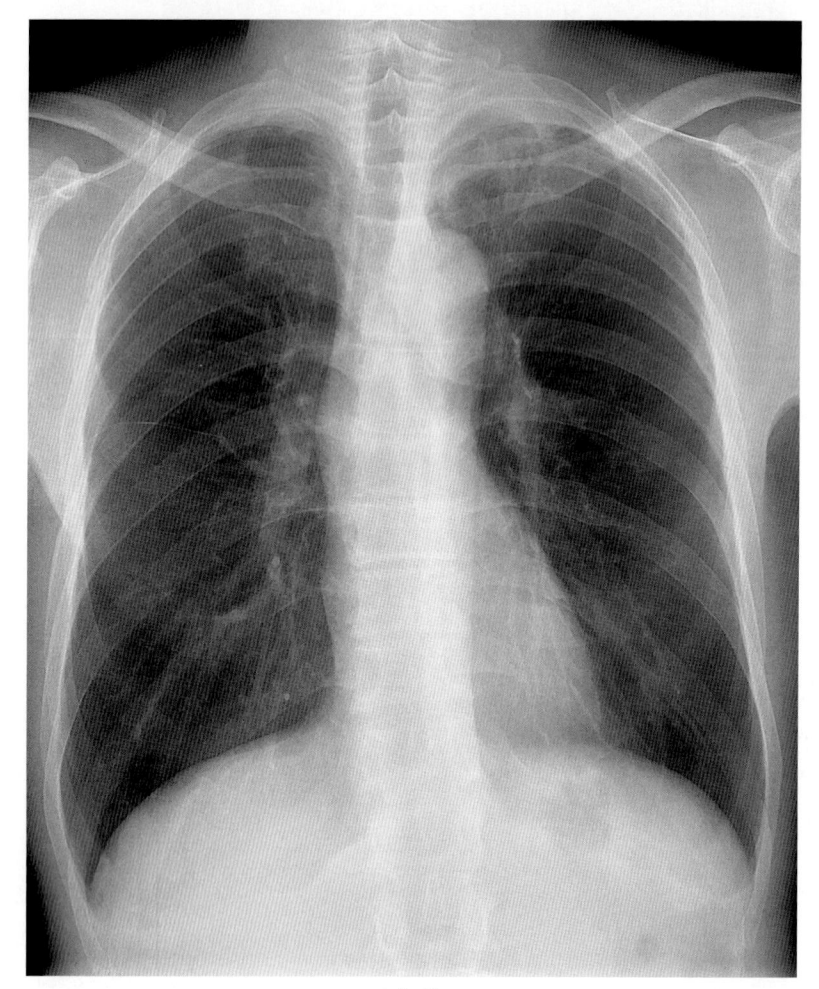

1年前

B 「オヤ！今年は去年の所見とは違うな.」
A 「実は左肺尖部の肺結核として以前から経過観察を受けていた方です．この左肺尖部には空洞陰影があります．この空洞陰影の内部が詰まってきて，空洞陰影との間に隙間が見えるようになったのです．これが meniscus sign です．肺アスペルギルス症の場合にしばしば観察されます」
B 「切除して中をみると，フィブリン塊と菌球が茶褐色のボール状になっているんダ」（自らを納得させるような口振りで）
C 「非侵襲性の場合には，切除する必要はないと思いますが.」
A 「化学療法か切除かは別として，呼吸器科への受診を勧めるべきでしょう」

64 両側の上肺野に多発する結節陰影，両下肺野には結節〜蜂窩状陰影
コンペ

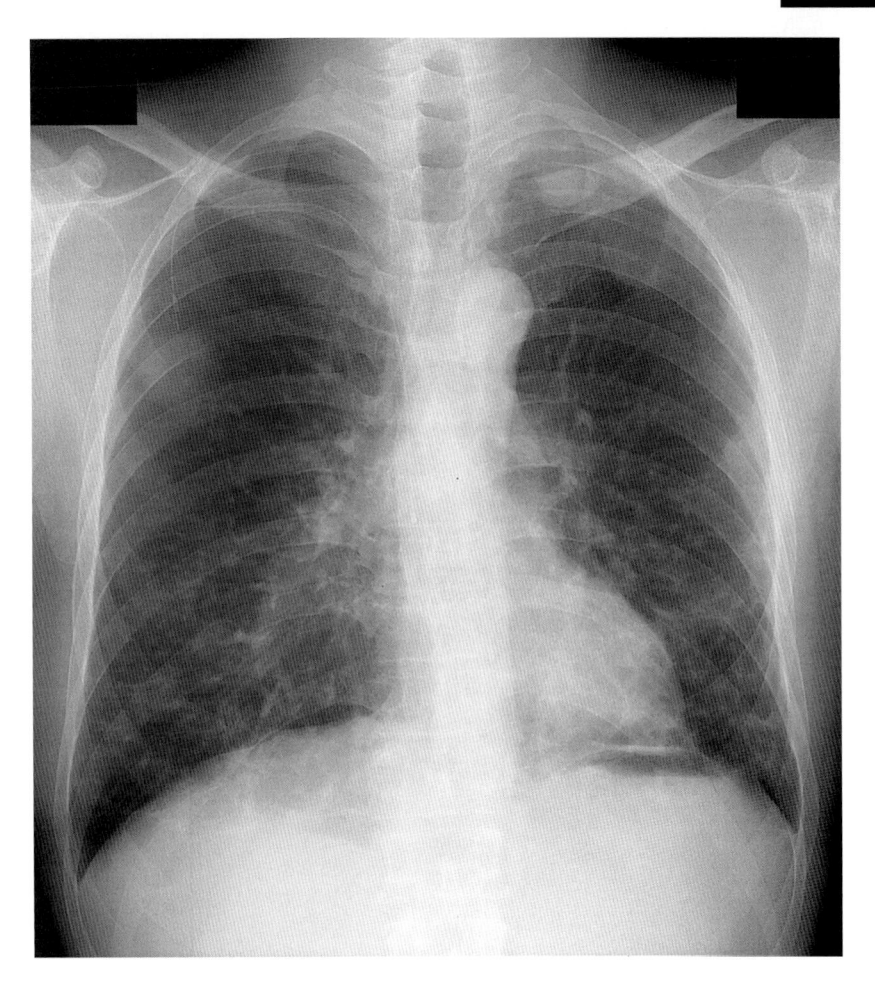

A 医師

両側の下肺野に撒布する無数の3〜5 mm大の結節陰影があり，縦隔近くでは蜂窩状陰影としてみられる．左上肺野では円形陰影がみられるが，胸壁側では辺縁が淡くなりいわゆる extrapulmonary sign がみられる．これは胸壁に発生した胸膜腫瘍と考えられるが，肋骨の破壊像はない．

右の中肺野には辺縁がやや不鮮明な円形陰影がみられる．この上縁から鎖骨下静脈をへて上大静脈まで，化学療法のためのポートが埋設されているのが判る．悪性腫瘍として診断が確定して化学療法が実施されているが，治療前の背腹写真がみられないので，その効果は判断できない．

右中肺野と左上肺野の円形陰影と両側の下肺野の結節陰影はともに悪性腫瘍であろうが，肺内に原発巣があるようには見えない．他臓器からの転移性肺癌であろう．精上皮腫や腎癌などが原発巣である可能性もある．
　左上肺野の円形陰影には extrapulmonary sign がみられるが，neurofibromatosis でこのような所見をみることがある．化学療法は両側の下肺野の粒状〜結節陰影を target として実施されているのかもしれない．

B 医師
1. 左上肺野に重なったものを含めて3個，中肺野に1個の incomplete border sign（＋）の円形陰影がみられる．この形状からは多発の胸壁腫瘍が考えられるが胸水は認めれられない．
2. 両側の中下肺野に粗大な蜂窩状陰影と考えてしまう陰影がびまん性に広がっている．しかし，よくみると無数の大小の結節陰影と索状の間質陰影とが混在しているようである．下肺野に病巣が集中していることから血行性の転移性肺腫瘍と癌性リンパ管炎が疑われる．
3. 右上肺野に埋設されたポートがみられる．化学療法のためのものと考えられる．

　以上より消化管の悪性腫瘍からの転移に対して化学療法中と考える．精巣腫瘍も否定はできない．

65　右肺尖部がオカシクないか？

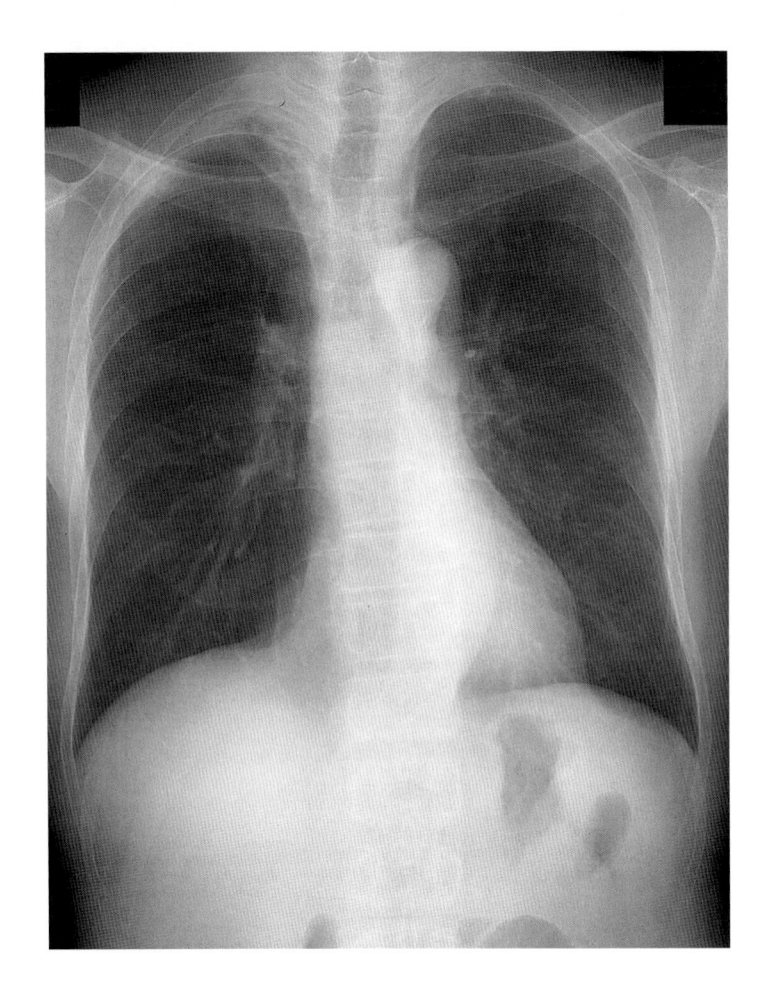

A 「これ右肺尖部がオカシクないですか？」
B 「ああ，これは右肺尖部の胸膜肥厚ですヨ．昔の肺結核の治ったあとだよ」
C 「けど右肋骨横隔膜角は正常だし，下肺野では左と較べても胸膜肥厚は見られませんヨ」
A 「右肺門陰影が左に較べて高いことに気付くでしょう．縦隔陰影の中で気管分岐部が開いているのが見えます．ここの右肺門陰影の上部で air column を追及すると，右上葉気管支が分岐しているのが判る筈なのですが見えません．
　それに右主肺動脈がポンと肺野に飛び出してから下方に走っています．左肺野と較べてみると，右肺紋理が少ないでしょう」
B 「昔よく見た肺結核は右上葉に空洞があったり，不透明肺になっていたりした症例が多かったんだけどナ．そういえば左肺尖部の一番上にチョコッと陳旧性

病変と云っても良い結節陰影が見えているネ」
A 「ということで右上葉の高度の容積の減少があり，中葉と右下葉が上方に過膨張したものだと考えます．多分，右上葉口のあたりに気管支結核があって気管支狭窄が先に起り，その結果，上葉の容積の減少が起こったのでしょう．右上葉の肺結核による高度無気肺と診断しても良いと思います．右上縦隔から肺尖部にかけて含気を失った肺組織が貼り付いている状態です」
B 「肺結核なら大抵の症例で肺門部あたりにリンパ節の石灰化が見える筈なんだがナ」
C 「こういう症例を見て，肺結核外科の先生が気管支結紮術などという乱暴なことをしたんですネ」
A 「乱暴だったとは思わないけどナ」
C 「肺結核で気管支結紮術をした患者の予後はどうだったのですか？」
A 「空洞が破裂して膿胸になったり，中葉や下葉に肺結核が浸潤して行ったという経験はないナ」

呼吸器外科医から，追加発言

　ずっと以前から，亜区域気管支や区域気管支の断端は，結紮のみで処理してきましたが，主気管や肺葉気管支の断端は縫合（Sweet 法，Overholt 法）で処理しました．しかし，縫合技術の拙劣さや，断端周辺の病的な環境で気管支瘻−膿胸を合併することも稀ではありませんでした．そこで，肺葉気管支はもちろん，小さな径の主気管支も結紮して処理しました．手技は簡単で air leak や瘻形成もなく，安全な術後経過が得られました．
　現在は胸腔鏡下手術が全盛で auto-suture で処理することが多くなりました．

閑話休題

　ある心臓外科医と話していて「肺外科では，主肺動脈も結紮切断する」と聞いて，彼は「何という乱暴で危険な方法！　将来，糸がほどけたり，切れたりしたら大出血で死ぬよ．ぜひ，縫合してから切断するように勧めるよ」と．彼は，結紮した血管壁は，ただ締めつけられただけでダメージを全く受けないと思っているに違いありません．結紮で，血管壁は阻血になり瘢痕化する過程で，内膜同士が癒着してしまうのが理解できていないのでしょう．

66　全肺野に微細粒状陰影が広がっている

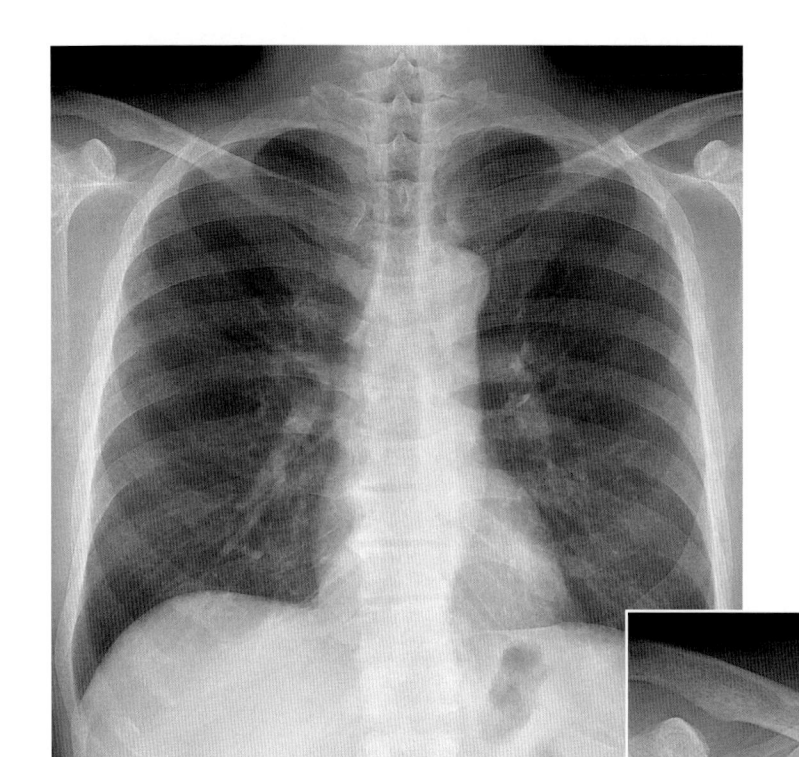

　この写真は砂嵐のような細かな粒状陰影がびまん性に見られる．一見，肺胞微石症のように思われるが，よく見ると粒状陰影は肋骨など骨性組織にのみ認められる．肋骨間の肺野にはこの粒状陰影は認められない．癌の転移で脱灰がみられることもあるが，融解像が全くないので，悪性は考えられない．

　副甲状腺ホルモン過剰による脱灰が考えられるが，この場合は ostitis fibrosa cystica（線維性嚢胞性骨炎）の像を呈するので，この症例には相当しないと思われる．

　この他に，汎発性線維性骨炎，顆粒状脱灰（salt and pepper appearance），透析症例の顆粒状脱灰など……サテ正解は？

67　この写真のどこがオカシイの？

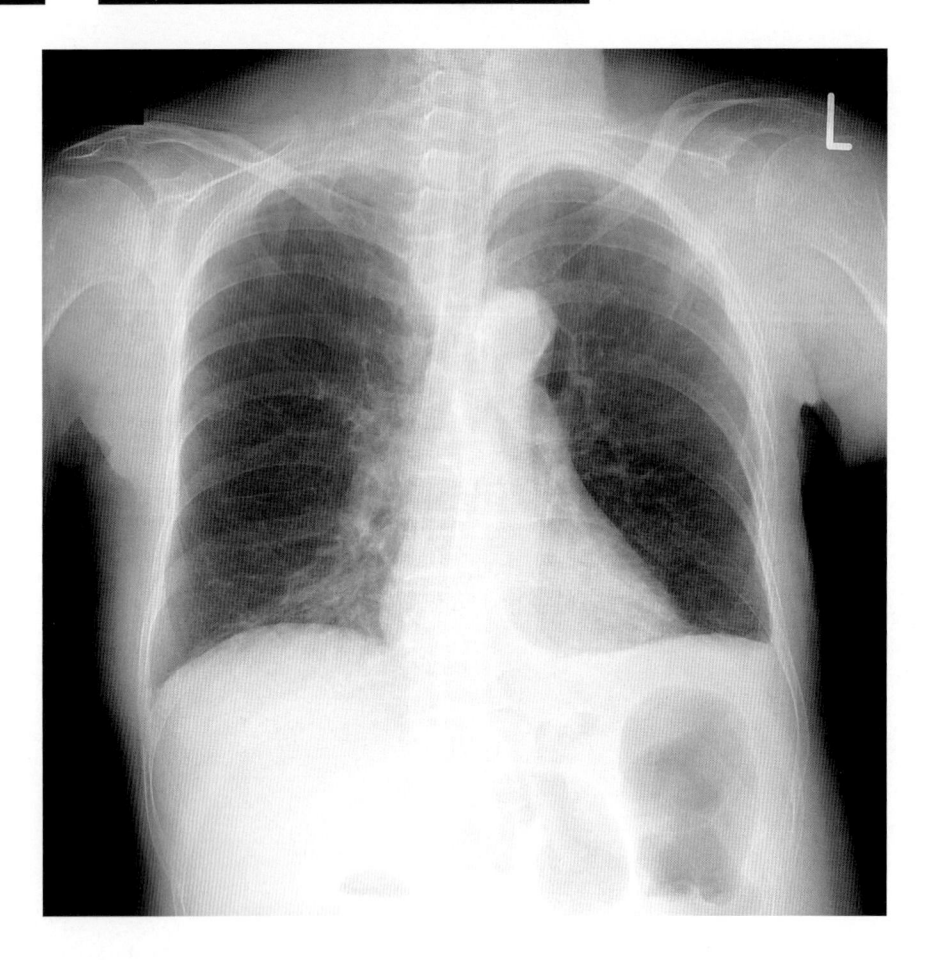

A 「この写真は難しいよ」
C 「どうもないみたいですけど」
A 「それが注意深くみるといろいろと異常がみつかるよ」
C 「そうですね，左肋骨横隔膜角が右と比べると鈍みたいですが……」
A 「そうそう．良い所に気がついたよ」
C 「では胸水ですか？」
A 「肋横角が鈍というだけで胸水といえる？」
C 「胸水が 300 ml くらいあると肋横角が鈍になって，それ以上だと meniscus がみられると教わりました」
A 「写真のような鈍だと，胸膜炎後の癒着でもよい訳だよ」
C 「あ，それもあるんですね．でもその区別が判りません」

A「写真で，横隔膜ドームの下には何がある？」
C「左なら胃，結腸，脾臓などです」
A「右は？」
C「右は肝臓です」
A「この写真で肝臓がみえる？」
C「肝臓そのものは見えることはないですけど，肺は見えます．ドームの頂上から4 cm位」
A「そうでしょう．で左は？」
C「左は胃泡と腸管のガスがみえますが，肺紋理はないみたいです」
A「ということは，肺は横隔ドームより下にはないということだよ．それでは，ドームの頂点と胃泡との距離は？」
C「えーと，大体2 cmくらいです」
A「その2 cmの部分には何があると思う？」
C「水とか脂肪とか」
A「脂肪はないと思うけど」
C「やっぱり水ですか？」
A「胸水があると，普通は肋骨横隔膜角が鈍になったりmeniscusがみられるけど，この例のように肺の形状がほぼ正常の時に胸水があるのを肺下胸水というよ．肺線維症や肺気腫のように圧迫されても肺容積が減少しにくい時によく見られるものだよ」
C「はい，よく判りました」
A「原因は？」
C「え？穿刺したら判ると思います」
A「そうかな，もしかしたらこの写真一枚で正解が出るかもしれないよ」
C「ハア？」
A「この人は女性だよね？右の乳房の膨らみが見えるけど左はないみたいだよ．腋の下はどうです？」
C「左がえぐれているから，多分乳房の手術で大胸筋も摘除されたと思います」
A「ということで……」
C「この胸水は乳癌からの転移で癌性胸膜炎なんですね」
A「確定ではないけど第一に考慮しておくべきだね」

68 ペースメーカーかICDか？

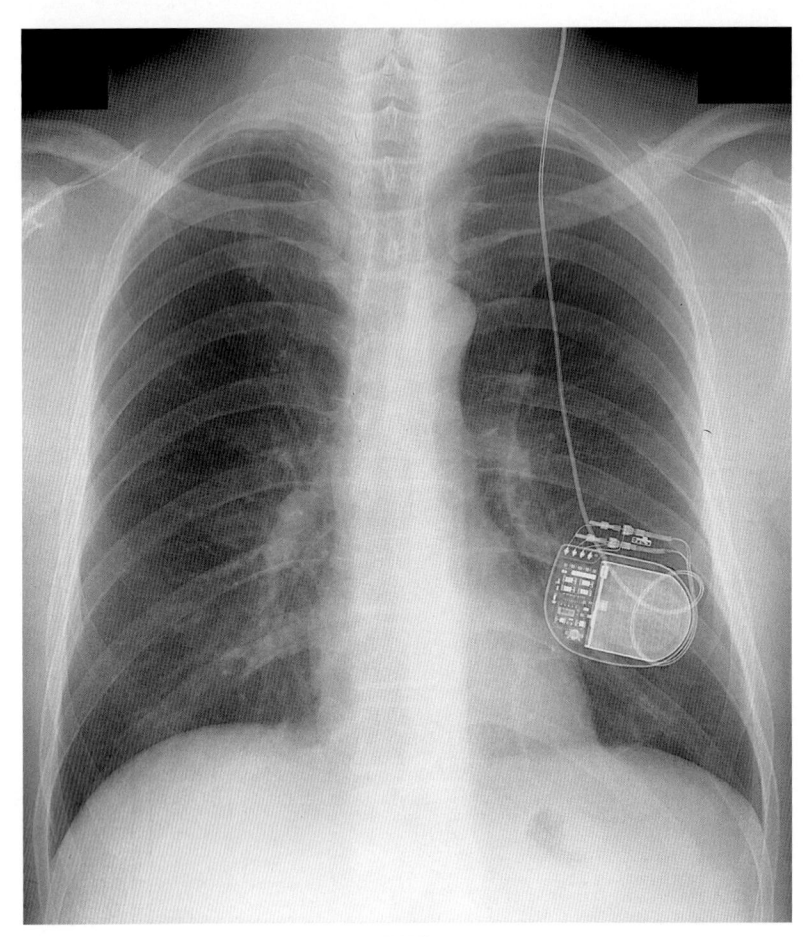

DBS

B 「アア，これはペースメーカーだナ．肺野と縦隔には異常がないみたい．」

A 「先生，チョット待って下さいヨ．そんなに早とちりして貰っては困ります．ケーブルの経路を見て下さい．鎖骨下静脈を経て縦隔には入っていないでしょう．左の頸部の外側を上に向っているでしょう」

B 「アッホントだ．それにペースメーカーにしては大きいよね」

A 「これは脳深部刺激療法（DBS）と呼ばれるもので，そのパルス発生器が写っているのです．パーキンソン病や本態性振戦などを対象に行なわれる治療法で，保険適応になってからでも600例を越す症例に実施されているといいます．体外には携帯スイッチがあり，患者が自分で装置の作動や刺激の強弱を調節できるようになっています．

ところでC先生，先生はICDというは知っているよネ」
C 「ああ，ケーブルが1本のペースメーカーみたいなものですネ．2本のケーブルだったら，どう区別するんだろう？プリント基板の回路を読むとか？」
A 「ケーブルが1本とは限らないンだけど．Implantable cardioverter defibrillator 植え込み型除細動器の略です．Infection control doctor の方ではありません．
ICDは昔は1本のリードだったけど，今は，ペースメーカ内蔵が主流だよ．だから，右心房へのリードの1本と，上大静脈と右室に除細動電極のあるリードの2本だよ．リードの形状はペースメーカとは違うし，電極もペースメーカより大きいから，大体判別できるんだよ」

〔ペースメーカ〕
DDD（心房心室両方のセンシングとペーシング）が主流．
適応は完全房室ブロック．MobitzeⅡ型，洞不全症候群（SSS）．

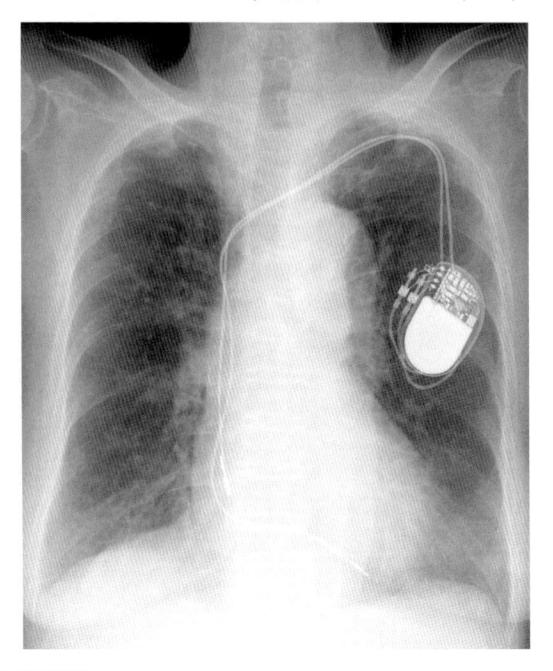

〔ICD〕植え込み型徐細動器
implantable cardioverter defibrillator.
適応は，心室細動（心筋障害，先天性QT延長症候群，房室ブロックなど），心室頻拍（心筋障害），Burgada症候群（特発性心室細動）で，発作時に電気ショックとペースメーカで対処する．
上大静脈に近位コイル電極，右室に遠位コイル電極，これに加えて，右室心尖部にペーシング電極の計3本の電極が装備されるのが多い．

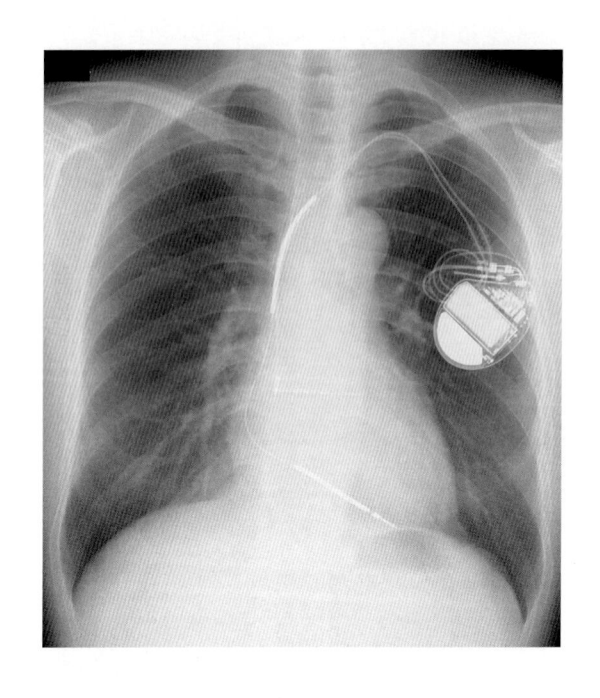

〔埋め込み型ループ式心電計〕
頻回には起こらない心電図異常を捕捉するために埋め込んで数ヵ月以上にわたって心電図を記録できる．

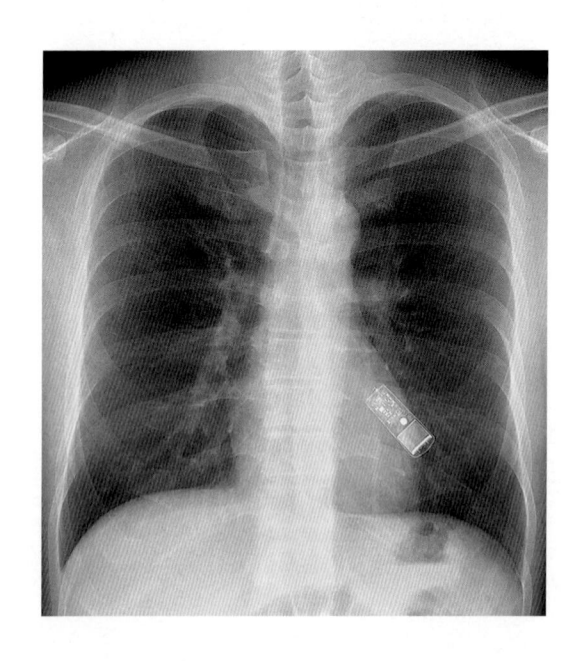

69　ボクダレクヘルニアか，モルガニヘルニアか？

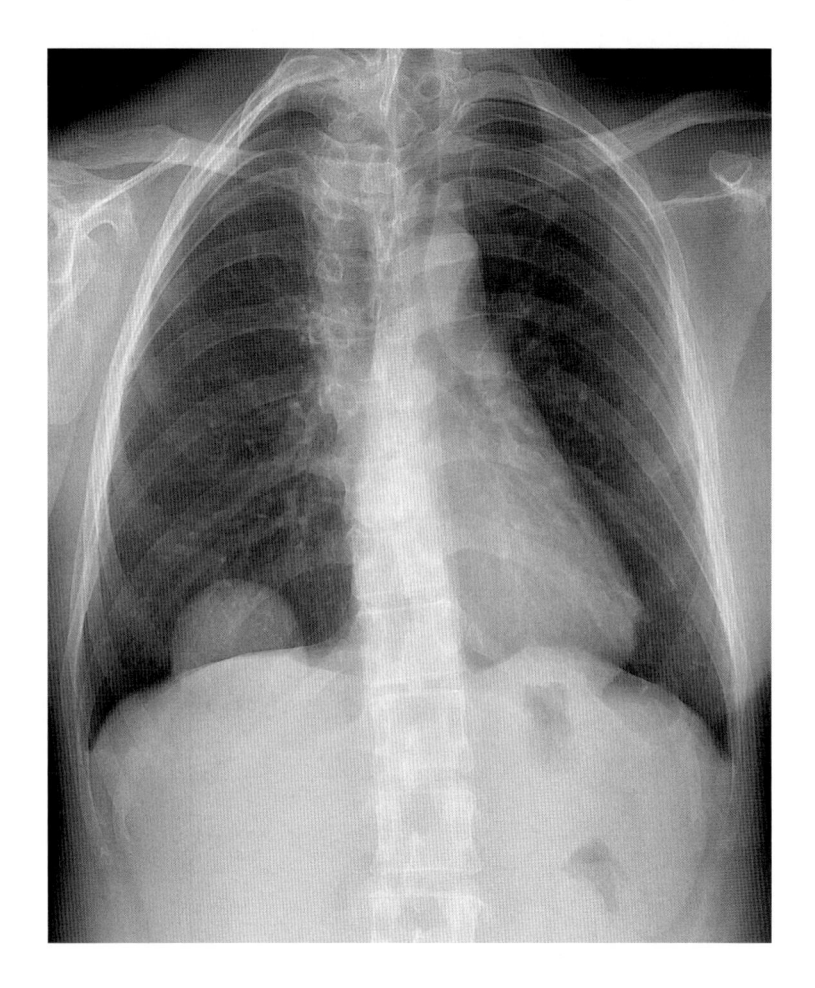

A 「上部の胸椎に側弯が見られます．また左右の上肺野で肋間腔が狭いことから，いわゆる猫背 humpback（後弯）があることが判ります．
　この所見よりもっと目を惹く所見は，右下肺野の径 5 cm を越えるドーム状の陰影です．サテこれは何でしょう？」

B 「アッこれは脂肪腫ですヨ．density が乳房などの脂肪組織と同じでしょ」

C 「肺内にこんな脂肪腫ができることは珍しいけど．肺内ですか？」

B 「脂肪腫説は取り消すヨ．ドーム状であるということは，残り半分は腹腔にあるということだから，僕は横隔膜前部のヘルニア，Morgagni hernia だと思うナ．だから脱出臓器は大網だと思う」

C 「チョット待って下さい．半球状というか半円形というか辺縁の非常に鮮明な塊状陰影の下，横隔膜の部分を見て下さい．横隔膜は背側よりも腹側が高くなっ

ているのですから，前部横隔膜の陰影とはシルエットサインが陰性ですよね．つまり横隔膜の背部から脂肪組織と同じ吸収値の内容物を持った腹部臓器が立ち上がっている訳です．そうなると Bochdalek hernia しか無いンじゃないですか！」

B 「ウーン，シルエットサインで来たか！」

A 「こんなに大きくは無かったのですが，肝の上部が脱出して絞ったような状態のヘルニアを開胸手術のときにみたことがあります．けど部位からいえばボクダレクヘルニアですが，これは多くは左側です．肝があるので腸管などの腹部臓器は脱出しにくいと考えます．B先生のいう脂肪腫など周囲に浸潤しない良性の腫瘍の可能性が高いと私は考えます」

70　左下肺野に塊状陰影が

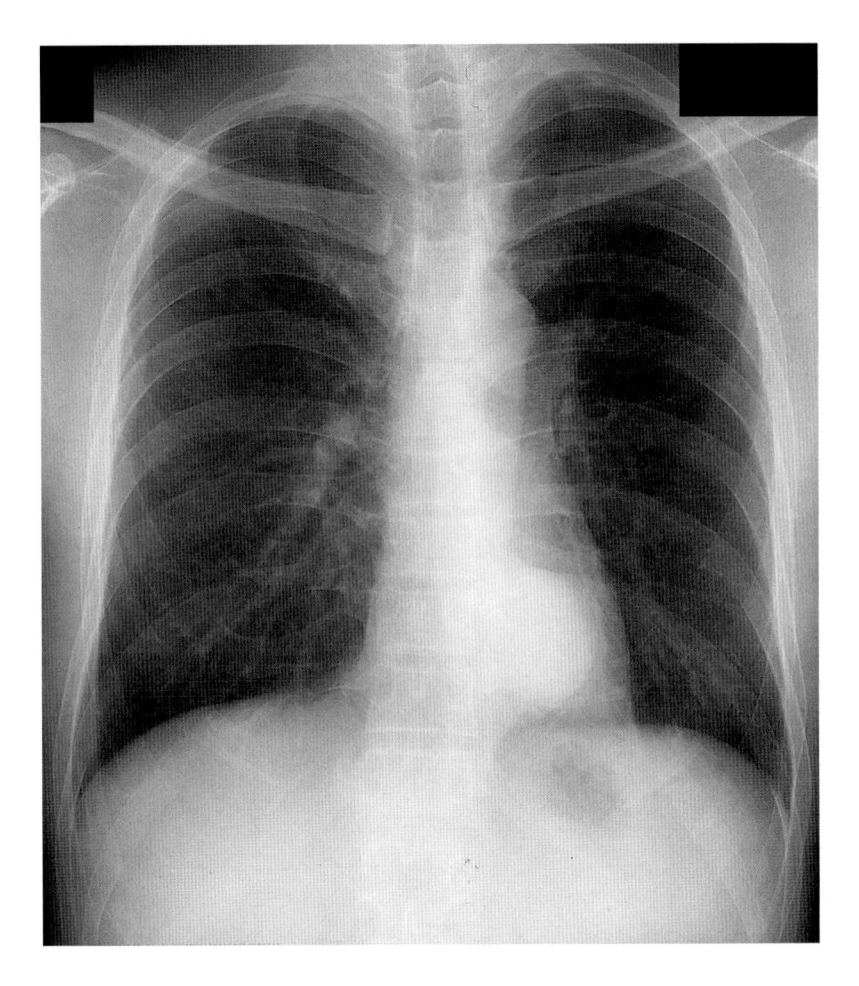

A 「10 cm × 10 cm のいわゆる間接撮影では発見することが難しいのですが，こういう等倍サイズの写真では，心陰影の内部の異常に気付くことがあります．左の下肺野で心陰影に重なって 55 mm × 45 mm 大の塊状陰影がみられますね．サテこれは何でしょう？」

C 「心陰影とシルエットサインが陰性だから，この腫瘍陰影は後縦隔に位置しているということですネ」

B 「大動脈とのシルエットサインはどうだろう？陽性だったら胸部下行大動脈の動脈瘤も可能性があるよネ」

C 「この塊状陰影に接する左下肺動脈が，この塊状陰影に沿って圧排されているのが判りますヨ」

A 「まあこの腫瘍が後縦隔にあることは皆さんが同意されたと思います．この塊

状陰影の上縁と下縁は脊柱の陰影に向ってなだらかに移行しています．これはextrapleural sign と考えます」
B 「大動脈瘤だったら，こうはならないだろうネ」
C 「やっぱり神経原性腫瘍か髄膜瘤の可能性が高いでしょう」
A 「他の肺野や縦隔には異常がないことを確認しておきましょうネ．木をみて森を見なかったというのがチョイチョイあります．
この背腹写真はちょうど1年後の職場検診の所見です」

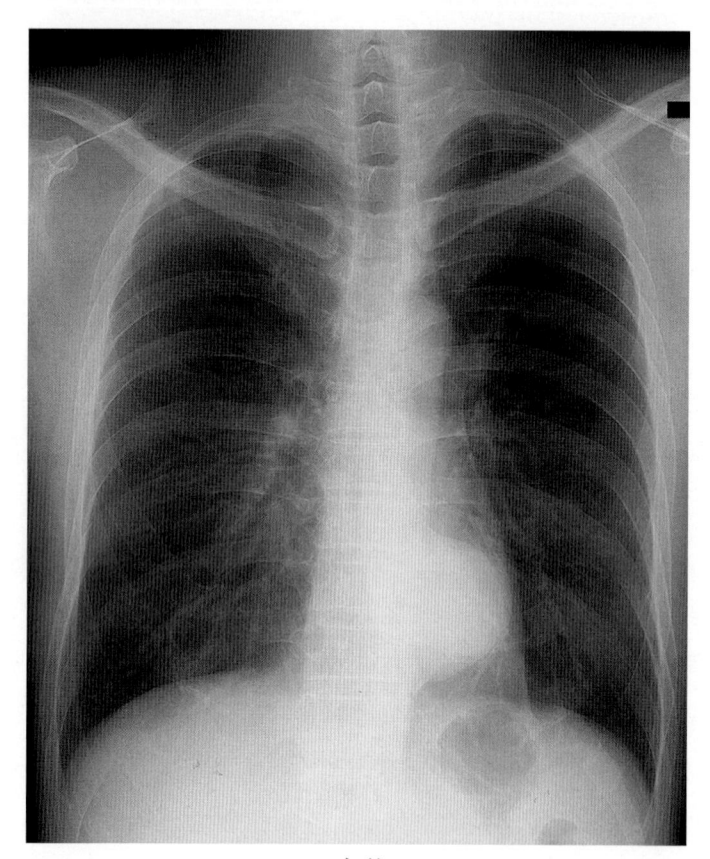

1年後

B 「ワァァ！ 大きくなってるヨ．何センチぐらい？」
A 「縦横とも約1cm大きくなっています．extrapleural sign には変化が無いようです」
C 「悪性腫瘍だったら，このぐらいでは済まないから，やっぱり良性腫瘍でしょう」
B 「髄膜瘤よりも神経原性腫瘍の可能性が高いんじゃないかナ．切除するときには，周囲を剥離したあと引っ張ったらアカンのだ．ブラウン・セカール症候群

（Brown-Séquard syndrome）がおこることがあるンだ」（自信タップリに）．

A 「これは更に1年後の所見です．無事に手術を受けられたようで，塊状陰影は消えて，回り込んでいた下肺動脈も正常になっています．左肋骨横隔膜角が鈍化していますが，手術を受けたことは，この付近の所見でヤッと判ります．ブラウン・セカール症候群も起らなかったようです」

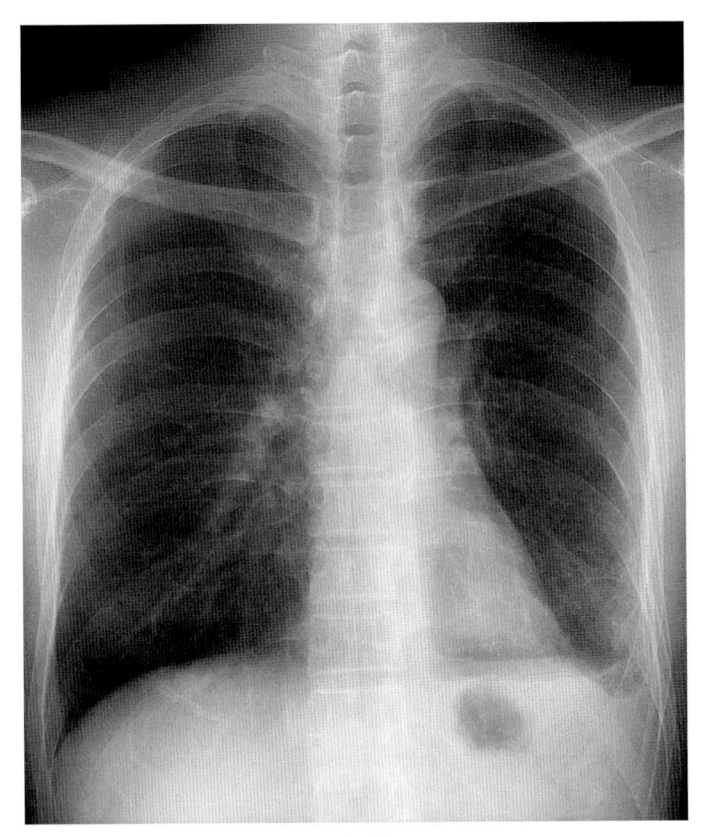

2年後

71　オカシイのは左肺門？　それとも右下？

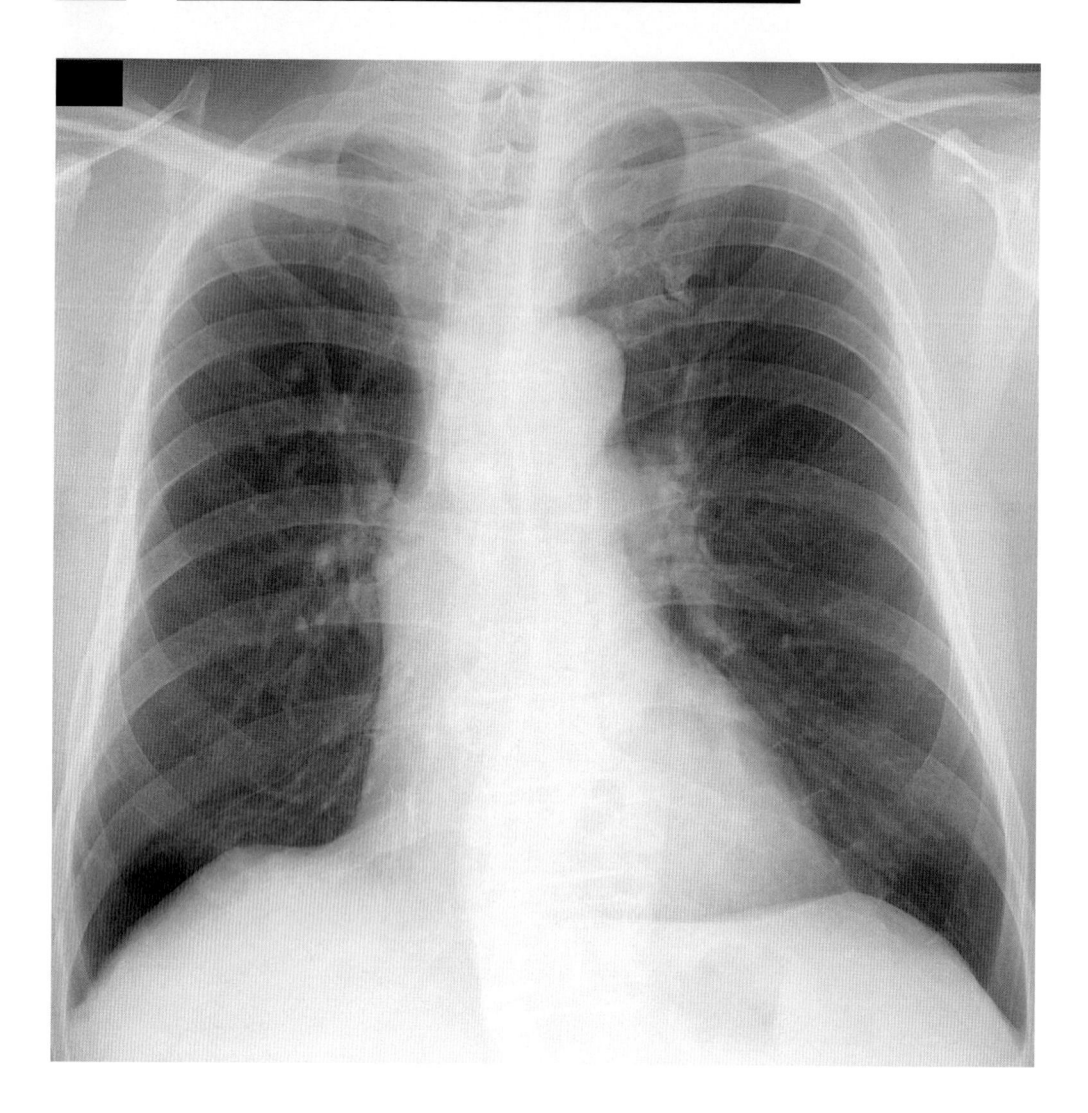

　右肺の肺紋理が減少，右肺門から3本の血管陰影が分岐しているがこれ以外にははっきりした血管陰影はない．右主気管支は不明瞭だが上葉気管支はよくみえる．中間幹は存在するが中葉・下葉の気管支肺動脈束は矮小のようである．右心陰影の第2弓と横隔膜を底辺とする三角形の陰影内には蜂窩状陰影が少し見られる．含気があることから全くの無気肺ではないと考えられる．

　単純に考えれば，肺癌では完全な無気肺がみられ，肺結核や肺炎ではSatellite lesionがみられる．よって，気管支拡張症による中下葉の容量減少に由来すると考えるのが最も妥当だろう．

72　ワイワイ，ガヤガヤ読影は楽しく

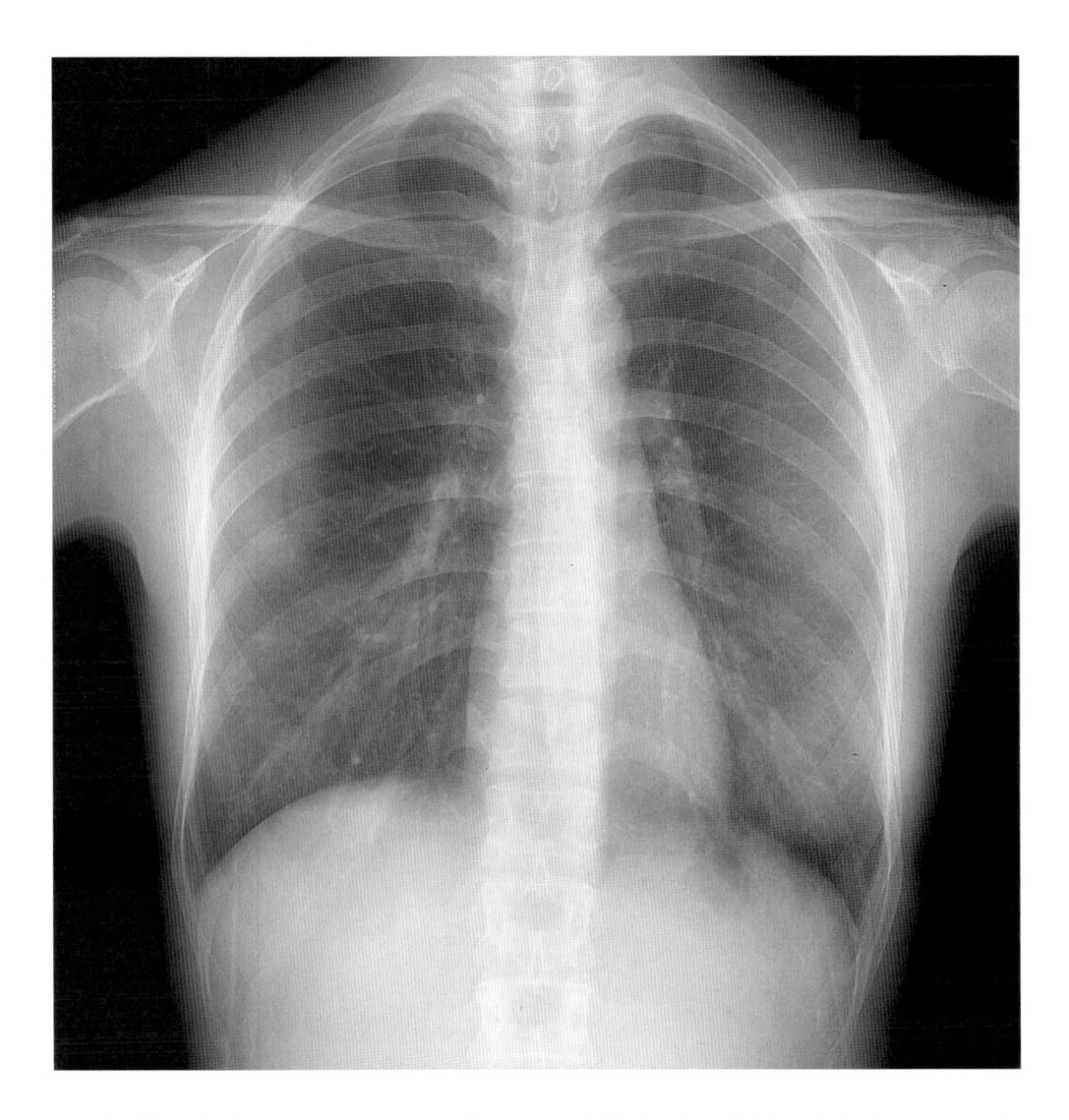

A 「読影の作業がつらいのは，ほとんどが正常ばかりの写真の中から，これはどうだろう？と疑問に思う写真を見つけ出して，一人で判断しないといけないと云う点でしょうネ．その判断の結果によっては，医療訴訟も起るでしょうし，場合によっては法廷に立って身を守るために抗弁する覚悟も必要でしょう．今日のように9人の皆さんに集まって頂いて，ワイワイガヤガヤと議論しながら結論を出すというのは，責任が曖昧になるというか，実に気持ちが楽で良いですね．

　今日はそういう意味で，皆さんの精神的な負担が少ない異常かどうか議論が分

れるような症例を用意しました」

154 cm，42 kg，33歳の女性です．
まず，最初の写真を見て下さい．これは異常ですか，正常ですか？
ハイ，どうぞ！正常が5人，異常が4人ですか．では，C先生からどうぞ．
C 「少し痩せ気味の女性ですよネ．この写真では，左右の中肺野に注意してみると，淡い浸潤陰影が見えます．浸潤陰影といっても，内部は均等でスリガラス状（groundglass opacity GGO）と表現した方が良いかも知れませんが．
背腹撮影をする時のpositioningで，肩甲骨の陰影を肺野からできるだけ外すために，両手を腰に当てて手掌を背側に向けるように指示する技師さんがいます．年配の技師さんに多いのですが．こうするとやせ形の人，とくに女性では，肩甲骨の下角が突出するので随伴陰影が撮影されることがあります．左右ともほぼ同じというのが病的ではない証拠でしょう」
D 「C先生のように随伴陰影というと漠然としていますヨ．肩甲骨下角の周辺の軟部組織の陰影といった方が正確ですネ」
C 「確かに，随伴陰影というのは曖昧ですネ．正確には肩甲骨に関連した，筋肉と皮膚などによる上肺野から中肺野の境界不鮮明な陰影で，やせ型の人に多い，と訂正します」
E 「前胸部に何か入れているのかナ？あるいはelasto-fibromaがみえているとか．沖縄の出身ではないかナ？」
F 「elasto-fibromaというのは聞いたことが無いナ．僕はヤッパリ随伴陰影なんかではなく病的なものと思うよ．CTなんかを撮るべきだヨ「
E 「両手を下げた状態では視診でもみえないのですが，上肢を挙上すると肩甲骨の下角に弾性軟の3〜4 cmの腫瘤が出てくンです．僕は切除した経験があります．両側性もありますが，こんな大きな陰影にはなりません」
B 「一番簡単なのは下着を取ってもらって目でみれば，グチャグチャいわないで直ぐ判るンですけどネ．検診の読影では，視診も聴診もできないのが辛い」
A 背中なら本人も知らないことが多いンです．一年前の写真を探してきました．これをみてどうですか？

B これだと左側は乳房による陰影ですが，右の中肺野の陰影は副葉裂にある僅かな胸水による陰影だと思います．いわゆる phantom tumor です．

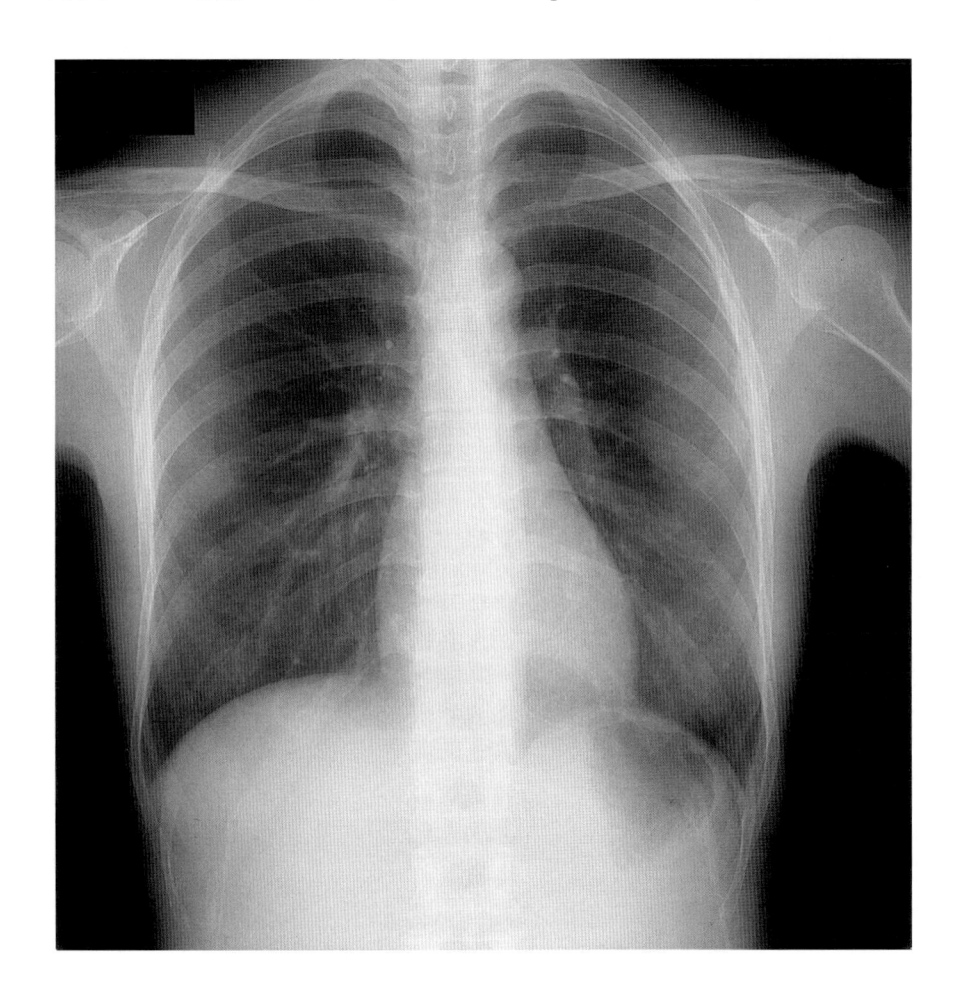

G phantom tumor だとしたら心拡大がみられないのは，どう説明します？ヤッパリ肩甲骨下角周囲の軟部組織による陰影だと考えますヨ．

73 右中肺野に三角形の不透明肺陰影が　　コンペ

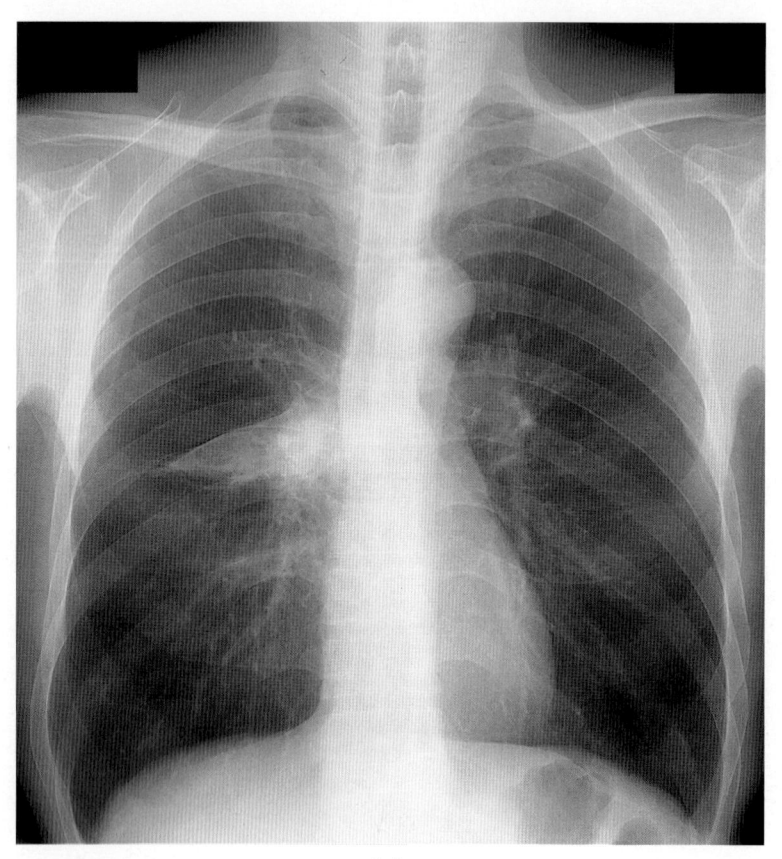

今年

A 医師

　右の中肺野に直角三角形のような不透明な陰影が見られる．上縁は鮮明だが下縁は不鮮明で，縦隔側に濃度の高い結節陰影が重なっている．左右の肺野には，これ以外には異常はない．また肋骨横隔膜角は左右とも鮮鋭である．

　さて，この陰影はなんだろう．

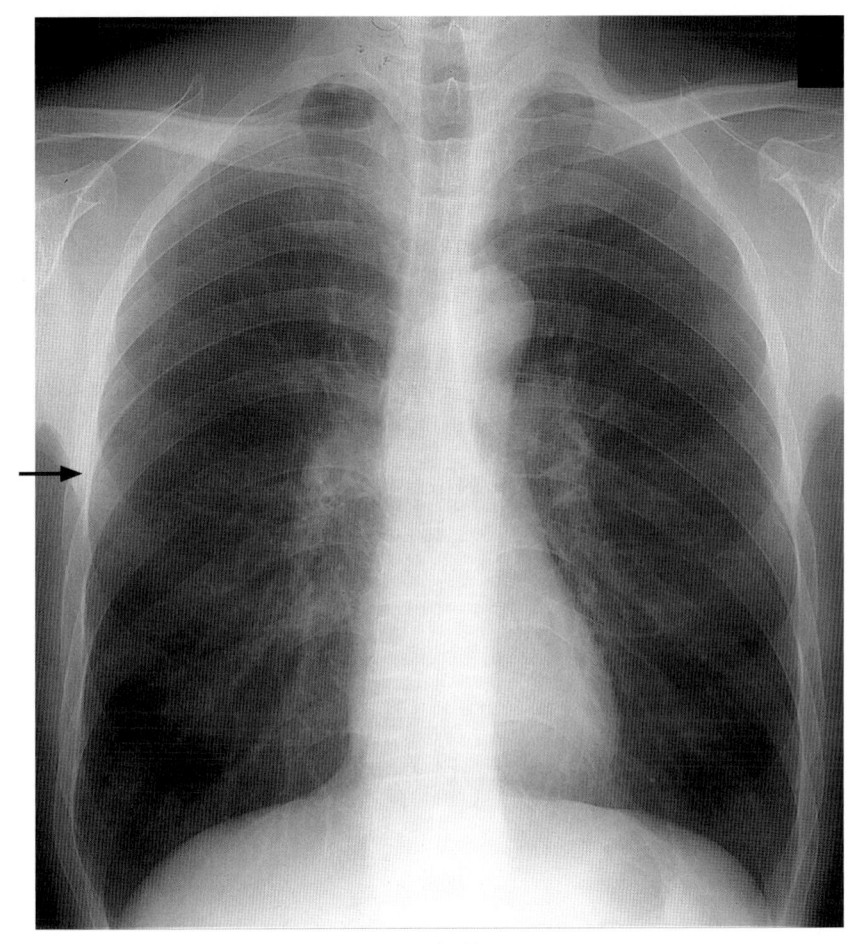

1 年前

　1 年前の写真と比較すると右上肺野の肺紋理は全く変化がないが，右下肺野の肺紋理を比較すると今年は下肺動脈が外側に偏位している．また今年は中葉動脈も外側に偏位していることが判る．右肺門部の結節陰影は 1 年前にはなかったことが明らかである．

　このような所見から中間気管支幹のレベルで気道狭窄かリンパ節腫大が起こり，右 B^6 が閉塞して区域 S^6 の無気肺が発生したものと考える．稀に S^6 が不完全に分葉していることがあるが，この場合に B^6 が閉塞すれば，まさにこの陰影となる．

B 医師

　昨年のX線写真では肺門の主肺動脈がやや太い印象がある他は異常がない．矢印は水平裂．

　今年の写真では右肺門を基部にした三角形の陰影が出現．この陰影の辺縁をみると頭側は明瞭で，下縁もかなり明瞭．無気肺が考えられるが部位の選定が難しい．

いくつかの所見を列記する．

1) S^6 無気肺を支持する所見
　① 昨年の写真の水平裂が今回もみられるが1cm程度下方へ移動している．もしも中葉無気肺であれば水平裂は無気肺と密着するか消失する．

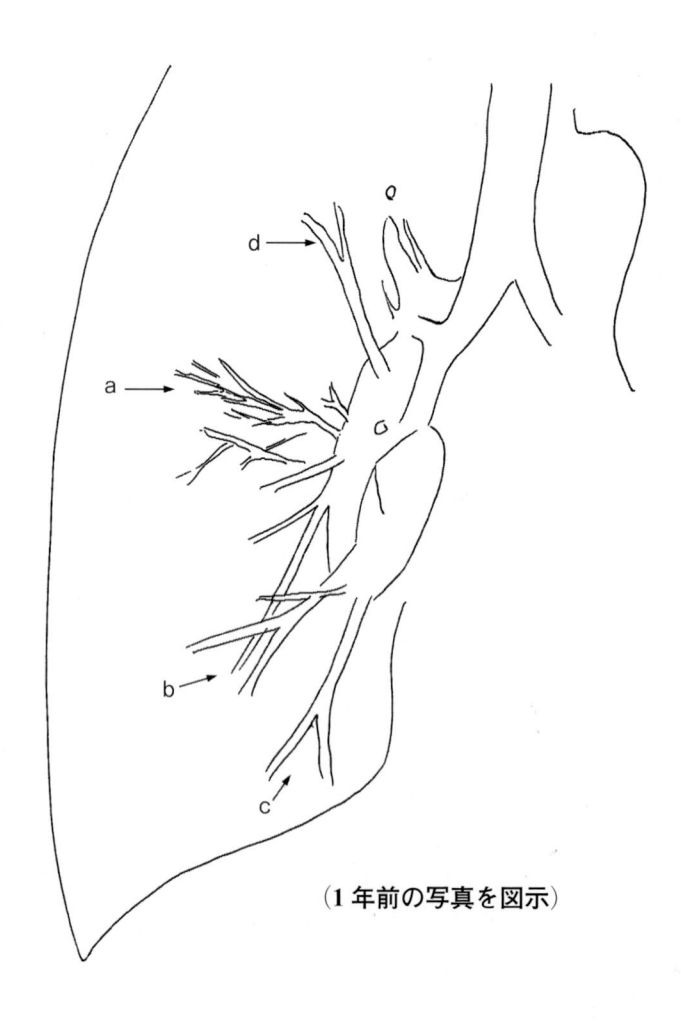

（1年前の写真を図示）

② 三角形の陰影の頭側の辺縁が明瞭になる例では中葉無気肺としては稀である．むしろ心陰影に近づいてシルエットサイン陽性となることが多いがこの例ではシルエットサインは陰性である．
③ a の部分で細い bronchovascular bundle が集束している．この部分が三角形の無気肺に変貌したと考えられる．このような集束が中葉に属するものであれば，無気肺は水平でなく右下に，あるいは心臓寄りに向かうのが常である．
④ b と c は A^9 と A^{10} と考えられる．無気肺になった写真ではこの b と c は時計回りに移動していることから S^6 が無気肺となったため肺底区の血管が頭側あるいは外側へ移動したと考えられる．

2) 中葉無気肺を支持する所見

肺門から肺尖に向かう血管 d は通常は A^6 と考えられる．この血管は無気肺の写真でも同じ位置にみられるので，中葉が無気肺になったと考えられる．ただし A^2 が肺動脈中枢から分岐せずに葉間付近から分岐することもあるので，この血管 d が必ず A^6 とはいえない．

〔結論〕

以上，多数決で，S^6 の無気肺．ただし原因は不明．
S^6 中枢の腫瘍，肺炎，気管支結核，気管支拡張症に続発する無気肺が考えられる．

74　ヨクアル右肺尖部の胸膜肥厚だネ

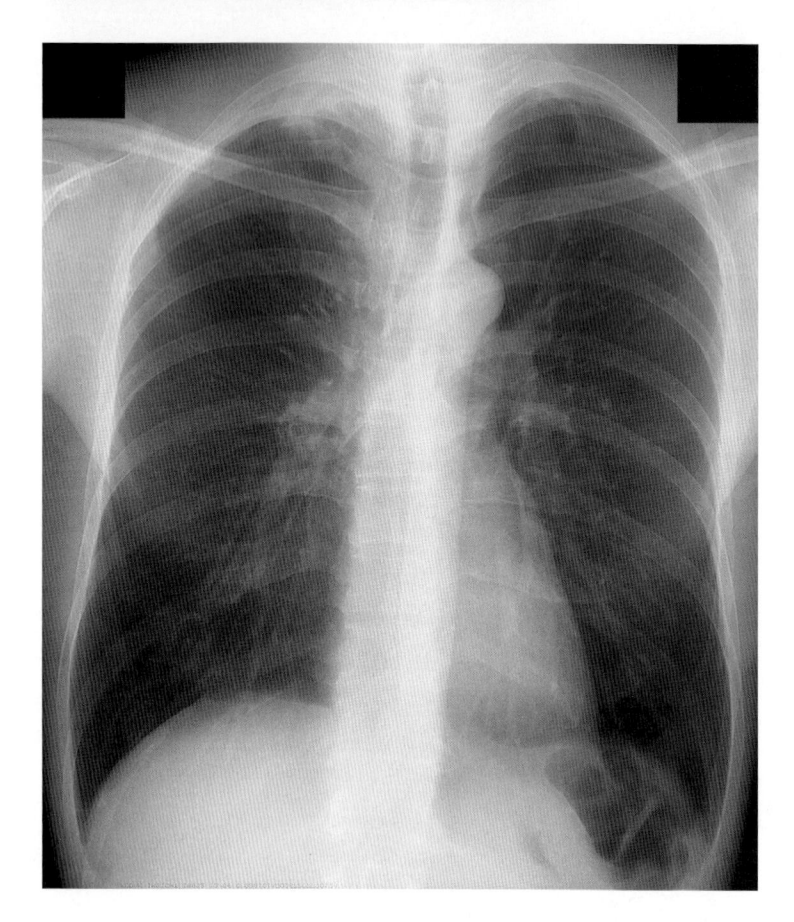

　巡回検診で撮った胸部X線写真である．右肺尖に胸膜肥厚，いくつかの嚢胞を伴っていると読影．現在の中高年層の胸部X線写真には，一側または両側の肺尖部の胸膜肥厚や陳旧性陰影が認められるのは日常茶飯事である．従ってこの症例も判定は経過観察とした．

　最近の健診時の胸部X線写真はデジタルで保存されることが多い．施設によっては当日の写真と過去の写真が同時に見ることができる．しかしこの写真の場合は1年前の写真が保管庫にあるため探しに行かなければならず，今まで通りの判定で終わった．本人の病歴や現症のdataはなく，もちろん診察はない．

　読者はこの写真をみて，
　1）経過観察とする
　2）イヤイヤ，前回と比べるべきである
　3）比較不要，CTを勧める

このいずれを採られますか？

　後日，施設長が一枚の写真を呈示して「昨年の写真です．この方は先日，右肩が痛くて大学病院で精査したら肺癌がみつかりました．この間の写真では判らなかったんですか？」と．

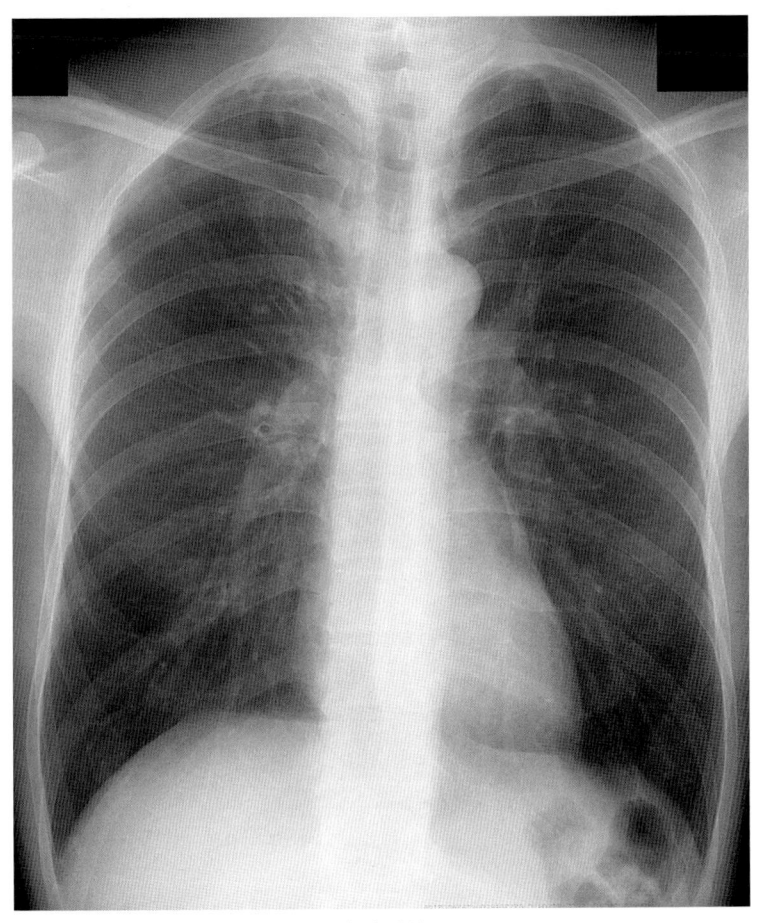

(1年前)

比較すれば歴然．

懺悔と悔恨のあとの教訓．

「一側だけの肺尖部胸膜肥厚は要注意！」

75　右手術をうけたのはなぜだろ？

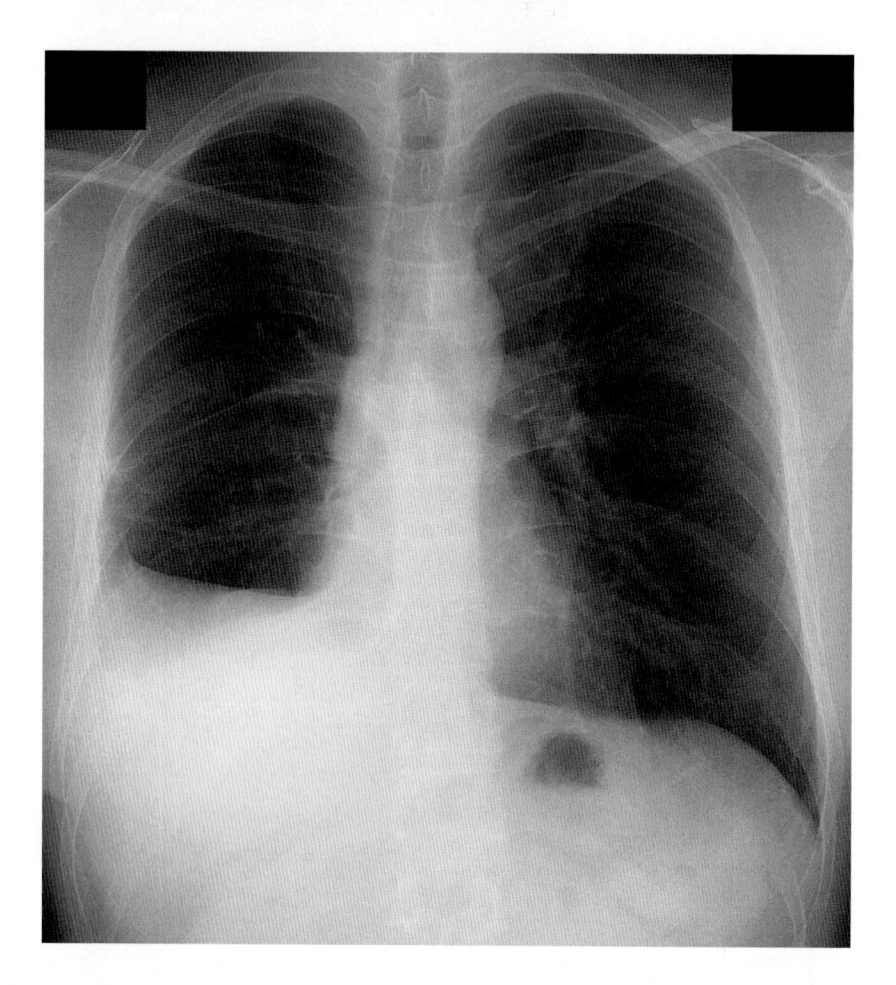

A 「この症例の右下肺野の所見はどうですか？」
B 「右横隔膜の前部が挙上していて，胸壁近くで釣り上がっているネ．右主気管支の air column が縦隔陰影の中に入っているし，下葉気管支がみえないから，おそらく右下葉切除を受けたんだろうネ．右中肺野の肺門部から外側下方に下がる線状陰影は，上中葉間の水平裂の陰影でしょう」
A 「これが1年前の所見です．この写真と今年の写真をシャウカステンにかけて比較をしていたら，隣に座っている読影介助のお嬢ちゃんが，「先生，これですか？」と右下肺野の下部にある比較的辺縁のハッキリした円形陰影を見つけてしまいました．お嬢ちゃんを「門前の小僧」になぞらえてはいけませんが，結構やるモンですネ」
B 「去年の報告はどうなっていたのかナ？この陰影を指摘しなかったのかな？」

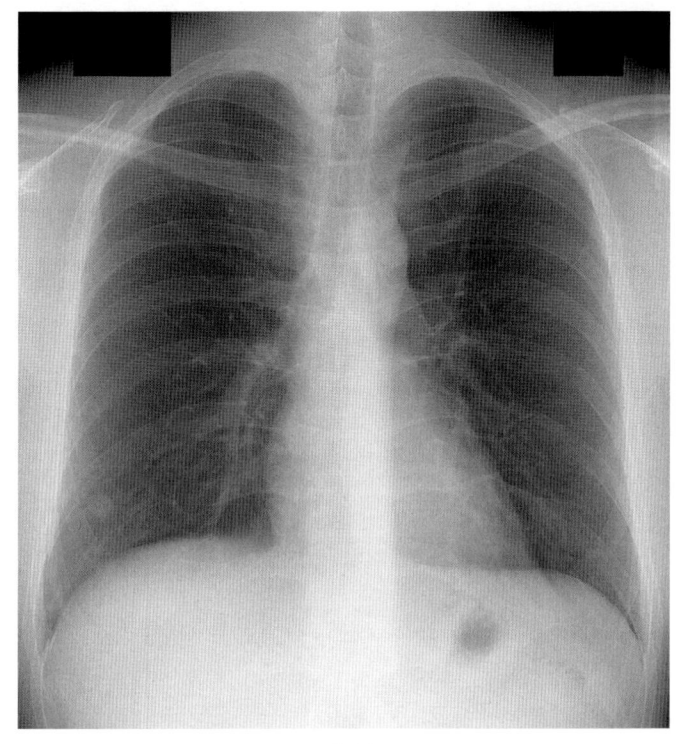

1年前

A 「その点は大丈夫です．一次読影では見落としましたが，二次読影で要精査としています．本当は一次も二次もピシッと要精査と決めなければ駄目なんですがね．我々はプロだから」

C 「一次で見落とした読影医は僕じゃないかな．最近，時々だけど読影に自信が無くなることがあるんだ」

A 「C先生．安心して下さい．先生じゃありません」

C 「アア良かった．ホットしたよ」

A 「本当をいうと「門前のお嬢ちゃん」でも判るほどの陰影は，絶対に見落してはいけないのですがね．そのケアレスミスを防ぐためにダブル読影をしている訳です」

B 「直径12 mm程度の大きさですから，多分早期肺癌だったのだと思います．受診者の運命が我々読影医の判断に掛かっている訳だから，慎重に読影しましょう」

A, C 「気持ちの集中が途切れることがあるけど，それは言い訳にはならないネ．festina lente で行きましょう」

76 アリャ！ 左上では肋骨がどうなってる？

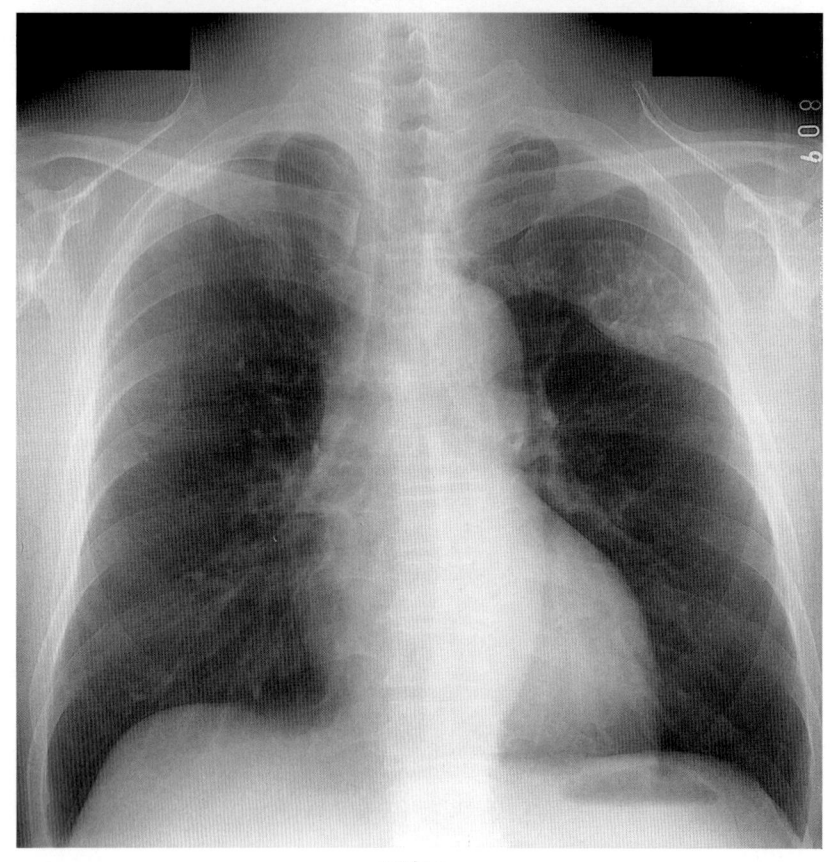

写真1

　肋骨の肥大・変形，蜂窩状ないし囊状の病変の多くは，線維性骨異形成（fibrous dysplasia）である．悪性腫瘍のような痛みは伴わないが，肋骨に多発すると拘束性換気障害をきたす．髄質骨保持障害のため異常な線維性増殖が原因である．単発性と多発性がある．（写真1, 2, 3）

　よく似た例で，骨組織内に囊胞を形成する aneurysmal bone cyst（動脈瘤様骨囊胞）がある．

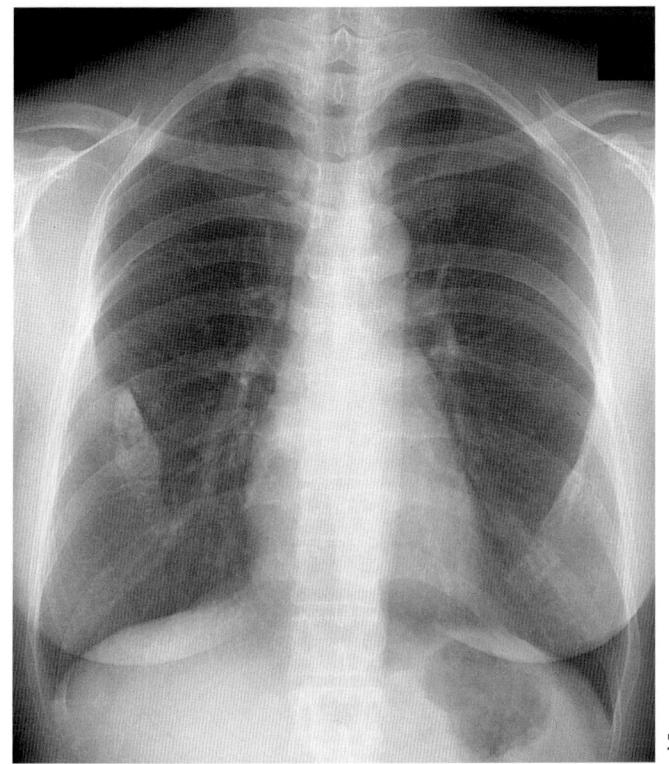

写真 2

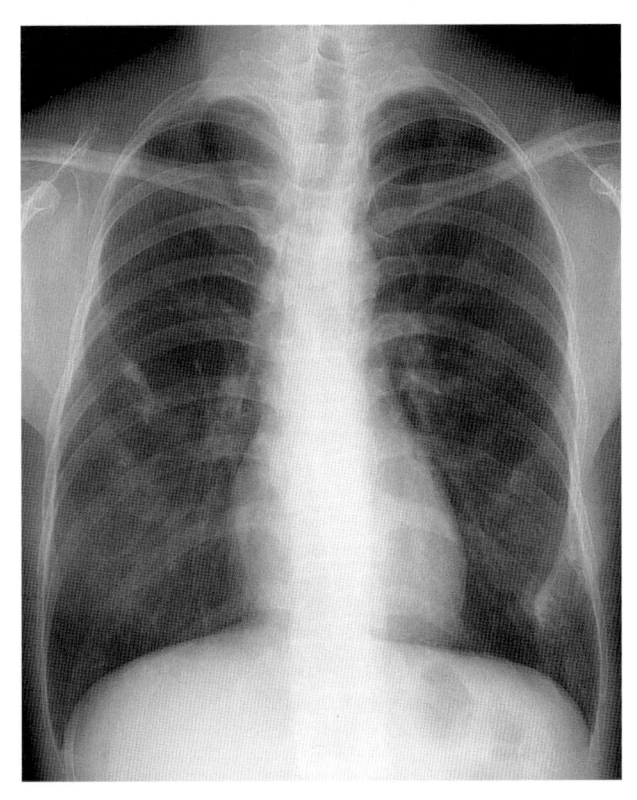

写真 3

77　ありふれた陳旧性病変だよネ！

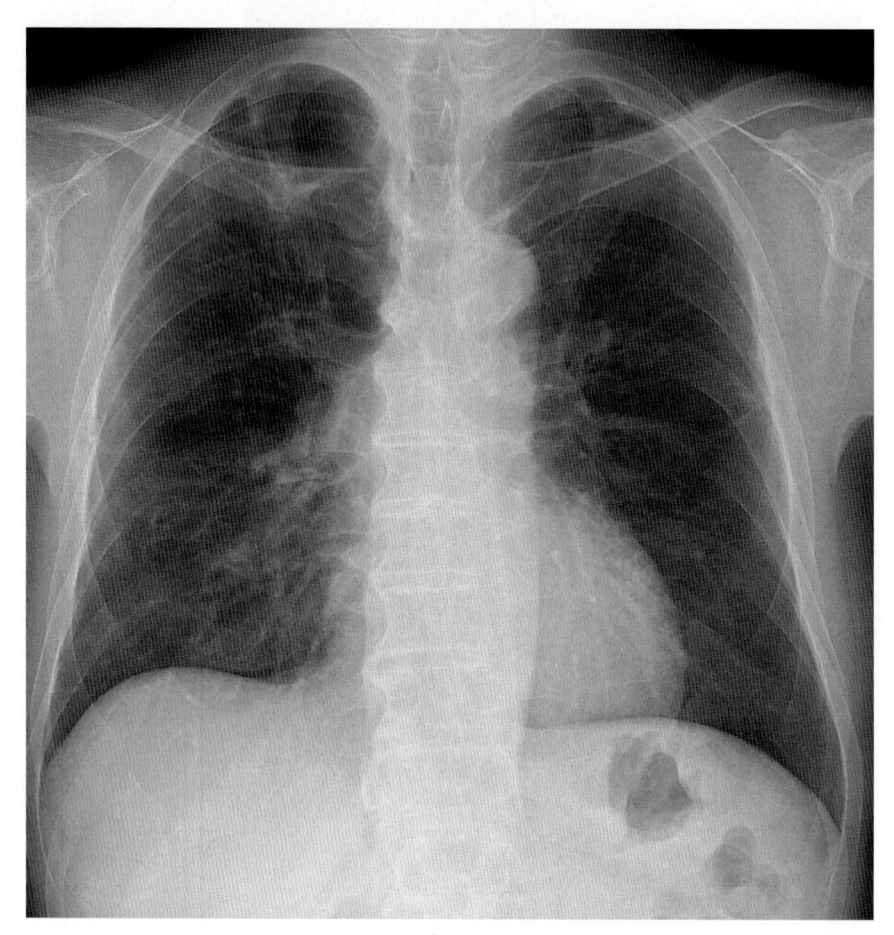

今年

B 「この写真を見て下さい．これは今日，僕がもうチョットで見落すとこだった症例です．どうです？」

A 「両側の肺尖部に嚢胞陰影があって，右上肺野に陳旧性病変がありますけど，どこか怪しい陰影がありますか？
　まあ両側の肺紋理が疎らになっているところがありますから，キット heavy smoker で肺気腫があるンでしょうネ」

B 「右肺尖部の陳旧性病変などという症例が続いたあとに，こういう症例が現れると，つい右上肺野の陳旧性病変などと呟いてしまうンです．
　右鎖骨陰影に重なる結節陰影を見て下さい．周囲に星芒状の spiculation がみられるでしょう．1年前の写真と比較してみました．この鎖骨に重なる結節陰影

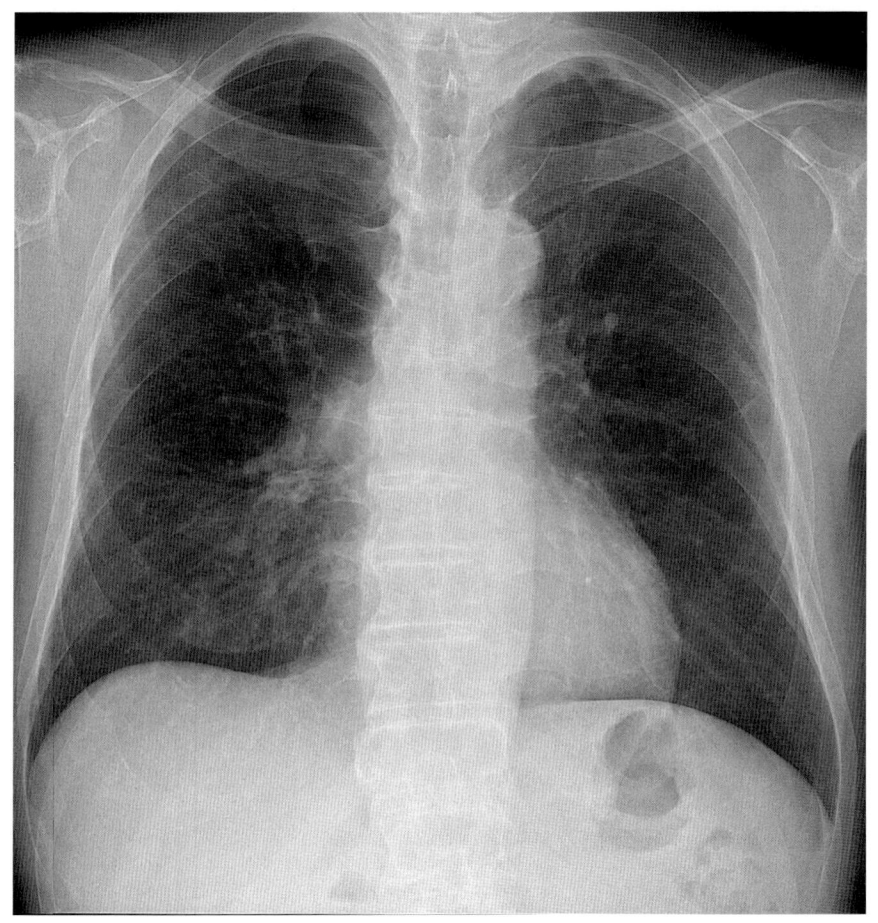

1年前

　がないでしょう？
　この陰影は陳旧性病変などではなく，spiculation があることも考えると，肺癌を疑う必要があるでしょう．胸部 CT 撮影を指示しました」
A 「先生が一次読影でしたか？」
B 「そう一次でした」
A 「毎年検診をうけている人で，昨年の所見を読み上げられると，ツイその所見に引きずられることがあるンだよネ．二次読影に当たった先生が，一次読影の結果に引きずられることもあるしね」
B 「そう，疲れてくるとツイ前回比較をしないことがあります．怖い怖い」

不都合な真実

　今回の背腹写真の3ヵ月前に撮影された胸部CTを発見した．これらのCT画像は鎖骨の胸鎖関節のレベルである．両側の上肺野に気腫性肺嚢胞がみられる．右の方が左に較べて高度であるが，右鎖骨陰影に重なるレベルでは，今回発見した結節陰影は発見できない．

　肺癌の可能性は極めて少ないが，3ヵ月という時間のなかで右上肺野に何が起こったのだろうか？

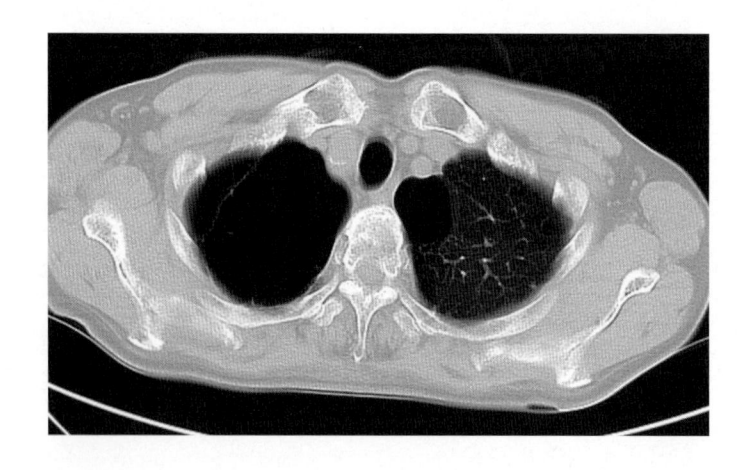

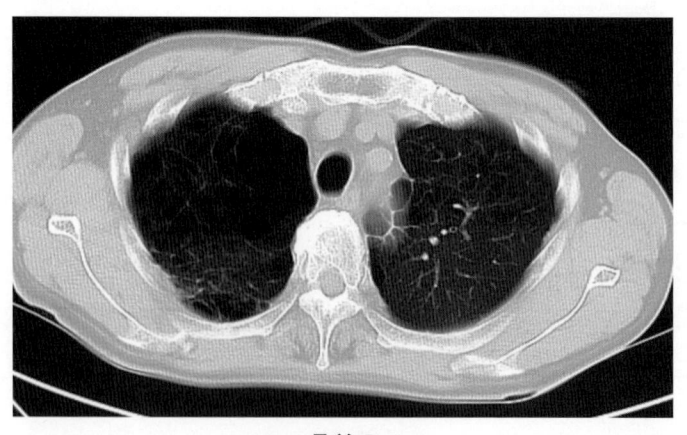

3ヵ月前のCT

78　肺癌で手術を受けたというけど

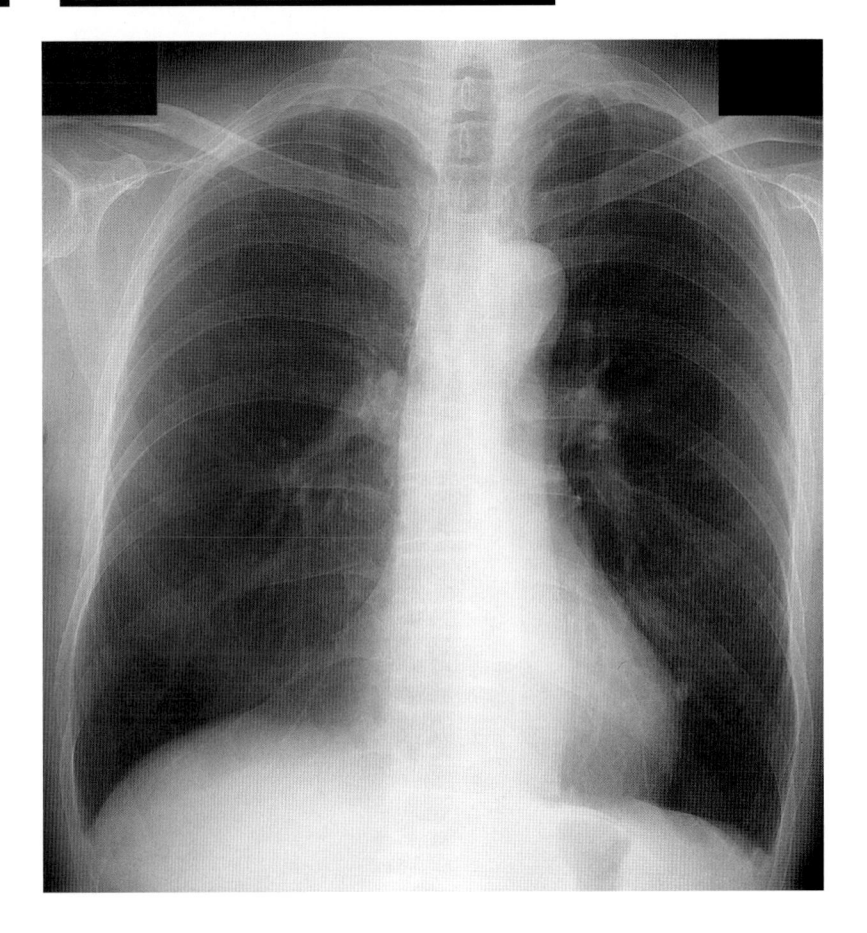

　右肺癌の術後の写真.

　読影医 9 人の意見は

　1) 右上葉切除……7 人
　2) 中葉切除………1 人
　3) 右下葉切除……1 人

　右主肺動脈の高さが左と同じ, 葉間肺動脈が肺門から右肺野の中央に出る走行形態, A^{1+3} と思われる血管陰影がみられない, 右上葉気管支がはっきりしない, などから右上葉切除後だという意見.

　術後なのに右肺の容量減少も縦隔偏位もないから中葉切除後だという考え.

　右下肺野に右下肺静脈の陰影がみられないから下葉切除後だという意見. ただし, 右第 10 肋骨の肋間に細いながらも肺静脈が一本見えていると反論があった.

　皆様のご意見は?

79　こんナン良くある乳頭じゃないの？

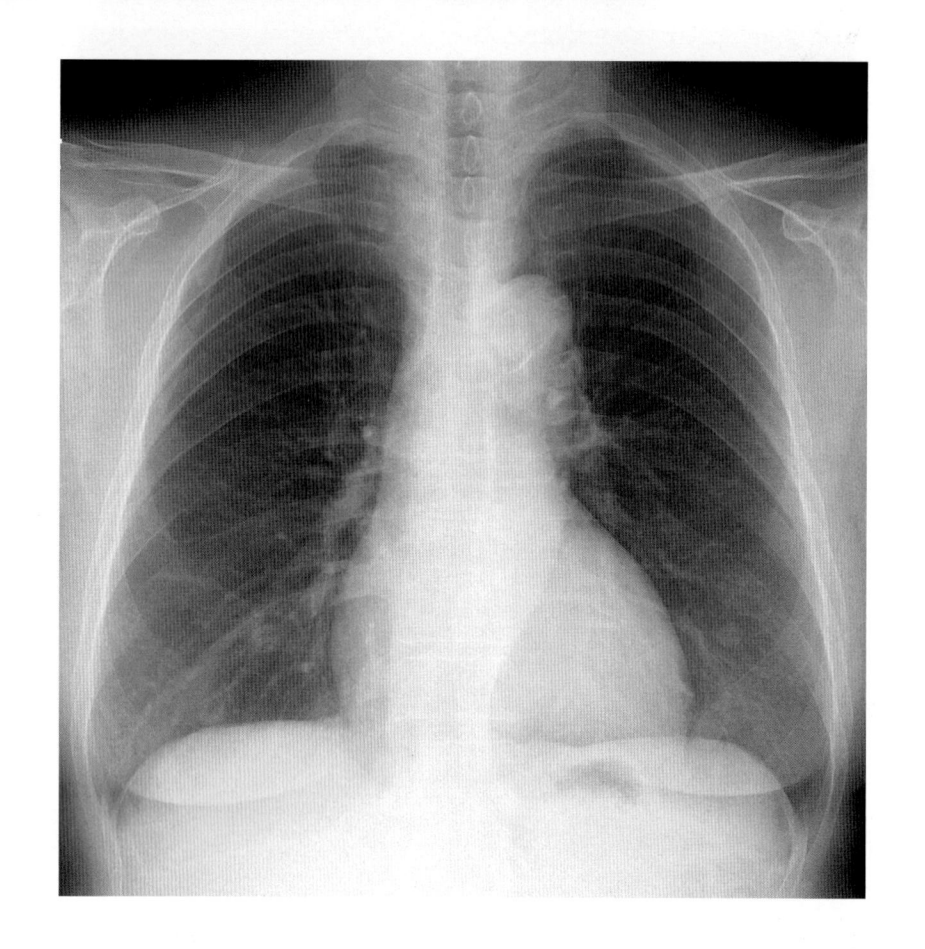

A 「この症例は保健センターで，約1ヵ月前に肺がん検診を受けて，左下肺野の結節陰影を指摘され精密検査の指示をうけて来院されました．
御覧のように左下肺野に円形陰影が見えます．サテどうでしょう？」

B 「A先生が出してくる位だから，並の症例ではないンだろうナ．右の下肺野にも，同じ位の大きさの円形陰影が肺紋理に重なって見えるけどナ．ヤッパリどう考えても乳頭の陰影だから正常！」

C 「女性乳頭としては小さすぎるような気がします．男性乳頭ならこれ位の大きさもありですが．それに乳房の下縁から離れ過ぎているナ．普通だと2〜3 cmぐらいでしょう．この症例では5 cmはあるな」

D 「72歳ですよ．経産婦でなかったら，こんなもんじゃないかな．それに右下肺野の結節陰影も同じ位の高さじゃないですか！こんな蚤のキンタマみたいなのを，いちいちCTを撮っていたら基金から睨まれますョ」

A 「保健センターから精検の指示をうけて患者さんは病院にきているンですヨ．「乳頭の陰影だから正常」といって帰らせる訳には行かないでしょう．胸部CTを撮影しました．これです」

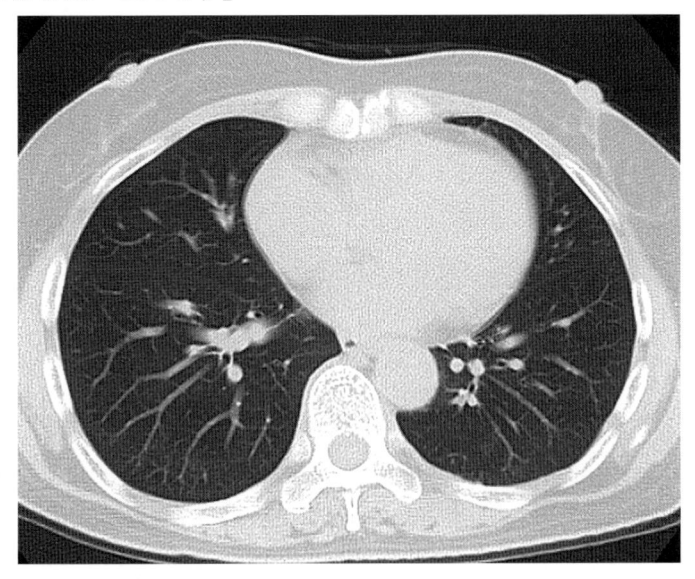

B 「ホーレ御覧．左右とも同じ高さに乳頭があるじゃない」

A 「またまたB先生の早とちりです．次のスライスをどうぞ」

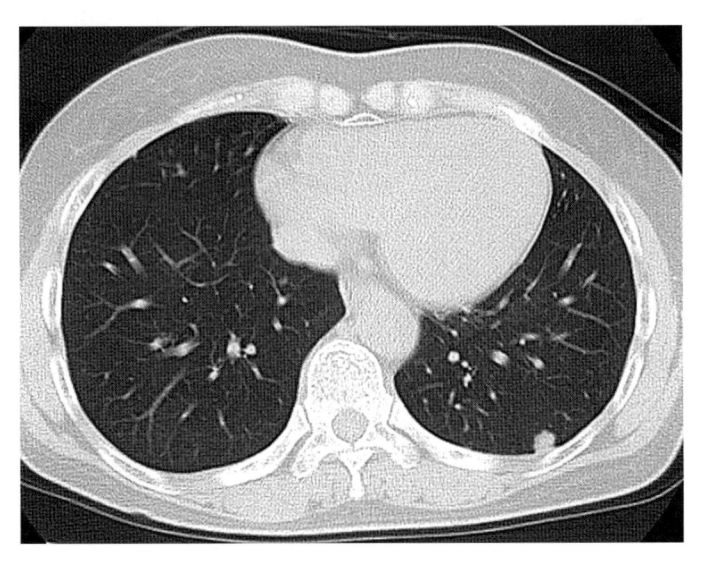

D 「アッラー，参ったな．左 S^{10} の表面にありますネ．extrapleural sign がみえませんから，肺内のものですネ．

C 「そうすると初めから話題にしていた左下肺野の結節陰影は乳頭で，CTでみえる肺内結節は左横隔膜の真上にある淡い陰影がソウダということになりますネ．

マーカーをつけて撮影してないから断言はできないけど，胸膜に近いこういう結節陰影で，VATS 肺生検をしてみたら肺内リンパ装置だったということが良くありますよ」

A 「そんなひねくれたことを考えるよりも，保健センターの読影の先生のように，素直に肺癌を疑ったらどうですか？でも先生方から吊るし上げを喰わないように，この結節陰影の体積計算をしておきました．その結果は 446 mm^3 でした．そして患者さんにはキッチリ 3 ヵ月後に受診するように説明しておきました」

B 「いつも A 先生が体積計算といってるのをやったんだね．先生が一生懸命叫ぶ割には，体積で比較するというのは普及しないよね．ヤッパリみんな直径で大きくなった小さくなったといってるよ」

A 「肺癌は球状のまま増大するという仮説を皆さんが信じてるからだと思いますよ．今どきの CT の work station では CT 値を設定すれば one click で計算できるのにね．

ところで 3 ヵ月後の背腹写真を見て下さい」

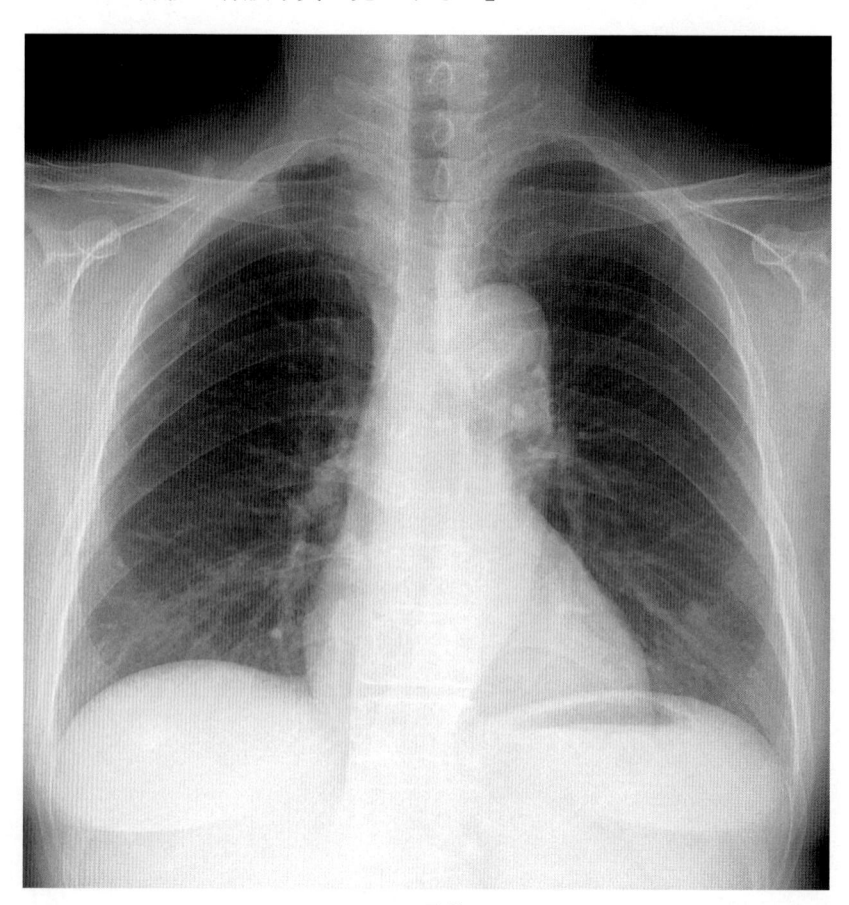

3 ヵ月後

B 「左下肺野の結節陰影はハッキリ判るけど，同じレベルの右下肺野の結節陰影は見えないな．初めに乳頭と思ったのは違うのかナ．自信がなくなったナ」
A 「いくら比較しても大きくなったとはおもえませんけどネ」
　例によってCT撮影をして体積計算をしました．

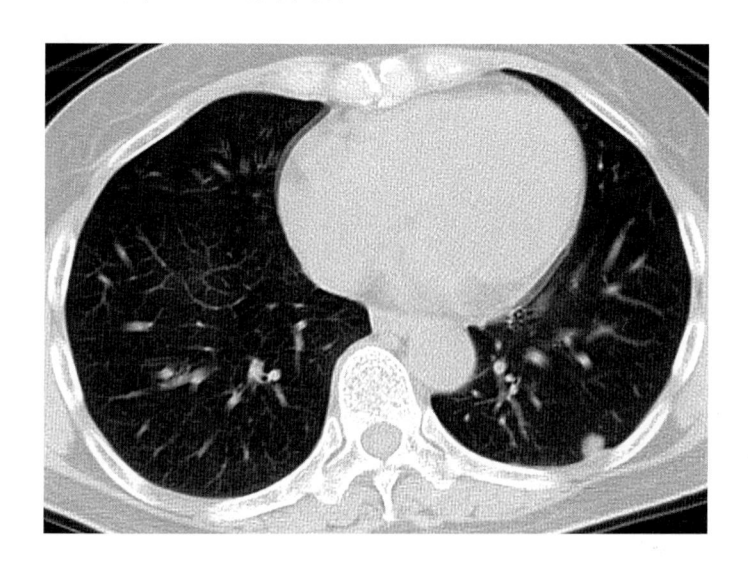

体積は780 mm³で，3ヵ月前に較べて約1.7倍になっていました．
肉眼ではハッキリ増大は判りませんが，大きくなっていることは間違いありませんから，呼吸器外科に紹介しました．
その結果，胸腔鏡下肺生検で，左S9の軟骨性肺過誤腫だったそうです．
B 良性腫瘍でも，3ヵ月で1.7倍にもなるンか！

80　肩甲骨の高さがヘン！

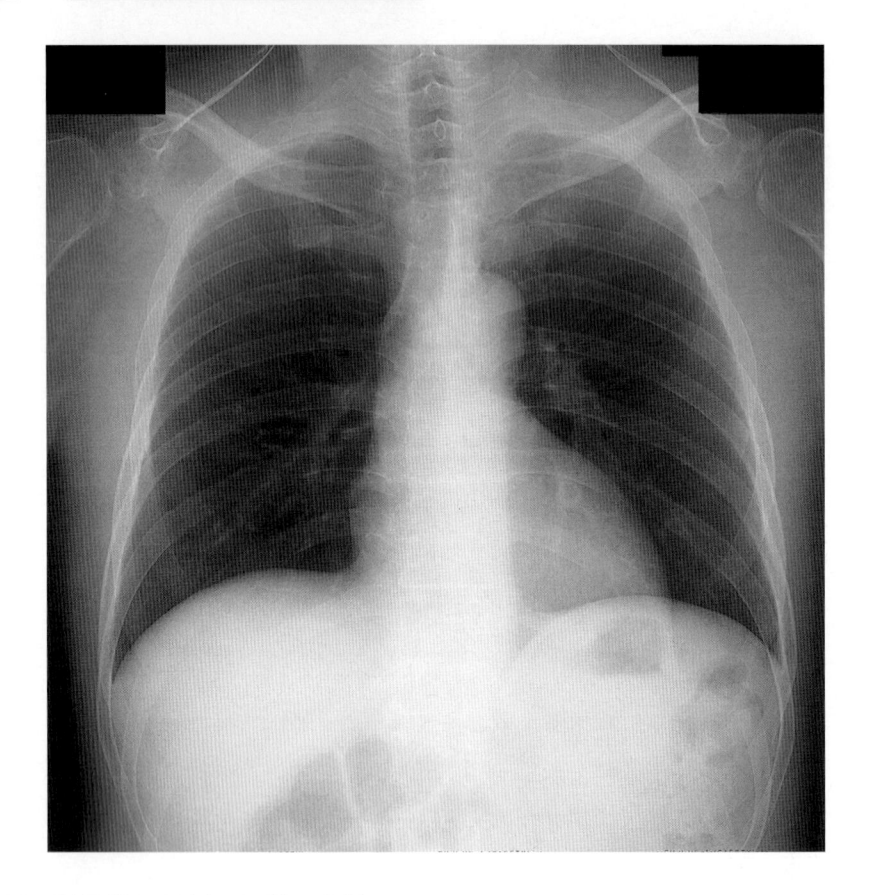

両側の肩甲骨が頭側へ極端に上昇．

両手を思い切り伸ばしても，鉄棒にぶらさがってみてもこんなに挙上することはない．

前鋸筋の麻痺によって起こる翼状肩甲（winged scapula）は，肩甲骨の内縁が胸郭から離れて後方へ突出しているが頭側へは挙上しない．

いろいろ探すと高位肩甲（scapula elevata, Sprengel's deformity）という疾患が見つかった．これが正解か？

解説　先天性肩甲骨高位

胎生期の肩甲骨下降障害が原因で，美容上の問題と肩関節の外転障害があり短頸のことも多い．高位は左側に多いが両側にみられるのは10％程度．時に肩甲骨は頸椎との間に索状の連絡があり運動が制限される．

治療は手術しかなく成人では成功しない．3歳までの手術が望ましい．

81　よく見ると右肺門部に

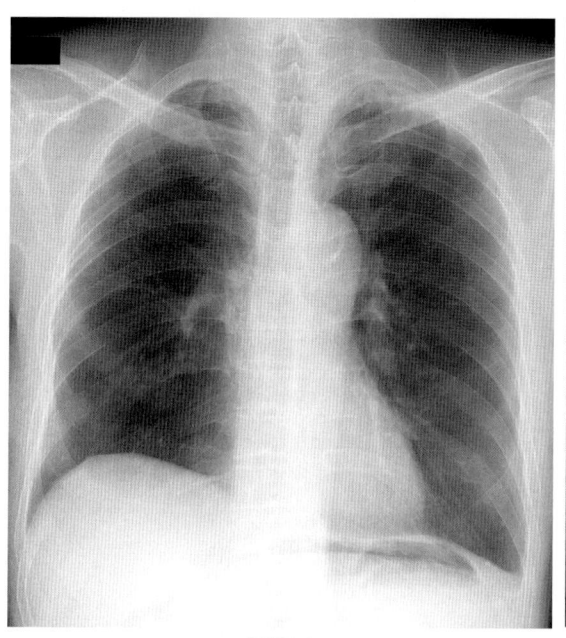

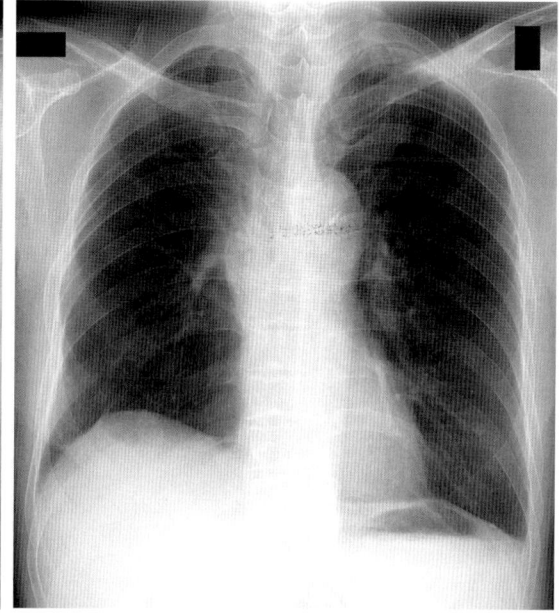

写真1　　　　　　　　　　　　写真2

A 「この写真1は17年前に肺癌で右上葉切除を受けた人です．ところが今度，咳や痰が多いというので写真を撮ったら(2)の写真です．どうです？」

C 「あ，右肺門が腫大しています．リンパ節への転移か，新しく肺癌ができたのか……ですか」

A 「そうだよね，普通はそう考えるからまずはCT撮って気管支鏡をして……ということになるけど，実はそうではない可能性もあるんだよ」

C 「さっぱり判りません」

A 「右上葉を切除したあとの死腔はどうなるの？」

C 「中葉と下葉が埋めてくれると共に，横隔膜が挙上したり，縦隔が右へ偏位したりすると教わりました」

A 「その通り．ただもう少し詳しく説明するとね，上葉がなくなった死腔には，中葉は前上方に，下葉は後上方に移動するけど，中葉は通常は中間幹からほぼ直角に分岐しているのに，上葉切除後は真上に角度が変わるので痰が多いと気管支を閉塞して無気肺になり易いんだよ．この肺門の突出した陰影は中葉の無気肺と判定したいね．2週間後にもう一度写真を撮ったら……ハイ，元通りです」

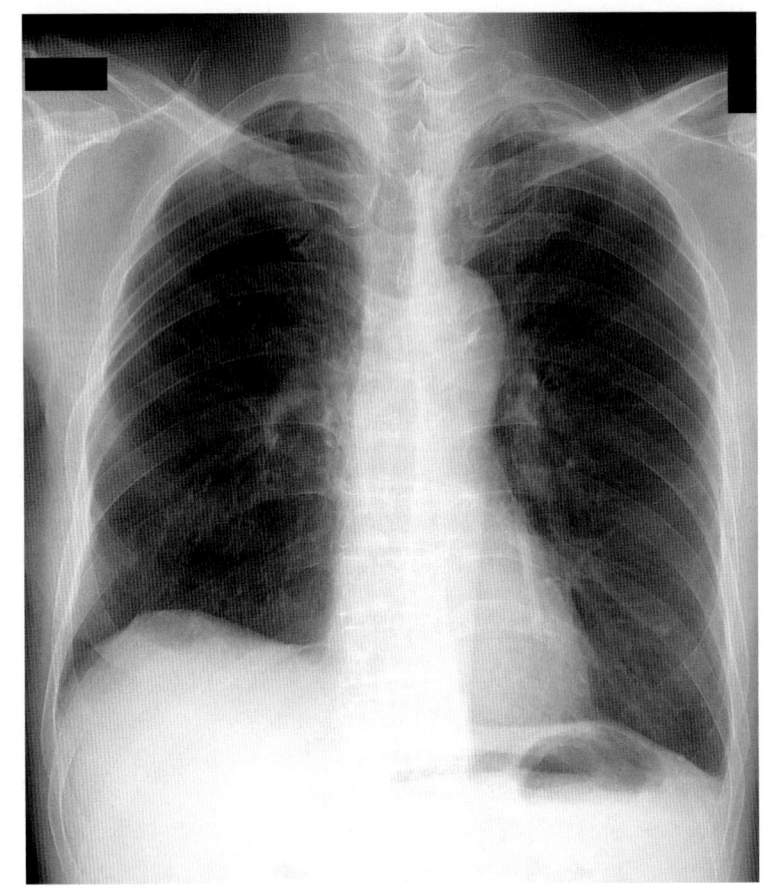

2 週間後

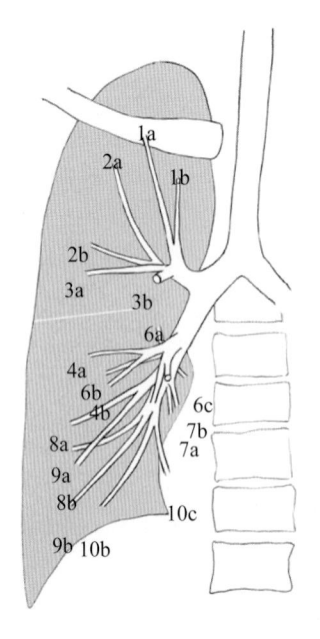

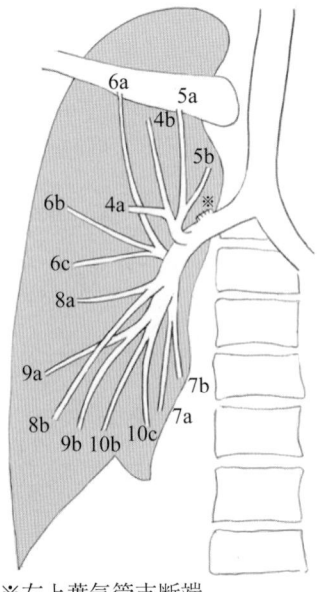

※右上葉気管支断端

術前   術後

82　縦隔内のリング状陰影は？

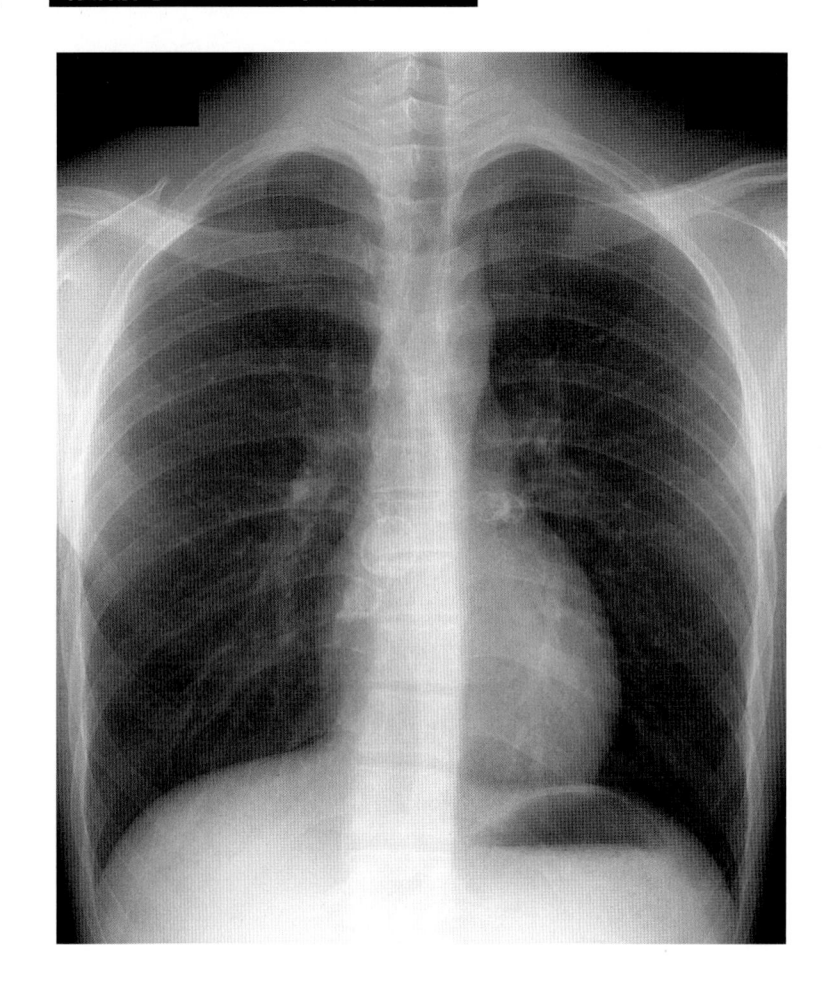

　読者に，お判りの方はいらっしゃいませんか？大学生の健診フィルムです．
　縦隔内に，ほぼ真円のリング状陰影．初年度は体外のアクセサリーかもしれないと考えたがその翌年も，その次も全く同じ所見．
　塵肺の egg shell node でこれほどの真円のものはみたことがない．sarcoidosis で稀に腫大したリンパ節が石灰化陰影を伴うことがあるようだが，これはそれらしくない．
　心臓外科領域のもの？　整形外科領域のもの？
　いったい，何なのだ？！

83 　自然気胸カナ？　　　　　　　　　　　コンペ

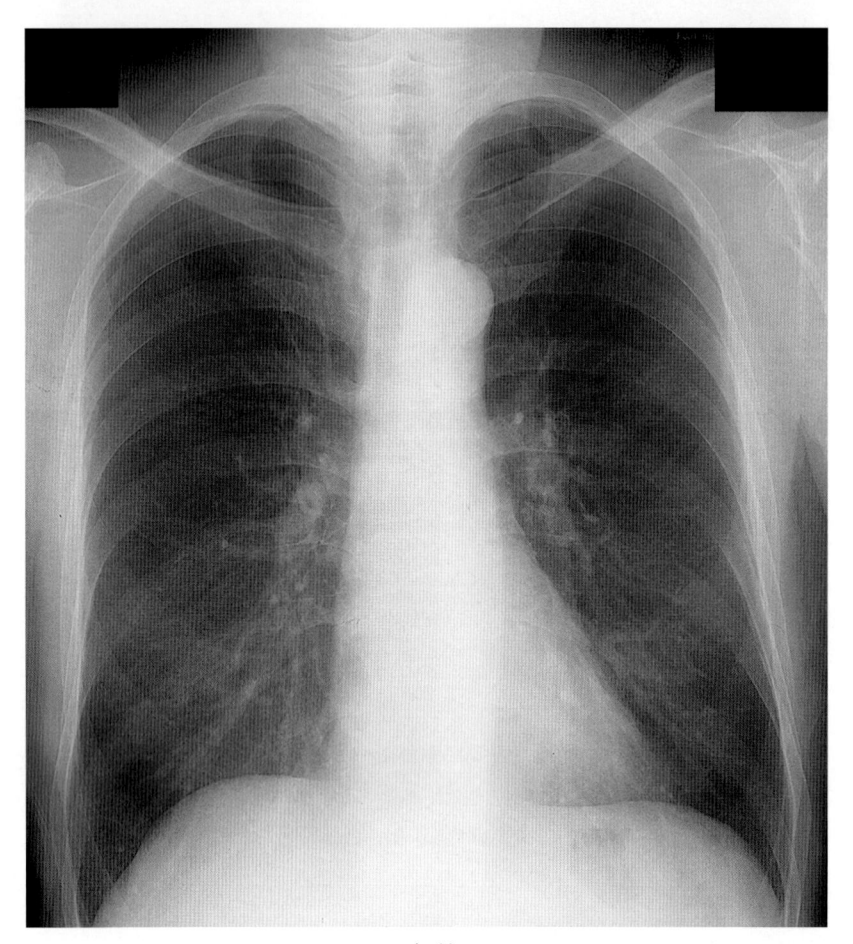

1年前

B 医師

　今年の写真では左下肺野に細い線状陰影が複数みられる．Kerley-B line ほど幅広くなく心陰影の拡大はないので，やはり肺気腫に伴う間質陰影の増強があると考えられる．

　左上肺野の肺紋理が広汎に消失しているが，気胸にみられるような気腔は明らかでない．とすればこれは気腫と考えられる．左肺門は前年よりも尾側に移動している．左主肺動脈は本来なら1年前の写真のように左上葉気管支の後方を回って葉間部へ下降する⊓字型の形状であるが，この症例では，なだらかに下方へ降りていることから，左主気管支の位置が低くなったと考えられる．さらに上肺野へ分布する

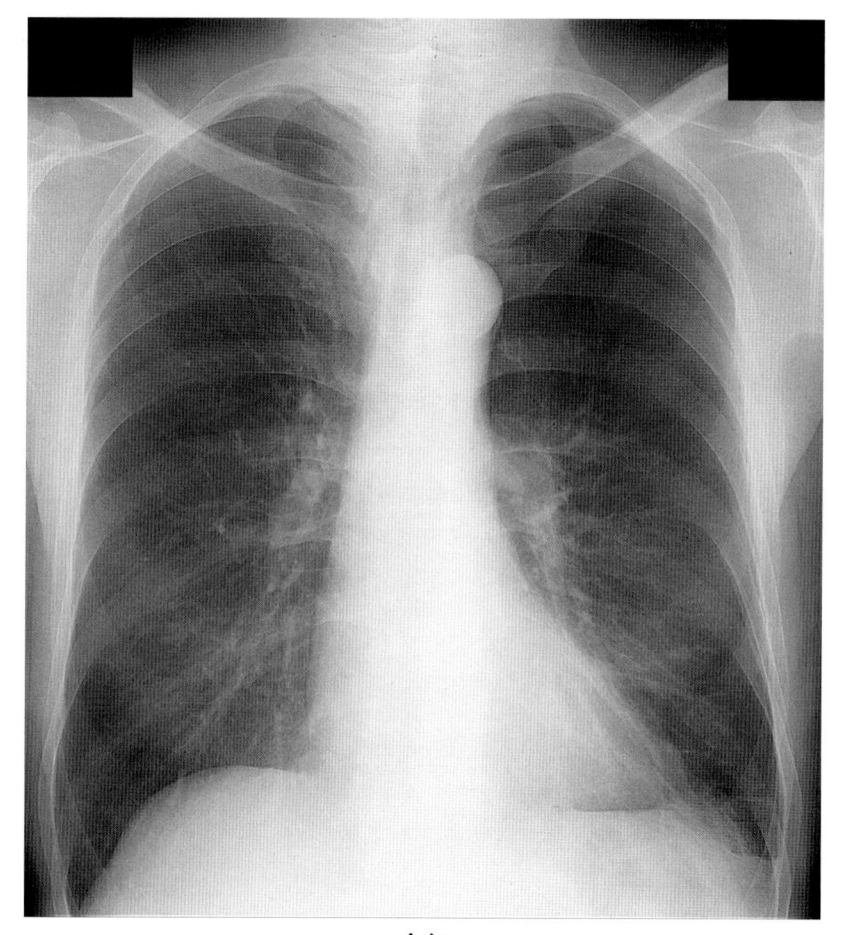

今年

血管影が希薄となり上方へ向かうより側方へ向かっている．
　以上から左上葉上区（S^{1+2+3}）が選択的に高度の気腫化が起こったと推定できる．
　このような急激な限局性の気腫化がみられるのは，気道のチェックバルブ機構が働いたと考えられる．原因は気管支内の腫瘍や異物，気管支結核や気管支周囲リンパ節の腫大による気道の狭窄や閉塞が考えられる．気管支鏡検査が必要である．
　一方，心陰影がやや増大していることと左肋横角の鈍化が気になるが，心不全と考えるほどの所見は乏しい．胸水がこの気腫化と関連があるのかもしれないが納得できる説明は考えつかない．肺癌で癌性胸膜炎合併していることも否定できないが，これを支持する何の証拠もない．左下肺野の小結節は乳頭のようである．

A 医師

　左上肺野が明るいので，注意してみると肺紋理がみえません．左第5肋骨の下縁までは肺紋理が見えるが，気胸で典型的な肺の輪郭線が見えません．これだけだと左上肺野の巨大な肺嚢胞の可能性も否定しきれません．

　1年前の写真は，左上肺野の肺紋理が正常で，巨大肺嚢胞の可能性はありません．自然気胸で左上葉が斜裂を前下方に滑り落ちるように虚脱して，左 S^6 が背側に残っている場合には，肺胸膜の tangent の部分がないので，このように肺の輪郭線がハッキリ見えない場合があります．

　左肋骨横隔膜角に鏡面像がありますが，これは胸水でしょう．自然気胸が発生して時間が経過すると，胸水が貯留して空気漏れの部分を塞ぐメカニズムが働きます．

　左肺門部の陰影を1年前と比較してみると，肺動脈の陰影は中肺野から下方で，外側に走る分枝が多くなり，1年前よりも若干太くなっているようです．また左下肺野には横径10 mm程度の結節陰影がみられます．1年前にはなかった陰影で悪性腫瘍も否定しきれませんが，斜裂の下方の胸膜瘢痕なのかもしれません．左横隔膜の近くでは肺紋理が集束していますが，これも肺の虚脱によるものかもしれません．

　この状態では，このまま観察を続けるよりも左下肺野の陰影を解析するために胸部CT撮影が必要でしょう．

後日談

今回の背腹写真を撮影したあと3週間後に胸部CTが撮影されているのを発見した.

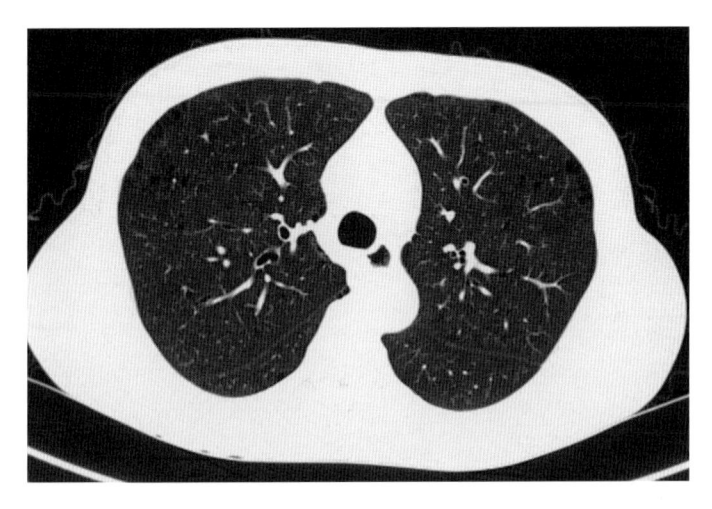

この画像では左右の葉間も正常であり,両側のS^{3}に相当する皮質に傍中隔気腫 paraseptal emphysema が観察される.肺血管陰影の分布も正常である.自然気胸もなければ胸水貯留もみられない.

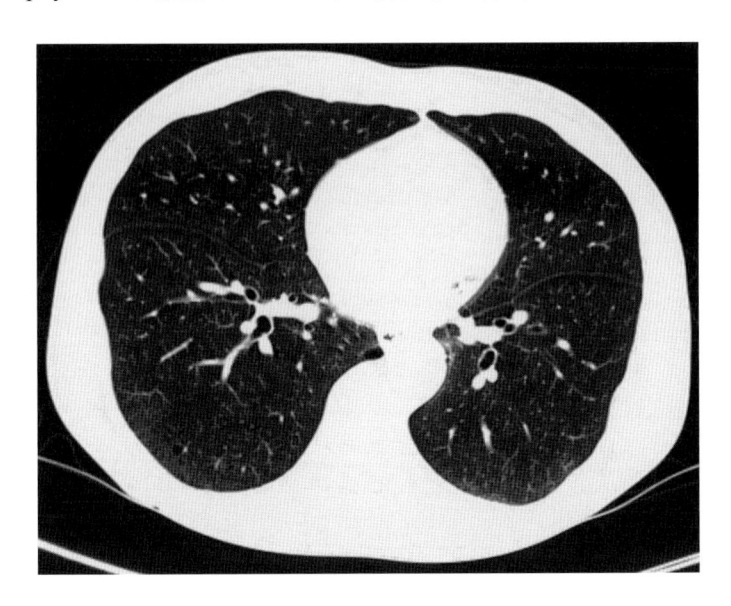

この画像では両側の斜裂が描写されているが,全く正常である.肺野にも異常所見はみられない.

従って認めるのが辛いが,前述の背腹写真の記載は完全な過剰診断,更にいえば読み過ぎである.

[著者略歴]

池田　貞雄

1960年	京都大学医学部卒
1961年	京都大学結核研究所胸部外科
1971年	大阪赤十字病院呼吸器科副部長
1976年	京都桂病院呼吸器センター所長
1990年	京都桂病院院長補佐
1992年	京都桂病院院長
1999年	洛和会音羽病院呼吸器疾患研究所
2005年	洛和会丸太町病院呼吸器疾患研究所
2013年	洛和会丸太町病院呼吸器科非常勤

畠中　陸郎

1965年	京都大学医学部卒
1966年	京都大学結核研究所胸部外科
1975年	西独Ruhrlandklinik（Prof. Maassen）に留学
1980年	京都桂病院呼吸器センター診療部長
1991年	京都桂病院呼吸器センター所長
1999年	洛和会音羽病院呼吸器疾患研究所

なに？ これ！ 胸部X線写真

2013年9月1日　第1版第1刷発行

著　者	池田貞雄	IKEDA, Sadao
	畠中陸郎	HATAKENAKA, Rikuro
発行者	市井輝和	
発行所	株式会社金芳堂	
	〒606-8425 京都市左京区鹿ケ谷西寺ノ前町34番地	
	振替　01030-1-15605	
	電話　075-751-1111（代）	
	http://www.kinpodo-pub.co.jp/	
組　版	HATA	
印　刷	株式会社サンエムカラー	
製　本	新日本製本株式会社	

© 池田貞雄・畠中陸郎, 2013

落丁・乱丁本は直接小社へお送りください．お取替え致します．

Printed in Japan
ISBN978-4-7653-1579-1

JCOPY ＜(社)出版者著作権管理機構 委託出版物＞

本書の無断複写は著作権法上での例外を除き禁じられています．複写される場合は，その都度事前に，(社)出版者著作権管理機構（電話 03-3513-6969, FAX 03-3513-6979, e-mail: info@jcopy.or.jp）の許諾を得てください．

●本書のコピー，スキャン，デジタル化等の無断複製は著作権法上での例外を除き禁じられています．本書を代行業者等の第三者に依頼してスキャンやデジタル化することは，たとえ個人や家庭内の利用でも著作権法違反です．

肺癌を見逃さないための 胸部X線写真の読影

著 畠中陸郎・池田貞雄

B5判・274頁　定価 6,720円（本体 6,400円＋税）
ISBN978-4-7653-1490-9

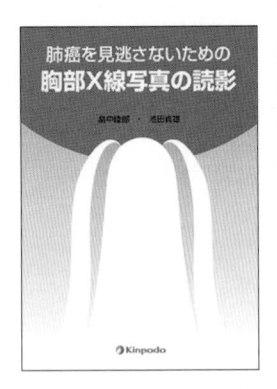

めざせ！基本的読影力の向上 胸部X線写真 改訂2版

著 畠中陸郎・桑原正喜・池田貞雄

B5判・266頁　定価 7,140円（本体 6,800円＋税5%）
ISBN978-4-7653-1383-4

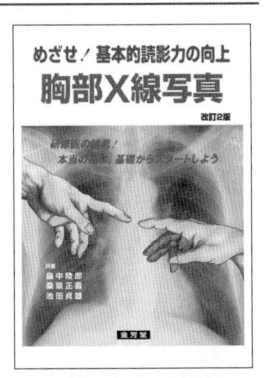

胸部の異常陰影
X線による鑑別診断

著 池田貞雄・船津武志・人見滋樹・甲斐隆義

B5判・490頁　定価 14,700円（本体 14,000円＋税）
ISBN978-4-7653-1450-3

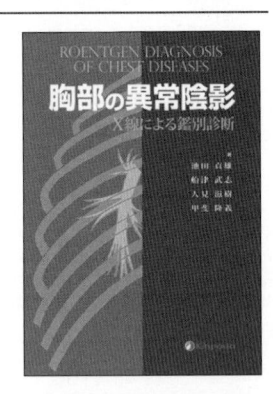

胸部CTの立体解剖

著 畠中陸郎・桑原正喜・池田貞雄

A5判・146頁　定価 8,400円（本体 8,000円＋税）
ISBN978-4-7653-1509-8

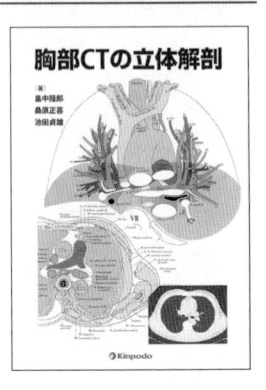

金芳堂 刊